実験医学 増刊 Vol.37-No.17 2019

脳の半分を占める
グリア細胞

脳と心と体をつなぐ "膠(にかわ)"

編集＝松井　広，田中謙二

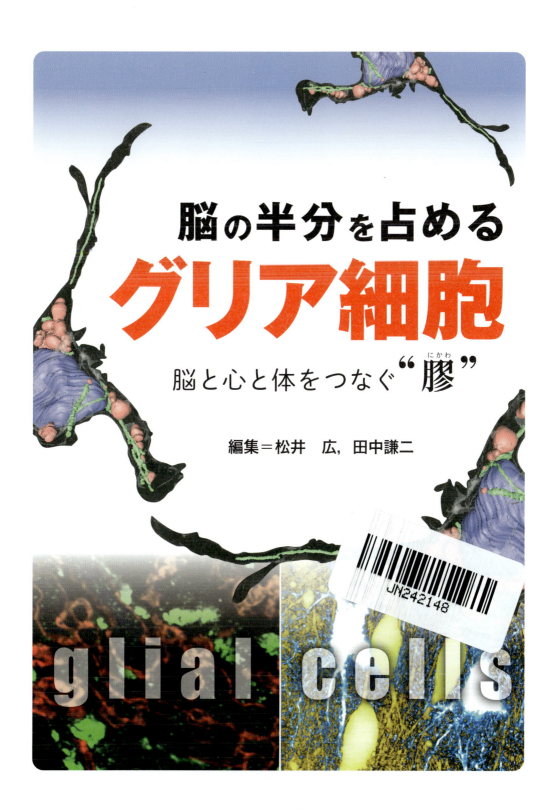

glial cells

羊土社

【注意事項】本書の情報について──────────────────────────────
　本書に記載されている内容は，発行時点における最新の情報に基づき，正確を期するよう，執筆者，監修・編者ならびに出版社はそれぞれ最善の努力を払っております．しかし科学・医学・医療の進歩により，定義や概念，技術の操作方法や診療の方針が変更となり，本書をご使用になる時点においては記載された内容が正確かつ完全ではなくなる場合がございます．また，本書に記載されている企業名や商品名，URL等の情報が予告なく変更される場合もございますのでご了承ください．

序にかえて

にかわ脳 –Glue Brain Project–

松井　広, 田中謙二

はじめに

IBMとスイス連邦工科大学がはじめた「Blue Brain Project」をはじめ, 国家規模の機能的コネクトミクス研究は数々あるが, そのほとんどで研究対象としているのが, 脳のたった半分だけ, というのは驚くべき事実である. 実際の脳の中は, 多数のグリア細胞の隙間を神経細胞が埋めているような有様である. ところが, 脳科学のプロとも言えるべき人たちでさえ, 脳の半分以上はグリア細胞でできているという厳然たる事実を, うっかり見過ごすことがある.

グリア細胞は活動電位を発しないため, 脳内情報処理には何ら関わりがないとするのが, 従来の考え方であった. ところが, グリア細胞内のイオン変動や代謝産物変動を可視化すると, 実に豊かな情報表現がされていて, そして, さまざまな伝達物質を放出することで, 他の細胞とも活発にコミュニケーションを取っていることが明らかになってきた. また, 脳内血管と神経細胞の間には必ずグリア細胞がある. したがって, 中枢である脳は, グリアを介して, 全身とつながっているとも言える. グリア細胞は, 脳と心と体を「ノリ」や「にかわ (Glue)」のように, 構造的, そして機能的につないでいる. そして, その働きのおかげで, われわれは, 整合性ある1つの個体として活動できるわけである.

このような考え方は, グリアをこよなく愛する研究者の偏った思想と捉える向きも多いであろう. しかし, いまこそ, 脳と心の機能は神経細胞のみが担っていると考えるニューロン・ドグマを疑い, グリアを中心に据える斬新な視座に立って, 脳科学そのものを脱構築するチャンスである. これまでにない新たなアイデアが生まれ, 神経科学も, ようやくポストモダンのフェーズに入ることであろう. 科学革命の原動力は, 一般科学の敷いた常識のレールを疑い, これを覆すことにある.

本増刊号では, グリア細胞に焦点をあてた"Glue"Brain Projectを担う最先端の研究者に, 執筆陣として参加していただいた. 脳と心に関してアプリオリに想定される関係を根底から覆すような, 革命的研究を紹介する.

1. 本増刊号の構成

第1章では, グリア細胞がそもそもどのように分化・発生して, グリア組織網が構築さ

れているのかを解説する．また，グリア細胞から神経細胞への働きかけしだいで，神経細胞の遺伝子プログラムがどう変更されるのか，その道筋を明らかにする．一般的に，進化上，高次の生物ほど，神経細胞に対するグリア細胞の割合が高くなると言われており，このことこそがグリア細胞がヒトの「知性」の源泉となっている証拠である，とする説さえ提唱されている．この仮説の真偽はともかくとして，ヒトのみならず，ショウジョウバエや線虫でも，神経系の中にグリア細胞が存在することは確かである．遺伝学が扱えるモデル生物を対象として，グリア細胞がなぜ脳の中に必要な細胞として生まれてきたのか考察する．

　第2章では，グリア細胞が，神経回路とは全く異なる系と脳神経細胞とを橋渡ししていることを紹介する．実際，グリア細胞は，脳以外の臓器あるいは免疫や代謝系や血流などと，脳の神経細胞とのコミュニケーションに深くかかわっている．ちなみに，脳のしくみを解明するためには，麻酔をかけたうえでマウス等の動物の頭部を切り落とし，生きている状態の脳をすばやく取り出して薄い切片にし，酸素とグルコースを充分に供給した人工脳脊髄液を灌流しながら実験を行うことが多い．確かにこの方法は，個々の細胞の機能を精査することができるため，パッチクランプ法という電気生理学的手法の発達に伴い，脳における信号処理のしくみに関して，さまざまな知見をもたらしてきた．しかしじつは，身体と切り離された時点で，脳の機能の本質の多くは失われてしまう可能性がある．われわれの心は，決して身体と切り離された存在ではない．神経，グリア，情報，代謝，免疫といった，異なる原理のもとで作動するさまざまな生物学的な回路を超える信号こそが，われわれの心の基盤となっているのではないか．それぞれの回路は独自の論理で並列的に作動しているものの，これらの並行回路の間に緩やかな相互作用が存在し，それこそが，複雑で豊かな心の機能を実現していると考えられる．

　第3章では，複数の並行回路をつなぐグリア細胞の働きが破綻すると，さまざまな病態が生まれる事例を紹介する．グリアの機能異常によって脳病態が発症するということは，言い換えれば，正常なグリアには心身を結び付ける機能があるということであろう．また，虚血やてんかんといった極端環境にさらされた脳の反応を調べると，むしろ，脳の正常な機能についての多くの示唆が得られることもある．正常な脳では，グリアの役割は，神経細胞の働きの影に隠れていて，表に現れないことが多い．一方，極端環境においてはグリア機能が大幅に増幅されて，グリア機能が脳の病的な反応の表舞台に立つことがある．これを解析すれば，グリア細胞のもつ潜在的な力を調べ，基本的な原理を明らかにすることができるだろう．グリア発の潜在的な経路の多くは，正常な脳においても，規模の大小はあれ，必ずや機能しているに違いない．このように，病態研究を通して正常生理を理解する方法もあると考えられる．もちろん，病態時におけるグリアの異常反応の原理が明らかになれば，これを治療ターゲットとしてアプローチすることも可

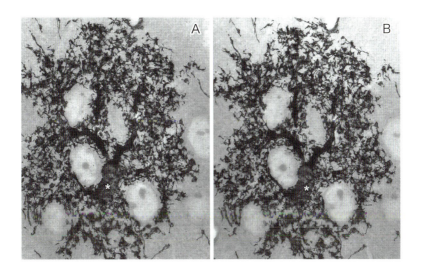

写真 ラット海馬CA1領域錐体神経細胞層のアストロサイト

ゴルジ染色によってアストロサイト細胞表面が黒く標識されている．ゴルジ染色されたアストロサイトを光学顕微鏡で観察すると黒い塊にしか見えないが，これを超高圧電子顕微鏡で撮影すると，その微細形態が明らかになる．ステレオグラムになっているので立体視にチャレンジしてもらいたい．アステリスク（*）はアストロサイトの細胞体．三次元的に葉状の微細な突起を伸ばし，神経細胞体を隔離するかのように細胞層の隙間を埋めている．電子顕微鏡を用いた脳神経系研究の開拓者，故 濱清博士（元 岡崎国立共同研究機構長）が後進のために遺された資料より．（濱清博士は2019.5.21に97才で永眠されました．心よりご冥福をお祈りします）

能になるであろう．

　第4章では，グリア細胞の活動が，神経細胞間シナプス伝達，あるいは神経細胞の活動電位の軸索伝導に与える影響に焦点を当てる．グリア細胞の符号化する信号や，グリア細胞から放出される伝達物質のタイムコースをどれほど精査しても，ミリ秒単位で変化する神経細胞の信号のスピードや大きさにはかなわない．このことも，グリア細胞が，時間精度も悪く，空間的にも局在的なシグナルを生み出すことのない，神経細胞の劣化版として捉えられてきたゆえんであろう．しかし，本当に神経機能に対して大した影響力をもたないといえるのであろうか．確かに，グリア細胞には個々の活動電位を符号化するだけの能力はない．しかし，神経細胞をとり巻くイオン環境がほんの1 mMでも変化したり，グリア細胞の微細突起がとり巻く細胞外空間がほんの1 μmでも変化したりすれば，神経細胞間を伝わるシグナルもまた影響を受けるのは事実である．ぼんやりしているときと集中しているとき，たとえ同じテキスト情報が眼を通して入ってきたとしても，それが記憶されるかどうかは異なる．つまり，神経情報が伝わるかどうか，神経可塑性が誘導されるかどうかは，神経細胞をとり囲む局所環境の違いによって決まると考えられる．そして，局所環境を制御しているのは，グリア細胞なのではないか．このように，グリア細胞は神経細胞とは異なる次元で，メタ的に脳内情報処理に深くかかわる

存在であると考えられる．

第5章では，グリア細胞の機能・構造を探るための革新的技術を紹介する．精緻な電気生理学的手法を駆使すれば，神経細胞の活動の多くは明らかにできた．しかし，グリア細胞の場合，そもそもの情報表現が電気ではない．そのため，グリア細胞の担う信号を計測して，その機能を理解するには，新たなイメージング等の機能解析テクニックが求められる．さらに，神経細胞とは異なり，樹状突起やスパインなどの画一化された構造単位も存在しないので，形態学的な構造解析についても全く新しいアプローチが必要となる．計測の技術だけでなく，形態表現のための新たな数理解析方法なども必要であり，研究のフロンティアは限りなく広がっている．

2. 日本と国際的なグリア研究動向

Glue Brain Projectという国家的プロジェクトは，現在のわが国にはまだ存在しない．しかし，じつは日本では，グリア研究が海外に先んじて進んできた歴史がある．これまでわが国の科学研究費によって支えられてきた大きな研究領域としては，後述の3つがあげられる．すなわち，①特定領域研究（B）「グリア細胞による神経伝達調節機構の解明」（1998-2001年度，代表：池中一裕），②特定領域研究「グリア-ニューロン回路網による情報処理機構の解明」（2003-2007年度，代表：工藤佳久），③新学術領域研究「グリアアセンブリによる脳機能発現の制御と病態」（2013-2017年度，代表：池中一裕）である．これに引き続き第4の枠組みが待ち望まれているが，残念ながら，現時点では実現していない．また，国内ではグリア研究の専門学会・研究会が存在しないため，持続的で安定的な共同研究体制を築くことが困難である．一方，欧州においてはEuroglia Meetingという学会が隔年で開催され，米国においてはGordon Research ConferenceやCold Spring Harbor Laboratory Meeting等の研究会で，グリアが頻繁にとり上げられている．脳と心の基礎的な関係を理解するための新手段として，また，各疾患を制御するためのオルタナティブ・アプローチとして，グリア研究は世界的に脚光を浴びているのが現状である．

なお，前述の第3の研究領域「グリアアセンブリ」を通して，YoungGliaという国際的若手研究支援の枠組みが創設されたのは注目に値する．当初は，日本の「グリアアセンブリ」とドイツの「Glial Heterogeneity」（代表：Frank Kirchhoff）という2つの研究費の枠組みを使い，両国間の若手グリア研究者を行き来させて，研究交流を深めることが目的であった．「グリアアセンブリ」の終了後は，YoungGliaの枠組みはより発展し，交流先を日独に限定せず，世界的な展開をめざしている．つまり，その時々に獲得された研究費を注入して存続させ，個々の研究費の採択期間に依存しない，恒久的なグリア

研究の国際交流へと発展しつつある．現在，日本からは，日本学術振興会・研究拠点形成事業（Core-to-Core Program）「階層横断的グリア脳科学研究のための国際コンソーシアム拠点形成」（2018-2022年度，代表：和氣弘明）を通した支援が得られている．

おわりに

　脳科学における未解決の主要問題の1つに，「結び付け問題（Binding Problem）」があげられる．現代の脳科学では，脳内で並行して行われるさまざまな情報処理が，どのように結び付けられて，われわれの認識する統一された表象や意識といったものに生まれ変わるのか，解明できていない．要素還元主義のサイエンスにとって，分解して細分化してゆくのは，最も得意とする手法である．一方，個々の情報を結び付けていって全体の働きを理解するのは，不得意である．この結び付け問題，さらには，意識に相関する神経活動（Neural Correlates of Consciousness）を解明するうえで，「にかわ（Glue）」としてのグリア機能は，何らかの鍵を握っているのではないか．

　従来，グリア細胞は脳の間隙を埋める「にかわ（Glue）」に過ぎないと揶揄されてきた．ここで開き直って，Glueで結構ではないか，という境地に立つと，じつは大きな示唆が得られる．考えてみれば，脳内の神経細胞の活動電位は，ほんのミリ秒単位で終わってしまう信号である．一方，われわれの感じる心の働き，意識，ムード，気分といったものは，もっと長い，秒や分などのタイムコースで移ろう．心や意識について考察する場合，これらと強い相関をもつのは，むしろ，グリア細胞の活動のほうかもしれない．この「意識に相関するグリア細胞の活動（Glial Correlates of Consciousness）」を追究することこそが，心と脳と身体との結びつきを理解するための，最善の方法であると考えることもできる．

　Glue Brain Projectの実現も夢ではない．本増刊号が，グリア研究の一層の発展につながることを期待する．

実験医学 増刊 Vol.37-No.17 2019

脳の半分を占める

グリア細胞

脳と心と体をつなぐ"膠（にかわ）"

序にかえて－にかわ脳-Glue Brain Project-································ 松井　広，田中謙二

第1章　グリア細胞の分化・神経発達

1. 神経系前駆細胞（放射状グリア）とアストロサイトの多様性
································ 後藤昂宏，表　伯俊，川口大地　14 (2822)

2. ミクログリアから神経細胞へのダイレクトリプログラミング
································ 松田泰斗，中島欽一　20 (2828)

3. ショウジョウバエ脳におけるグリア組織の再編成 ················ 粟崎　健　26 (2834)

第2章　グリア細胞と神経免疫・臓器連関

1. グリンファティック説とその反響
································ 平瀬　肇，王　筱文，毛内　拡，安井正人　34 (2842)

2. グリアの光刺激による脳血流の操作 ················ 正本和人　40 (2848)

3. ペリサイト機能欠損による血液脳関門の破綻
································ 中里亮太，山田大祐，宝田剛志　46 (2854)

CONTENTS

4. 脳虚血後の炎症と修復における自然免疫の役割

································津山　淳, 七田　崇　53 (2861)

5. 筋萎縮性側索硬化症におけるグリア・免疫連関

································小峯　起, 山中宏二　59 (2867)

6. グリア細胞による貪食を介した脳内リモデリング

································森澤陽介, 松井　広, 小泉修一　65 (2873)

7. 歯周病菌とミクログリアの不都合な関係

—アルツハイマー病治療のパラダイムシフト················中西　博, 野中さおり　73 (2881)

第3章　グリア細胞と疾患

1. 脳保護・修復におけるグリア細胞の役割

—グリア性虚血耐性································小泉修一, 平山友里　80 (2888)

2. 脱髄初期におけるミエリン破壊機構の解明················板東良雄　86 (2894)

3. 多発性硬化症の新たな診断法, 治療法

—qMM法による髄鞘特異的イメージング················久冨木原 健二, 中原　仁　94 (2902)

4. 痛みと痒みの慢性化とグリア細胞················津田　誠　103 (2911)

5. 自閉症におけるミクログリア依存的シナプス除去の不全とその回復

································安藤めぐみ, 池谷裕二, 小山隆太　110 (2918)

6. ミクログリアの機能破綻を原因とする一次性ミクログリオパチー

································池内　健, 朱　斌　118 (2926)

7. グリアを狙うてんかん創薬················井上　剛, 佐田　渚　123 (2931)

実験医学 増刊

第4章 グリア―神経の機能連関

1. アストロサイトによるシナプス伝達チューニング機構
.... 合田裕紀子 130 (2938)

2. アストロサイト活動光操作による脳機能制御 .... 別府　薫，松井　広 136 (2944)

3. 神経興奮を調節する特殊なアストロサイト亜種とその機能
.... 柴崎貢志 144 (2952)

4. アストロサイトが引き起こす ADHD 様行動変化
―グリアの視点から紐解く精神疾患のメカニズムと治療法 .... 長井　淳 152 (2960)

5. オリゴデンドロサイトによる軸索伝導とシナプス機能の促進
.... 山崎良彦 160 (2968)

6. オリゴデンドロサイト‐軸索相互作用による脳機能発現
―神経軸索に依存した選択的な髄鞘形成 .... 清水健史，池中一裕 169 (2977)

7. 神経活動依存的な髄鞘化の障害がもたらす神経回路変容
.... 加藤大輔，和氣弘明 175 (2983)

第5章 グリアの解析手法

1. グリア―ニューロン間情報発信・受信イメージング技術
.... 繁冨英治，小泉修一 182 (2990)

2. ライブ超解像イメージングによる三者間シナプスのアストロサイト信号の解明
.... 有薗美沙，U. Valentin Nägerl 189 (2997)

3. グリア活動を反映する BOLD-fMRI 信号 .... 高田則雄，田中謙二 196 (3004)

4. 神経―アストロサイト―脳血流のマルチモーダルイメージング
.... 松井鉄平，大木研一 202 (3010)

CONTENTS

5. グリア細胞の3次元超微形態学 ……………………………… 人野伸彦 209 (3017)

6. 単一細胞解析により明らかになったミクログリアの時空間的多様性
……………………………………………………………………… 増田隆博 217 (3025)

索　引 ……………………………………………………………………… 224 (3032)

表紙イメージ解説

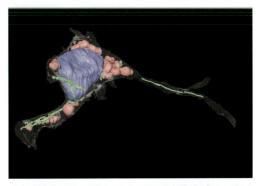

◆脱髄疾患モデルマウスの脱髄病変における反応性ミクログリアの3次元再構築像

青は核，赤はライソゾーム，緑はミトコンドリアを示す．（第5章-5参照）

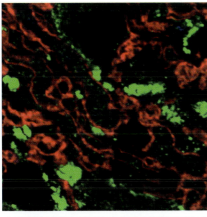

◆実験的脳脊髄炎の脊髄白質における免疫染色

第3章-2参照

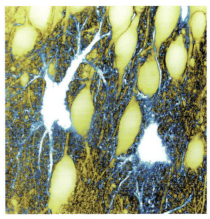

◆アストロサイトとその他の細胞のSTED画像

第5章-2参照

執筆者一覧

●編　集

松井　広	東北大学大学院生命科学研究科超回路脳機能分野
田中謙二	慶應義塾大学医学部精神・神経科学教室

●執　筆 (五十音順)

有薗美沙	ボルドー大学 The Institute for Interdisciplinary Neuroscience
粟崎　健	杏林大学医学部生物学教室
安藤めぐみ	東京大学大学院薬学系研究科薬品作用学教室
池内　健	新潟大学脳研究所生命科学リソース研究センター
池谷裕二	東京大学大学院薬学系研究科薬品作用学教室
池中一裕	自然科学研究機構生理学研究所分子神経生理研究部門
井上　剛	岡山大学大学院医歯薬学総合研究科
大木研一	東京大学大学院医学系研究科
大野伸彦	自治医科大学医学部解剖学講座組織学部門 / 自然科学研究機構生理学研究所超微形態研究部門
加藤大輔	神戸大学大学院医学研究科システム生理学分野
川口大地	東京大学大学院薬学系研究科分子生物学教室
久冨木原健二	慶應義塾大学医学部神経内科
小泉修一	山梨大学大学院総合研究部医学域基礎医学系薬理学講座 / 医学工学総合研究部薬理学教室
合田裕紀子	理化学研究所脳神経科学研究センターシナプス可塑性・回路制御研究チーム
後藤昂宏	東京大学大学院薬学系研究科分子生物学教室
小峯　起	名古屋大学大学院環境医学研究所病態神経科学分野
小山隆太	東京大学大学院薬学系研究科薬品作用学教室
佐田　渚	岡山大学大学院医歯薬学総合研究科
繁冨英治	山梨大学大学院総合研究部医学域基礎医学系薬理学講座
七田　崇	東京都医学総合研究所脳卒中ルネサンスプロジェクト
柴崎貢志	群馬大学大学院医学系研究科脳神経発達統御学講座分子細胞生物学分野
清水健史	名古屋市立大学大学院医学研究科脳神経生理学分野
朱　斌	新潟大学脳研究所生命科学リソース研究センター
高田則雄	慶應義塾大学医学部精神・神経科学教室
宝田剛志	岡山大学大学院医歯薬学総合研究科組織機能修復学分野
田中謙二	慶應義塾大学医学部精神・神経科学教室
津田　誠	九州大学大学院薬学研究院ライフイノベーション分野
津山　淳	東京都医学総合研究所脳卒中ルネサンスプロジェクト
長井　淳	カリフォルニア大学ロサンゼルス校
中里亮太	岡山大学大学院医歯薬学総合研究科組織機能修復学分野 / 広島大学大学院医系科学研究科解剖学及び発生生物学研究室
中島欽一	九州大学大学院医学研究院基盤幹細胞学分野
中西　博	安田女子大学薬学部薬理学分野
中原　仁	慶應義塾大学医学部神経内科
野中さおり	安田女子大学薬学部薬理学分野
板東良雄	秋田大学大学院医学系研究科形態解析学・器官構造学講座
表　伯俊	東京大学大学院薬学系研究科分子生物学教室
平瀬　肇	コペンハーゲン大学医学健康学部トランスレーショナル神経医学センター / 理化学研究所脳神経科学研究センター
平山友里	山梨大学大学院総合研究部医学域薬理学講座
別府　薫	ユニヴァーシティ・カレッジ・ロンドン
正本和人	電気通信大学脳・医工学研究センター
増田隆博	フライブルク大学神経病理学研究所
松井　広	東北大学大学院生命科学研究科超回路脳機能分野
松井鉄平	東京大学大学院医学系研究科
松田泰斗	九州大学大学院医学研究院基盤幹細胞学分野
毛内　拡	お茶の水女子大学基幹研究院自然科学系
森澤陽介	東北大学大学院生命科学研究科超回路脳機能分野
安井正人	慶應義塾大学医学部薬理学教室
山崎良彦	山形大学医学部生理学講座
山田大祐	岡山大学大学院医歯薬学総合研究科組織機能修復学分野
山中宏二	名古屋大学大学院環境医学研究所病態神経科学分野
和氣弘明	神戸大学大学院医学研究科システム生理学分野
王　筱文	コペンハーゲン大学医学健康学部トランスレーショナル神経医学センター / 理化学研究所脳神経科学研究センター
U. Valentin Nägerl	ボルドー大学 The Institute for Interdisciplinary Neuroscience

実験医学 増刊 Vol.37-No.17 2019

脳の半分を占める
グリア細胞
脳と心と体をつなぐ "膠"

編集＝松井　広，田中謙二

第1章　グリア細胞の分化・神経発達

1. 神経系前駆細胞（放射状グリア）とアストロサイトの多様性

後藤昂宏，表　伯俊，川口大地

> 高度な情報処理を行う大脳新皮質の機能は，さまざまな種類のニューロンやグリア細胞により担われている．この多様な神経系細胞群は胎生期において多分化能をもつ共通の神経系前駆細胞（放射状グリア）から産み出されると考えられてきた．しかし近年，特定のニューロンのみを産生する，分化能が制限された神経系前駆細胞の存在や，失った分化能の再獲得（可塑性）が提唱され，神経系前駆細胞の多様な性質が注目されている．本稿では，前半において大脳新皮質神経系前駆細胞の分化能の変化と多様性について概説する．また，後半では新たに見出されはじめた大脳新皮質原形質型アストロサイトの多様性について紹介する．

はじめに

　大脳新皮質は高次の認知機能や知覚情報の処理といった高度な脳の機能発現を担う中枢である．大脳新皮質は6層構造を成しさまざまな種類のニューロンやグリア細胞により構成されるが，これらの多様な神経系細胞群は主に胎生期に存在する神経系前駆細胞（放射状グリア）から産み出される．発生の過程で神経系前駆細胞がどのようにして多様な細胞種を生み出しているのかについて理解することは，脳の機能を理解するうえでも基盤となる．これまでに，生体や培養上における神経系前駆細胞の分化系譜追跡の結果から，大脳新皮質を構成する種々の興奮性ニューロンやアストロサイトは共通の神経系前駆細胞に由来すると考えられてきた．しかし近年，特定の種類のニューロンのみを産生する，すなわち分化能が制限された神経系前駆細胞の存在や，一度制限された分化能を再獲得できる可能性（可塑性）が提唱されはじめており，本稿前半において分化能の変化と多様性について概説する．

　また，これまで大脳新皮質2〜6層に存在するアストロサイトは，ほぼ均一な性質の細胞集団（原形質型アストロサイト）から構成されると考えられてきた．しかし近年，原形質型アストロサイトにも多様な種類が存在することが徐々に明らかとなってきている．そこで本稿後半では，大脳新皮質アストロサイトの多様性について最近の知見を紹介する．

1 大脳新皮質における神経系前駆細胞の分化能の変化と多様性

1）発生の進行に伴う神経系前駆細胞の分化能の変化

　大脳新皮質発生において神経系前駆細胞は発生の進行に伴ってその分化能を変化させる（**図1**）．マウス大脳新皮質において神経系前駆細胞は胎生10日目頃から

Heterogeneity of radial glia progenitors and astrocytes in the neocortex
Takahiro Goto/Baek–Jun Pior/Daichi Kawaguchi：Laboratory of Molecular Biology, Graduate School of Pharmaceutical Sciences, The University of Tokyo（東京大学大学院薬学系研究科分子生物学教室）

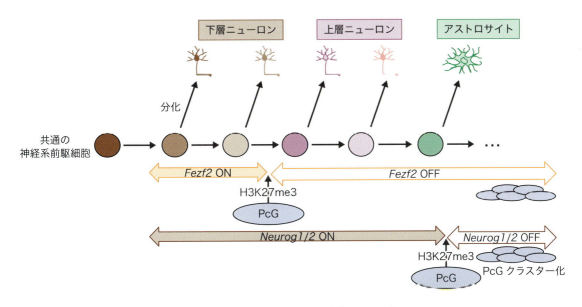

図1　発生の進行に伴う神経系前駆細胞の分化能の変化とその制御メカニズム
大脳新皮質発生において，共通の神経系前駆細胞がその分化能を変化させ下層ニューロン，上層ニューロン，アストロサイトを順に産生する．産生する細胞が下層ニューロン（5層ニューロン）から上層ニューロン（4層ニューロン）に変化するときに*Fezf2*が，ニューロンからアストロサイトに変化するときに*Neurog1/2*がPcGによって抑制されることが分化能の転換に重要である．アストロサイト分化期においてはPcGがクラスター化することが強固なニューロン分化抑制の鍵となっている．

ニューロン産生を開始し，発生の進行に伴ってまず下層ニューロンを，続いて上層ニューロンを産み出す（ニューロン分化期）．その後，出生前後にアストロサイトを生み出す時期へと移行する（アストロサイト分化期）[1]．これら各層の興奮性ニューロンとアストロサイトは共通の神経系前駆細胞から産生されることが明らかにされてきた．例えば，生体内において神経系前駆細胞を胎生10日目においてクローナルにラベルし，その子孫細胞の系譜追跡を行った研究により，神経系前駆細胞はすべての層のニューロンとアストロサイトを産生することが明らかとなった[2]．また，胎生10～11日目の神経系前駆細胞を培養し，1つの神経系前駆細胞がどのような分化細胞を生み出すのか系譜追跡すると，生体内と同様に下層，上層ニューロンを順に産んだ後でアストロサイトを産生することが示された[3)4]．この結果から，神経系前駆細胞には発生の進行に伴って分化能を変化させる細胞内因的なプログラム（発生時計）が備わっていることが示唆されている．興味深いことに，この細胞内因的なプログラムはES細胞（embryonic stem cells）から分化させた神経系前駆細胞においても再現されることが知られている[5)6]．また

最近，胎生12～15日目の神経系前駆細胞とその子孫細胞をそれぞれ分取し1細胞RNA-seqを行って転写プロファイルの比較解析を行った研究が報告され，神経系前駆細胞は発生時期に伴い遺伝子発現パターンを大きく変化させることが示された．また，神経系前駆細胞の発生時間依存的な性質は，子孫細胞である未成熟ニューロンにおいても同様にみられることが示された．すなわち，神経系前駆細胞の内因的な発生時計が分化後にも受け継がれることで，発生時期に応じたニューロンの多様性を生み出していることが考えられる[7]．

それでは，発生時計の進行に伴う分化能の変化はどのようなメカニズムにより実現しているのだろうか？この変化には少なくともエピジェネティックな遺伝子発現制御の関与が示されている[1]（図1）．下層ニューロンである5層のニューロンを産む時期から上層ニューロンである4層のニューロンを産む時期に移行する際には，神経系前駆細胞において発現する5層ニューロン産生に重要な役割を示す転写因子*Fezf2*の発現が抑制される．また同様に，ニューロン分化期を終えてアストロサイト分化期へと移行する際には，ニューロン分化に重要な転写因子*Neurog1/2*の発現が抑制され

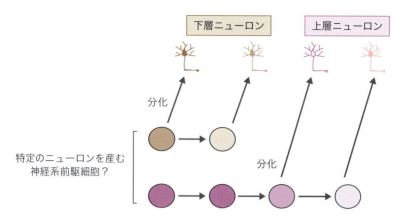

図2 分化能が制限された神経系前駆細胞は存在するのか
特定のサブタイプのニューロンのみを産生する神経系前駆細胞の存在が提唱されている．例えば$Cux2$レポーターを発現する神経系前駆細胞は下層ニューロン分化期には分化せずに増殖を続け，適切なタイミングで上層ニューロンのみを産み出す可能性が示唆されている．一方，$Cux2$レポーター陽性の神経系前駆細胞はすべての層のニューロンを産生するという逆の報告もなされており，神経系前駆細胞の多様性の有無については議論が続いている．

る．つまり，分化能を付与する鍵となる遺伝子は発生時期の進行に伴って順々に抑制されることで神経系前駆細胞は分化能を変化させていることが考えられるが，この抑制には，ポリコーム群タンパク質（PcG）という抑制性のヒストン修飾（ヒストンH3K27トリメチル化）を行うタンパク質複合体が関与する[8)9)]．特に，アストロサイト分化期の神経系前駆細胞においてニューロン分化能を強固に抑制するメカニズムとして，NuRD/HDAC複合体によるヒストン脱アセチル化を介したPcG自身の凝集化の重要性が示唆されている[10)]．

2）神経系前駆細胞の分化能の可塑性

ニューロン分化期後期の神経系前駆細胞は下層ニューロンの産生を止め，上層ニューロンのみを産生する．それでは，神経系前駆細胞は発生の進行に伴い下層ニューロンを生み出す能力を完全に失なうのだろうか？これまでの報告において，ニューロン分化期後期の神経系前駆細胞をニューロン分化期前期の大脳新皮質に移植しても，下層ニューロンには分化せず上層ニューロンに分化することが示されている[11)12)]．すなわち，一度進んでしまった発生時計は外部環境を変えたところでもとには戻せないと長らく考えられてきた．しかし，最新の報告によると，脳室帯のapical面にいる神経系前駆細胞のみをラベルして同様の移植実験を行うと，下層ニューロンに分化することが明らかとなった[13)]．この違いの原因として，過去の報告ではチミジンアナログを用いてS期の細胞をラベルしていたため，少し分化が進んだ中間型前駆細胞（intermediate progenitor）が混じっていた可能性があげられている．この結果は，神経系前駆細胞において発生時計に応じて制限された分化能は巻き戻せる，つまり可塑性を有していることを示唆している．

3）分化能が制限された神経系前駆細胞は存在するのか？

前述のように，大脳新皮質を構成するすべての種類の興奮性ニューロンは多分化能をもつ共通の神経系前駆細胞に由来すると考えられてきた．しかし，特定の種類のニューロンのみを産生する神経系前駆細胞の存在も提唱されている（図2）．例えば，転写因子$Cux2$の発現制御領域の下流でCreリコンビナーゼ（あるいはタモキシフェン誘導型のCreERT2）を発現するマウスを用いて胎生10.5～13.5において神経系前駆細胞を$Cux2$の発現の有無で分けてラベルし子孫細胞の系譜追跡を行うと，ニューロン産生の時期や細胞周囲の微小環境によらず$Cux2$陽性神経系前駆細胞は上層ニューロンを，$Cux2$陰性神経系前駆細胞は下層ニューロンを主に産生することが見出された[14)]．一方で，同様の方法で$Cux2$による系譜追跡を行った結果，$Cux2$陽性神経系前駆細胞はすべての層のニューロンを産生するという全く逆の報告もなされた[15)16)]．この違いについては，用いたマウスの遺伝的背景や交配の方法に

よりCre活性に違いが生じたのが原因であるというさらなる反論がなされたが[17]，いまだ決定的な結論は出ていない．最新の報告によると，胎生12.5日目において分裂した神経系前駆細胞のクローナル系譜追跡を行った結果，確かに約80％の神経系前駆細胞はすべての層のニューロンを生むが，10％ほどは下層ニューロンのみを産み，残りの10％ほどは上層ニューロンのみを産むと結論づけている[18]．しかし，前述の胎生12日目の神経系前駆細胞について行われた1細胞RNA-seqの結果からは，遺伝子発現に基づいて特定のニューロンを選択的に生み出すような前駆細胞集団の存在は同定されておらず[7]，分化能の多様性の検出には至っていない．今後，1細胞RNA-seqの解析技術の向上や，鍵となる遺伝子を操作する実験などにより，神経系前駆細胞の多様性とその重要性が明らかになると期待される．

2 大脳新皮質におけるアストロサイトの多様性

アストロサイトは，脳内恒常性維持やニューロンの栄養的サポートさらには積極的な神経回路の制御など，重要な機能を担っている．大脳のアストロサイトは灰白質に存在する原形質型アストロサイト（protoplasmic astrocyte）と白質に主に存在する線維型アストロサイト（fibrous astrocyte）に大別される．マウス大脳新皮質の原形質型アストロサイトについて，1層に存在するアストロサイト（marginal glia, pial astrocyte などとよばれる）についてはカルシウム動態やグリコーゲン貯蔵，分子発現パターン等が他の層のアストロサイトとは異なることが知られていたが[19]～[21]，2～6層に分布する原形質型アストロサイトはこれまでほぼ均一な細胞種として扱われてきた．しかし近年，大脳皮質2～6層においてもじつはアストロサイトにサブ集団が存在し，それぞれの層における特異的な機能を担うことが示されはじめた．

急速に進んだ1細胞レベルの遺伝子発現解析や1分子FISH解析，および特定の系譜をラベルするレポーターマウスの使用などにより，大脳新皮質アストロサイトには遺伝子発現パターンの異なるサブ集団があることが記述された[21]～[25]（**図3**）．例えばChrdl1（2～

4層），Lef1（1～4層），IL-33（5，6層），Gli1（4，5層），Norrin（2/3，5層），LGR6（2/3，5層），Id1–Id3（1，6層）などの分子は層特異的なアストロサイトにおける発現が観察されている[22][24][26]～[28]．また，*Olig2*のレポーターマウスにより特定の脳領域や層に存在するアストロサイトサブ集団がラベルされ，アストロサイトにおいて発現する代表的な遺伝子である*GFAP*のレポーターマウスとは異なる集団を形成することなども報告されている[25]．さらに，特定の層のアストロサイトにおいて発現する遺伝子についていくつか興味深いアストロサイトでの機能が報告された．Chrdl1は生後14日頃をピークに上層アストロサイトで発現するが[22][24][26]，分泌されたChrdl1は近隣ニューロンに作用して，AMPA受容体のサブユニットGluR2を発現誘導することが示された[26]．GluR2を含むAMPA受容体はCa^{2+}を通さずシナプスを安定化して成熟させることが知られている．実際Chrdl1のアストロサイトにおける遺伝子破壊によって視覚野上層ニューロンの可塑性が高くなり未成熟になることも示された[26]．このように，上層アストロサイトから分泌されるChrdl1が近隣のシナプスを安定化し成熟させる作用が示唆された．

5層ニューロンがShhを分泌することが知られていたが[29]，Shhシグナルの下流で*Gli1–CreERT*陽性になりかつ内向き整流K^+チャネルKir4.1が高発現するアストロサイトのサブ集団が5b層（と4層）に局在することが示された[27]．さらにアストロサイト側のShhシグナルを*Gfap-Cre;Smo$^{fl/fl}$*でノックアウトすると5層ニューロンの興奮性が上昇することも示された[27]．これはこのアストロサイトサブ集団が通常5層ニューロン近傍の細胞外K^+濃度を下げて興奮性を抑えていることを示唆しており興味深い．

5層ニューロンはまたR-Spondin1も特異的に発現・分泌するが，その下流で*Glt1*（Gluトランスポーターの1つ，ヒトでは*EAAT2*）プロモーターレポーター（$-8.3～0\,kb\,TSS$）が陽性になるアストロサイトサブ集団が5層（と2/3層）に同定された[28]．さらに，このサブ集団はNorrinというWnt/Fzd4/LGR4シグナルの活性化因子を特異的に発現・分泌することが明らかとなり，Norrinの遺伝子破壊により5層ニューロンのスパイン密度が低下することも示された[28]．すなわ

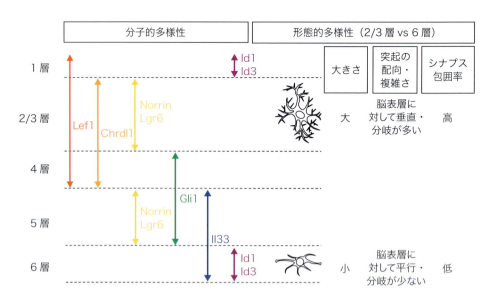

図3 大脳新皮質におけるアストロサイトの多様性
これまで均質な細胞だと思われてきた大脳新皮質原形質型アストロサイトは，分子的・形態的に多様な性質を示すことが明らかになってきている．層ごとに異なる遺伝子発現パターンを示すアストロサイトが存在し，また形態についても2/3層と6層では大きさや配向性，シナプス包囲率について異なる特徴を示す．

ちこのアストロサイトサブ集団は近隣ニューロンのスパイン密度を上昇させていると考えられる．

　アストロサイトはタイリングしており（つまりテリトリーを有し）一度境界を形成するとその後（たとえ活性化したとしても）その境界を長期間ほとんど変化させないと考えられている[30)～32)]．1つのアストロサイトはそのカバーする範囲でのシナプスを共制御しうる機能的なユニットとしても捉えられるので，アストロサイトの「形」は重要な意味をもちうる．最近われわれのグループは，層ごとにアストロサイトの形が異なることを報告した[24)]（**図3**）．上層（2/3層）アストロサイトは下層（6層）アストロサイトに比べて大きく，脳表層に対し垂直で，分岐が多く，シナプス包囲率が高い傾向が観察された．さらにおもしろいことに，これら層ごとのアストロサイトの形態的特徴や遺伝子発現的特徴の少なくとも一部はニューロン（の配置）に依存して形成されていることが，ニューロン特異的Dab1破壊を行うことで示された[24)]．

　以上のように，大脳新皮質原形質型アストロサイトとニューロンは種々の相互作用を行うことで層特異的な特徴を互いにつくり上げていることが明らかになってきている．

おわりに

　本稿ではマウスの研究結果について述べたが，ヒトにおいてはさらに複雑な多様性が報告されている．例えば神経系前駆細胞については，マウスのように脳室面に沿って存在する神経系前駆細胞だけでなく，脳室面からbasal側に少し離れた位置に存在する神経系前駆細胞（外側放射状グリアなどとよばれる）がヒトやサルなどにおいて多数存在することが明らかとなり，脳の肥大化やシワの形成に貢献することが示唆されている[33)]．アストロサイトについては1層に細胞体があり長い突起を下層まで伸ばしているinterlaminar astrocyteや，5層や6層でみられるpolarized astrocyte, varicose projection astrocyteといった原形質型アストロサイトとは異なる形態を示すアストロサイトがヒト大脳新皮質において観察されている[34)]．最近の1細胞レベル遺伝子発現解析技術やiPS細胞由来大脳オルガノイド技術の発展は目覚ましく，これらの技術を利用してマウスのみならずヒトについても神経系前駆細胞や脳を構成する細胞種の多様性の理解が進むことが期待される．

文献

1) Hirabayashi Y & Gotoh Y：Nat Rev Neurosci, 11：377-388, 2010
2) Gao P, et al：Cell, 159：775-788, 2014
3) Qian X, et al：Neuron, 28：69-80, 2000
4) Shen Q, et al：Nat Neurosci, 9：743-751, 2006
5) Eiraku M, et al：Cell Stem Cell, 3：519-532, 2008
6) Gaspard N, et al：Nature, 455：351-357, 2008
7) Telley L, et al：Science, 364：doi:10.1126/science. aav2522, 2019
8) Hirabayashi Y, et al：Neuron, 63：600-613, 2009
9) Morimoto-Suzki N, et al：Development, 141：4343-4353, 2014
10) Tsuboi M, et al：Dev Cell, 47：758-772. e5, 2018
11) Frantz GD & McConnell SK：Neuron, 17：55-61, 1996
12) Desai AR & McConnell SK：Development, 127：2863-2872, 2000
13) Oberst P, et al：Nature：doi:10.1038/s41586-019-1515-6, 2019
14) Franco SJ, et al：Science, 337：746-749, 2012
15) Guo C, et al：Neuron, 80：1167-1174, 2013
16) Eckler MJ, et al：Neuron, 86：1100-1108, 2015
17) Gil-Sanz C, et al：Neuron, 86：1091-1099, 2015
18) Llorca A, et al：bioRxiv, doi：http://dx.doi. org/10.1101/494088, 2018
19) Takata N & Hirase H：PLoS One, 3：e2525, 2008
20) Oe Y, et al：Glia, 64：1532-1545, 2016
21) Zeisel A, et al：Science, 347：1138-1142, 2015
22) Bayraktar OA, et al：bioRxiv, doi：http://dx.doi. org/10.1101/432104, 2018
23) John Lin CC, et al：Nat Neurosci, 20：396-405, 2017
24) Lanjakornsiripan D, et al：Nat Commun, 9：1623, 2018
25) Tatsumi K, et al：Front Neuroanat, 12：8, 2018
26) Blanco-Suarez E, et al：Neuron, 100：1116-1132. e13, 2018
27) Hill SA, et al：Elife, 8：doi:10.7554/eLife.45545, 2019
28) Miller SJ, et al：Nat Neurosci, 22：741-752, 2019
29) Harwell CC, et al：Neuron, 73：1116-1126, 2012
30) Bushong EA, et al：J Neurosci, 22：183-192, 2002
31) Ogata K & Kosaka T：Neuroscience, 113：221-233, 2002
32) Wilhelmsson U, et al：Proc Natl Acad Sci U S A, 103：17513-17518, 2006
33) Pinson A, et al：Front Cell Neurosci, 13：305, 2019
34) Verkhratsky A & Nedergaard M：Philos Trans R Soc Lond B Biol Sci, 371：doi:10.1098/rstb.2015.0428, 2016

＜著者プロフィール＞

後藤昂宏：2019年，東京大学薬学部卒業．同年4月に東京大学大学院薬学系研究科入学，修士課程在学中．神経回路構築のメカニズムに興味をもち，現在は大脳新皮質の神経回路形成におけるヒストン修飾の役割に注目して研究中．趣味は卓球，ボウリング，スノボなど．

表 伯俊：2016年，東京大学薬学部卒業．同年4月に東京大学院薬学系研究科に入学し，現在は博士課程在学中．大脳新皮質アストロサイトの多様性に注目して研究を行っている．中枢神経系がいかにして，高度な精神活動を司っているのかを明らかにすべく，グリア細胞も含めた脳の包括的な理解に貢献したいと思っている．

第1章 グリア細胞の分化・神経発達

2. ミクログリアから神経細胞への ダイレクトリプログラミング

松田泰斗，中島欽一

> 最近，キーとなる転写因子の遺伝子を体細胞に導入することで，幹細胞等を経由せず，意図した細胞へと直接的に分化を誘導する，「ダイレクトリプログラミング法」が注目を集めている．この技術を利用すると，iPS細胞作製後に目的の細胞を誘導する場合と比較し，生体組織内の細胞を短期間で目的の細胞へと直接的に誘導可能で，必要細胞種を治療が必要な時期に免疫拒絶もなく患者へと供給できる．本稿では，最近われわれが明らかにした成果も含めて，ミクログリアから神経細胞（ニューロン）へのダイレクトリプログラミングについて概説する．

はじめに

　細胞移植以外有効な治療法のない種々の疾患・損傷に対し，いわゆる再生医療として，人工多能性幹細胞（iPS細胞）から分化した細胞の利用が期待されている．しかし，個々の患者の体細胞から臨床応用可能なiPS細胞を作製するには，少なくとも数カ月以上の期間がかかり[1]，自身のiPS細胞を治療に用いることは難しい．そのため現在，患者とヒト白血球型抗原（HLA）の型が同一のiPS細胞を使用することで，免疫拒絶反応を回避しようとしている．しかし，この方法で免疫拒絶反応が全く起こらないわけではなく[2]，他家（他

人）のiPS細胞由来の細胞を移植した際，拒絶反応を注意深く観察する必要がある．そのため，もし可能であれば自家（自身）の細胞を使用することが望ましい．

　幹細胞を経由せず，ある細胞種から別の細胞種への分化が誘導されるダイレクトリプログラミングに関する報告はiPS細胞の樹立よりも古く，1987年に，たった1つの転写因子MyoDを線維芽細胞に遺伝子導入すると，骨格筋芽細胞へ転換することが示されていた[3]．しかし，他の細胞も同様の手法で作製可能とは当時は考えられていなかった．その後，2006年のiPS細胞誘導方法の発見から[4]，多くの研究者が，転写因子の導入により考えられていた以上に容易に体細胞から別の細胞系譜の細胞へ誘導可能であると認識を改めたことにより，ダイレクトリプログラミングが脚光を浴びるようになった．例えば，2010年には，3つの転写因子Ascl1，Brn2，Myt1lの遺伝子を線維芽細胞に導入することで，ニューロン様の細胞（induced neuronal cell：iN細胞）ができることの報告がなされた[5]（図

［略語］
HDAC：histone deacetylase（ヒストン脱アセチル化酵素）
HLA：human leukocyte antigen（ヒト白血球型抗原）
VPA：valproic acid（バルプロ酸）

Direct reprogramming of microglia into neurons
Taito Matsuda/Kinichi Nakashima：Department of Stem Cell Biology and Medicine, Graduate School of Medical Sciences, Kyushu University（九州大学大学院医学研究院基盤幹細胞学分野）

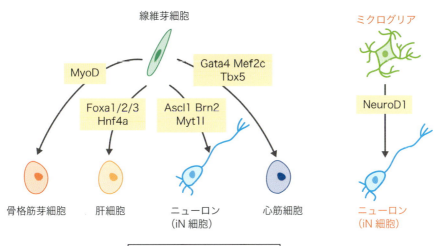

図1　ダイレクトリプログラミングによる細胞誘導
転写因子遺伝子を体細胞に導入することで，幹細胞等を経由せず，意図した細胞を直接的に作製することができる．われわれは，免疫担当細胞・ミクログリアにたった1つの転写因子NeuroD1を遺伝子導入するだけで，機能的なiN細胞へダイレクトリプログラミングすることに成功している．

1），また，ほぼ同時期に，肝細胞や心筋細胞へも幹細胞等を経由せずに直接的に誘導できることが示された[6)7)]．このダイレクトリプログラミング法を用いると，生体組織内の自身の細胞を短期間で目的の細胞へと直接的に誘導できるため，現在，疾患治療への応用をめざした研究が展開されている．本稿では，iN細胞へのダイレクトリプログラミングに関して，われわれの研究成果であるミクログリアからiN細胞への誘導も含めて（図1），基礎研究における活用法や神経疾患治療への応用の可能性について概説したい．

1 iN細胞へのダイレクトリプログラミング

Ascl1，Brn2，Myt1lの遺伝子導入による培養マウス線維芽細胞からiN細胞へのダイレクトリプログラミングが報告されてからわずか1年後には，これら3つの因子に加えて転写因子NeuroD1を用いることで，ヒト線維芽細胞からヒトiN細胞を誘導できることが示された[8)]．さらに最近の研究では，リプログラミング因子の組合わせを考慮することで，運動ニューロン，感覚ニューロンなど，特定のサブタイプのiN細胞作製も可能になってきている[9)]．こうしたダイレクトリプログラミング法を用いると，2週間程度で機能的なiN細胞を作製できる[5)8)]．一方，ES細胞やiPS細胞からニューロンを作製する際には，一度，神経幹細胞へ誘導する必要があるため，1.5カ月から3カ月程度の期間が必要である[10)]．ダイレクトリプログラミング法を用いると実験期間の短縮が可能となる．また，ヒトiPS細胞にリプログラミング因子であるNeurog2を遺伝子導入することで，神経幹細胞を経由せず，2週間程度で，ほぼ100％の効率で機能的なiN細胞を直接作製する方法も開発されている[10)]（図2）．さらに，ES細胞やiPS細胞から神経幹細胞を経由してニューロンを作製した場合と，これらの細胞から直接iN細胞を作製した場合の遺伝子発現を比較すると，それぞれの遺伝子発現パターンは非常に類似していることが示されている[11)]．この方法を利用すれば，より簡便にヒトニューロンの機能解析が実施できるため，近年使用例が増加している．例えば，抗てんかん薬かつHDAC阻害剤で

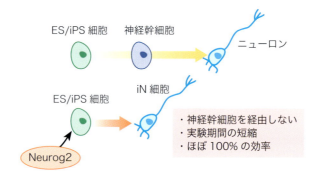

図2　ES/iPS細胞からiN細胞への直接誘導
通常ES/iPS細胞からは神経幹細胞を経てニューロンが産生されるが（上段），Neurog2の遺伝子導入により発現させることで，ES/iPS細胞から，神経幹細胞を経ずに，短期間かつ高効率でiN細胞を誘導することが可能である．

あるVPAが，ヒトニューロンの成熟過程に与える影響を解析した報告がある[12]．VPAを妊娠中のてんかん患者が服用すると，出生児は，認知機能の低下や自閉スペクトラム症のリスク増大が認められるが，服用した妊婦自身にはこのような障害は認められないことがわかっていた．この報告では，ヒトES細胞にNeurog2を遺伝子導入することで作製した未成熟iN細胞にVPAを処理した場合，HDACやGSK-3経路を介して遺伝子発現を変化させ，その後ニューロンの機能異常を引き起こすことが示された．一方で，成熟したニューロンにVPAを処理した場合は，このような悪影響は認められないことも明らかにされた．これらの結果から，ヒトニューロンの成熟過程にVPAが悪影響を及ぼすメカニズムが明らかにされたとともに，ヒトES細胞から直接誘導したiN細胞の成熟過程は，ヒト胎児期ニューロンの成熟過程を模倣しうることが示された．そのため，今後こうしたヒト胎児期のニューロン成熟異常につながる，薬剤や遺伝子の機能を調べる際に，ヒトES細胞やiPS細胞から誘導したiN細胞を使用する例が増加すると考えられる．

ダイレクトリプログラミング法を活用できる例は他にも存在する．これまでの研究では，ある遺伝子Aの変異が，ヒトニューロンの機能に影響を与えるのかどうかを調べる際に，遺伝子A変異を有するヒトiPS細胞から，神経幹細胞を経て作製したニューロンを解析に用いることが多かった．しかし，機能異常が認められた場合，遺伝子A変異によるニューロンへの影響は，神経幹細胞を経由したことで生じたのかどうかは明らかにできなかった．こうした問題は，神経幹細胞を経由しない，ダイレクトリプログラミング法を利用すれば解決できる．例えば，最近の報告では，自閉スペクトラム症患者由来のiPS細胞から神経幹細胞を経てニューロンを作製した場合，コントロールと比較して，形態異常やトランスクリプトーム変化が観察されるが，Neurog2を遺伝子導入してiPS細胞から直接iN細胞を作製した場合，異常は認められないことが報告された[13]．すなわち，神経幹細胞を経由しなければ，自閉スペクトラム症患者のニューロンでみられる機能異常は回避できることがわかった．さらに，この結果をもとにして，神経幹細胞におけるクロマチン構造の変化が，後にニューロンの成熟過程で遺伝子発現変化を引き起こし，機能低下の原因となることも示された[13]．このようにダイレクトリプログラミング法は，幹細胞でのエピジェネティクスやクロマチン構造変化などが，後に分化細胞の機能に影響を与えるのかどうかを明確にする際にも利用できる．ただし，Ascl1を用いたiN細胞への誘導では，一部の神経幹細胞関連遺伝子の発現が認められることもわかっているため[14]，使用する際は，実験目的によっては注意が必要である．

2 iN細胞へのダイレクトリプログラミングによる疾患治療

ダイレクトリプログラミング法によって，例えば脳梗塞や脊髄損傷後に，傷害部位に存在する，本来はニューロン様活動を行わない細胞をニューロンへと転

換することができれば，神経回路の修復および運動機能回復が見込めると考えられる．中枢神経の外傷，感染，虚血，変性疾患などのさまざまな病態において，アストロサイトは，突起が伸長しかつ細胞体が肥大した，反応性アストロサイト（reactive astrocyte）とよばれる細胞へと変化し，障害部位に集積するとともにやがてグリア瘢痕を形成する[15]．これまでに，生体内ダイレクトリプログラミングによる神経疾患治療をめざして，標的細胞としてこのアストロサイトが着目されてきた．例えば，正常脳・脊髄内に存在するアストロサイトに，NeuroD1あるいはSox2を強制発現させることで，iN細胞へ誘導可能であることが示された[16]〜[18]．また，アルツハイマー病モデルマウス脳や損傷脊髄のアストロサイトも同様の方法で，機能的なiN細胞へと誘導できることも明らかにされた[17][18]．しかし，これらの報告では，iN細胞が機能回復に貢献しているのかどうかは示されていない．また，ダイレクトリプログラミングを実施すると，由来となった細胞が失われてしまうため，本来の脳機能が損なわれてしまう可能性がある．そこで，われわれは，脳梗塞や脊髄損傷などの傷害が起こった際に，死細胞を除去するため神経傷害部へ集積する神経系組織内の免疫担当細胞・ミクログリアに着目した．ミクログリアは，成体脳でも高い増殖・再生能を維持しており，枯渇する心配がない[19]．そのため，ダイレクトリプログラミングのための材料細胞として最適であると考えた．

3 ミクログリアからiN細胞へのダイレクトリプログラミング

われわれはまず，ミクログリアからiN細胞へのダイレクトリプログラミングを誘導する因子を探索するために，マウス脳由来培養ミクログリアに，脳発生過程でニューロン産生に重要と考えられている10個程度の遺伝子を，レンチウイルスを用いて，単独あるいは組合わせて導入した．すると，たった1つの転写因子NeuroD1をミクログリアに強制発現させるだけで，iN細胞ができることがわかった．また，iN細胞への誘導過程で，幹細胞関連遺伝子の発現上昇は観察されず，ほとんどの細胞は増殖せずにiN細胞へ誘導されていた．このことから，NeuroD1は，幹細胞状態を経ず

に，ミクログリアを直接的にiN細胞へ誘導することがわかった．

続いてこのメカニズムを明らかにするため，次世代シークエンサーを用いたRNA-seq解析により，iN細胞への誘導過程の遺伝子発現変動を網羅的に調べた．その結果，iN細胞の遺伝子発現パターンは実際のニューロンと酷似していることが明らかになった．興味深いことに，NeuroD1によるミクログリアからニューロンのリプログラミング過程では，ニューロン関連遺伝子の発現上昇がまず誘導され，引き続いてミクログリア関連遺伝子の発現が抑制されることがわかった．また，クロマチン免疫沈降シークエンス（ChIP-seq）により，NeuroD1は遺伝子発現上昇が認められたニューロン関連遺伝子近傍には集積するが，発現が抑制された遺伝子近傍への結合はほとんど認められないこともわかった．これらの結果から，NeuroD1はニューロン関連遺伝子の発現上昇には直接的に関与するが，ミクログリア関連遺伝子の発現抑制への関与は二次的であると考えられた．

続いて，リプログラミング過程でミクログリアのエピジェネティック修飾がどのように変化しているのかを調べた．その結果，ミクログリアにおいてニューロン関連遺伝子は，遺伝子発現に対して正（H3K4me3）と負（H3K27me3）それぞれに働く（相反する）ヒストン修飾を同時にもっている，バイバレント状態によって，その発現が抑制されていた．NeuroD1は，このバイバレント領域に結合することで，通常はミクログリアで発現が抑制されているニューロン関連遺伝子の発現上昇を強制的に引き起こしていることが明らかになった．さらに，この発現上昇した遺伝子の中に含まれる因子Kdm6b（Jmjd3）は，バイバレント領域の遺伝子発現を負に調節するH3K27me3修飾だけを消去することで，結果として遺伝子発現を正に調節するH3K4me3修飾が優位となり，ニューロン特異的遺伝子の発現が恒常的にONになると考えられた．次に，ミクログリア関連遺伝子の発現がどのようにして抑制されるのか，そのメカニズムの解明に取り組んだ．前述のように，NeuroD1はミクログリア関連遺伝子の発現抑制に対して直接的にはかかわらないため，NeuroD1の標的遺伝子が仲介している可能性を考えた．RNA-seq，ChIP-seqおよび文献検索から，

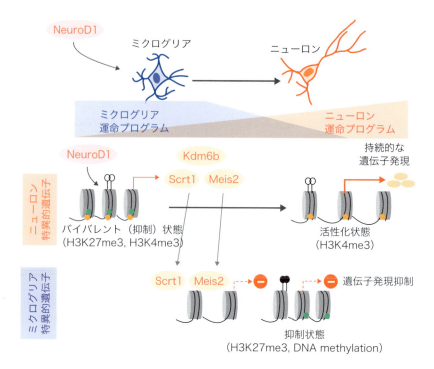

図3 ミクログリアからiN細胞へのダイレクトリプログラミングのメカニズム
NeuroD1はバイバレント領域に結合することで，ニューロン関連遺伝子の発現を上昇させる．それらのなかの1つ，Kdm6bの働きにより，H3K27me3修飾が除去され，H3K4me3修飾が優位となることで，ニューロン関連遺伝子の持続的な発現が保障される．一方，NeuroD1標的遺伝子のScrt1とMeis2はミクログリア関連遺伝子の発現を抑制する．並行して，ミクログリア関連遺伝子近傍のH3K27me3修飾が増加するとともに，ミクログリア特異的なエンハンサー領域のDNAメチル化が増加することで，ミクログリア関連遺伝子の発現が恒常的に抑制されるようになる．

NeuroD1の標的遺伝子のうち5つの転写抑制因子を候補として選定し，スクリーニング実験を行った．その結果，Scrt1とMeis2がミクログリア関連遺伝子の発現抑制に寄与することを突き止めた．加えて，リプログラミング過程で，ミクログリア特異的エンハンサー領域のDNAメチル化が増加することで，ミクログリア関連遺伝子の発現を維持するために重要な転写因子の結合が妨げられることを示唆する結果を得た．以上の結果から，転写抑制因子の働きやエピジェネティック修飾の書き換えにより，ミクログリア関連遺伝子の発現が恒常的にOFFになると考えられた[20]（図3）．

4 生体内におけるミクログリアからiN細胞へのダイレクトリプログラミング

最後に，脳内に存在するミクログリアをiN細胞へ誘導可能であるのかどうかを検証するため，レンチウイルスを用いて，脳の線条体のミクログリアにNeuroD1を強制発現させた．その結果，線条体ニューロンのマーカーであるDARPP32を発現するiN細胞へと誘導できることが明らかとなった．産生されたiN細胞は，既存のニューロンとシナプスを形成することで神経回路に組込まれ，自発的な神経活動を行った．これらの結果から，ミクログリアからiN細胞の誘導は生体内においても可能であり（図4），誘導されたiN細胞は実際のニューロンと似た性質を示すことがわかった[20]．現在，このiN細胞が，脳梗塞や脊髄損傷などにより悪化した運動機能回復に貢献するのかどうかを検討中である．

おわりに

このようにダイレクトリプログラミングは，基礎研究に活用できることに加えて，神経疾患治療につながる可能性を秘めている．実際に，将来的な臨床応用を

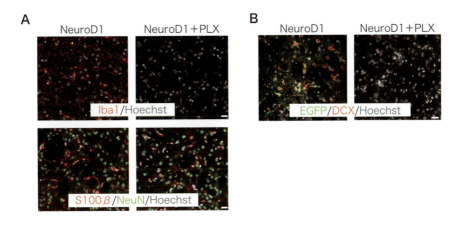

図4　生体マウス脳ミクログリアからiN細胞へのダイレクトリプログラミング
A）PLX5622（PLX）をマウスに投与すると，Iba1陽性のミクログリアを脳内から除去できる（右上）．ミクログリア以外の細胞（S100β：アストロサイト，NeuN：ニューロン）の生存にはほとんど影響を与えない（下）．B）ミクログリア高発現遺伝子 CD68 プロモーター制御下でNeuroD1とEGFPを発現するレンチウイルスを成体マウス線条体へ投与した．2週間後には，ミクログリアからDCX陽性未成熟ニューロンへのリプログラミングが観察されるが，PLX5622投与マウスでは認められない（右）．EGFPは，非分裂細胞において一度発現すると，数週間程度の間はタンパク質レベルでの検出が可能である[25]．

見据えて，AAVを用いた遺伝子発現や[21]，低分子化合物を用いた外来遺伝子の発現に頼らないリプログラミング法[22]に関する報告が増加している．今後は，こうしたiN細胞が本当に神経疾患病態の改善に寄与するのかどうかを調べるために，オプトジェネティクスを用いたiN細胞機能阻害実験や細胞除去実験などが必要である．また，最近，それぞれの脳領域に存在するアストロサイトやミクログリアは，異なる遺伝子発現・エピジェネティックプロファイルを示すこともわかってきており[23,24]，これがリプログラミング効率に影響を与える可能性も指摘されている．それぞれの神経疾患においても必要とされる細胞の性質が異なるため，脳領域や病態に応じて，適した細胞やリプログラミング因子を選択できれば，より効率的かつ目的に沿ったiN細胞を誘導することが可能になると考えられる．

文献

1) D'Antonio M, et al：Stem Cell Reports, 8：1101-1111, 2017
2) Ozaki M, et al：Stem Cell Res, 19：128-138, 2017
3) Davis RL, et al：Cell, 51：987-1000, 1987
4) Takahashi K & Yamanaka S：Cell, 126：663-676, 2006
5) Vierbuchen T, et al：Nature, 463：1035-1041, 2010
6) Sekiya S & Suzuki A：Nature, 475：390-393, 2011
7) Ieda M, et al：Cell, 142：375-386, 2010
8) Pang ZP, et al：Nature, 476：220-223, 2011
9) Masserdotti G, et al：Development, 143：2494-2510, 2016
10) Zhang Y, et al：Neuron, 78：785-798, 2013
11) Briggs JA, et al：Elife, 6：doi:10.7554/eLife.26945, 2017
12) Chanda S, et al：Cell Stem Cell, 25：103-119.e6, 2019
13) Schafer ST, et al：Nat Neurosci, 22：243-255, 2019
14) Treutlein B, et al：Nature, 534：391-395, 2016
15) Liddelow SA & Barres BA：Immunity, 46：957-967, 2017
16) Niu W, et al：Nat Cell Biol, 15：1164-1175, 2013
17) Su Z, et al：Nat Commun, 5：3338, 2014
18) Guo Z, et al：Cell Stem Cell, 14：188-202, 2014
19) Huang Y, et al：Nat Neurosci, 21：530-540, 2018
20) Matsuda T, et al：Neuron, 101：472-485.e7, 2019
21) Brulet R, et al：Stem Cell Reports, 8：1506-1515, 2017
22) Zhang L, et al：Cell Stem Cell, 17：735-747, 2015
23) Ayata P, et al：Nat Neurosci, 21：1049-1060, 2018
24) Clarke LE, et al：Proc Natl Acad Sci U S A, 115：E1896-E1905, 2018
25) Furutachi S, et al：Nat Neurosci, 18：657-665, 2015

＜筆頭著者プロフィール＞
松田泰斗：2015年に九州大学大学院医学系学府を卒業後，同大学院基盤幹細胞学分野にて助教として勤務．成体脳での神経新生（今回のようなダイレクトリプログラミングも含む）のメカニズム解明とそれを利用した神経疾患治療法開発に取り組んでいる．

第1章　グリア細胞の分化・神経発達

3. ショウジョウバエ脳におけるグリア組織の再編成

粟崎　健

> ショウジョウバエ脳を構成する脳神経回路は変態期に再編成され，幼虫を制御する幼虫脳から
> 成虫を制御する成虫脳へとつくり変わる．これに伴い，脳内のグリア組織の一部であるニュー
> ロピルグリア組織は，幼虫型から成虫型へとダイナミックに再編成される．成虫ニューロピル
> グリアは Type Ⅱ とよばれる特別な神経幹細胞から生まれた中間型神経前駆細胞（INP）の子
> 孫細胞として誕生する．INPによるグリア細胞産生は，脊椎動物におけるグリア産生機構との
> 類似性がある．また，INPから誕生するグリア細胞の数は可塑的に制御されている．

はじめに

　高度な分子遺伝学的手法が駆使できるキイロショウ
ジョウバエは，他の高等モデル生物に比べてシンプル
な脳神経組織を有しているにもかかわらず，脊椎動物
と変わらない高次機能をもつ．それゆえ，行動制御や
感覚情報処理の研究の優れたモデル系としてさかんに
利用されている．ショウジョウバエ脳神経組織の1つ
の特徴は，脊椎動物に比べ，神経細胞に対するグリア
細胞の比率がきわめて小さいことである．ショウジョ
ウバエのグリア細胞の数は神経細胞の約10％程度であ
る[1][2]．その一方で，脊椎動物と同様に，グリア細胞
は脳神経組織において必要不可欠な存在である．ショ

ウジョウバエのグリア細胞は，概日リズム，交尾行動，
寿命，変性神経の除去，等において重要な役割を果た
していることが実験的に明らかにされている[2]．こう
した特徴を生かすことで，ショウジョウバエ脳をグリ
ア研究のモデルとして利用できる．それにより，これ
までの脊椎動物を用いた研究とは異なる視点から，グ
リア細胞の発生と機能について新たな研究の展開が期
待できる．本稿では変態期におけるショウジョウバエ
脳グリア組織の再編成に特に注目し，これについて概
説する．

1 ショウジョウバエのグリア細胞

　ショウジョウバエを含め昆虫の脳中枢組織は，脊椎
動物と大きく異なる構造をとっている．ショウジョウ
バエの脳の中心部では，脊椎動物と同様に皮質部に神
経細胞の細胞体が配置されているが，皮質にはシナプ
スがなく髄質部がシナプス領域となっている（**図**

[略語]
gcm：*glial cell missing*
GMC：ganglion mother cell
INP：intermediate neural precursor
NB：neuro blast
repo：*reverse polarity*

Development of glial organization in *Drosophila* adult brain
Takeshi Awasaki：Department of Biology, Kyorin University School of Medicine（杏林大学医学部生物学教室）

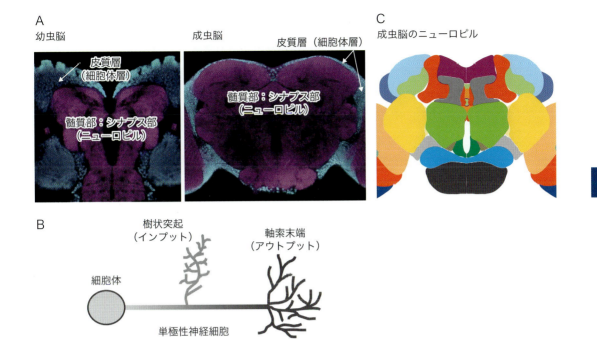

図1 ショウジョウバエ脳の構造
A) ショウジョウバエ脳の構造．B) ショウジョウバエ脳を構成する単極性神経細胞．神経細胞は細胞体がある皮質層から髄質部に神経線維を伸ばし，シナプスを形成する．C) ショウジョウバエ成虫脳のニューロピル．1色が1つのニューロピルをあらわす．

1A)[3]．これは，ショウジョウバエの脳が単極性神経で構成されていることと関係する．多くの脳神経細胞は細胞体から一本の神経線維を髄質部に伸張させ，髄質部で神経線維が分岐してインプット部（樹状突起部）とアウトプット部（軸索末端部）にわかれ，シナプスを形成している（図1B）．ゆえに，ショウジョウバエ脳の髄質部はシナプスに満たされている．ショウジョウバエではこのシナプス部はニューロピルとよばれている．ニューロピルは構造的な特徴ならびにその機能から片半球20程度の領域に細分化されている（図1C）．

成虫のショウジョウバエ脳には5種類のグリアサブタイプが存在しており（図2），その配置から，表層グリア，細胞体グリア，ニューロピルグリアの3つに大別できる[4]．これらのグリアサブタイプの形態，配置，機能はショウジョウバエ脳構造の特徴と深く関連していると考えられる．

1）表層グリア

昆虫は解放血管系であり，脊椎動物のように脳内に血管が張り巡らされているわけではない．脳組織はヘモリンフ（血リンパ液）に囲まれて存在している．脳組織とヘモリンフ間での物質交換は，脳組織全体を覆う表層グリアによって行われる．この表層グリアは2層からなり，外層は周膜グリア（perineurial glia），内層は周膜下グリア（sub-perineurial glia）により構成されている[4]．周膜グリアは，約1,000個の短冊状の細胞が組合わさり脳全体を覆う外側グリア層を形成する[4)5)]（図2）．一方，周膜下グリアは，大きなシート状の細胞であり，150個程度の細胞が組合わさり，脳全体を包む内側のグリア層を形成する[4)5)]（図2）．これらの細胞は脳内への選択的な物質輸送に関与していることより，脊椎動物における血液脳関門と同様の役割を担っていると考えられている[6]．

2）細胞体グリア

神経細胞体が位置する皮質層には細胞体グリア（cell body glia または cortex glia）がある．皮質層にあるすべての神経細胞の細胞体は細胞体グリアにより1つずつ覆われている（図2）．ゆえに，皮質層全体が細胞

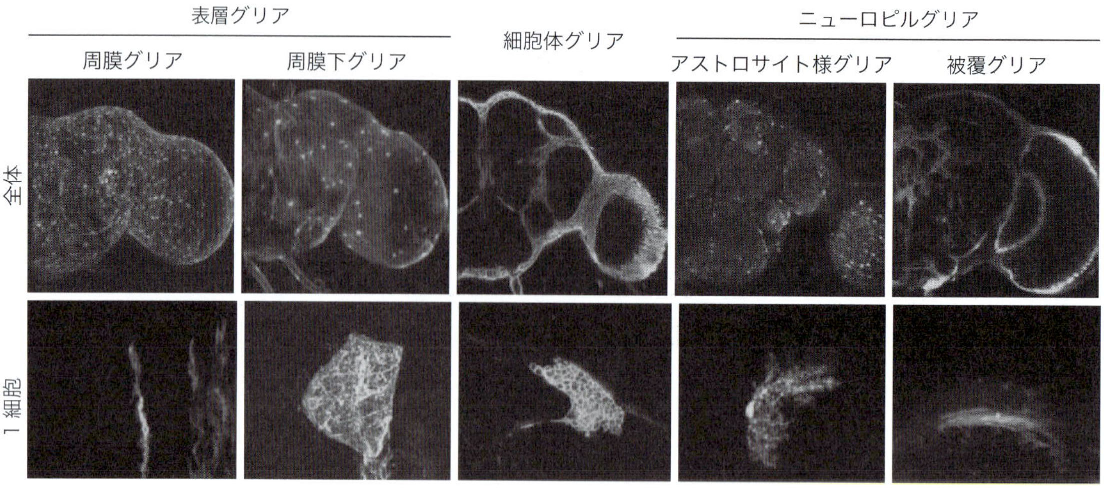

図2　ショウジョウバエ成虫脳のグリア細胞
文献4より引用.

体グリアがつくるメッシュ状の構造で覆われている. 300個程度の細胞体グリアにより, 皮質全体がカバーされている[4) 5)]. このグリア細胞は, 脊椎動物のアストロサイトグリアのように神経細胞体への栄養供給などの役割をもつと考えられている.

3）ニューロピルグリア

ニューロピルの領域周辺には主に2種類のグリア細胞が存在している. その1つはアストロサイト様グリア (astrocyte-like glia) である. アストロサイト様グリアは樹状の細いグリア突起をニューロピル内に浸潤させ, その末端はシナプスに近接している[4) 5)]（**図2**）. シナプス領域であるニューロピルはこのアストロサイト様グリアの突起で満たされている. このグリアは脊椎動物のアストロサイト同様に, グルタミン酸やGABAなどの神経伝達物質の回収を行っている. もう1つのニューロピルグリアは被覆グリア (ensheathing glia) とよばれる細胞であり, 集団で脳内のニューロピル全体およびニューロピルの各領域の仕切りをつくっている. また, ニューロピル内に走行する神経線維束の一部は被覆グリアにより覆われている[4) 5)]（**図2**）. ショウジョウバエはミエリン鞘をもたず, 無髄の神経細胞で構成されているため, オリゴデンドロサイトと全く同じ機能をする細胞は存在していない. しかしながら, 被覆グリアは, 神経線維束や各ニューロピル構造を覆っ

ていることより, オリゴデンドロサイトのような絶縁や遮断に働いていると考えられている[2)]. 成虫脳は, 数千個のアストロサイト様グリアとオリゴデンドロサイトにより, 脳全体がカバーされている.

2 グリア細胞分化へのキー遺伝子, *repo* と *gcm*

ショウジョウバエにおいて, グリア細胞の発生が最もよく調べられてきたのは, 脊椎動物の脊髄に相当する, 腹髄 (ventral nerve cord) のグリア細胞である. 腹髄は, 胸部3節, 腹部9節のセグメント構造をとっている. 各セグメントは, 片体節あたり約300個の神経細胞と30個のグリア細胞により構成され, これらの細胞は30個の幹細胞からつくられる. 胚期の腹髄ニューロピルグリアは, グリア細胞しか生み出さない1つのグリア幹細胞から誕生し, 残りのグリア細胞は, 神経細胞とグリア細胞の両方を生み出す7つの神経グリア幹細胞から誕生する[7)].

このシンプルなシステムに注目した研究から, ショウジョウバエのグリア細胞の発生・分化のキーとなる2つの遺伝子が同定されている. その1つは, *repo* というホメオタンパク質をコードする遺伝子である. ショウジョウバエではごく一部の特殊なグリア細胞を除き

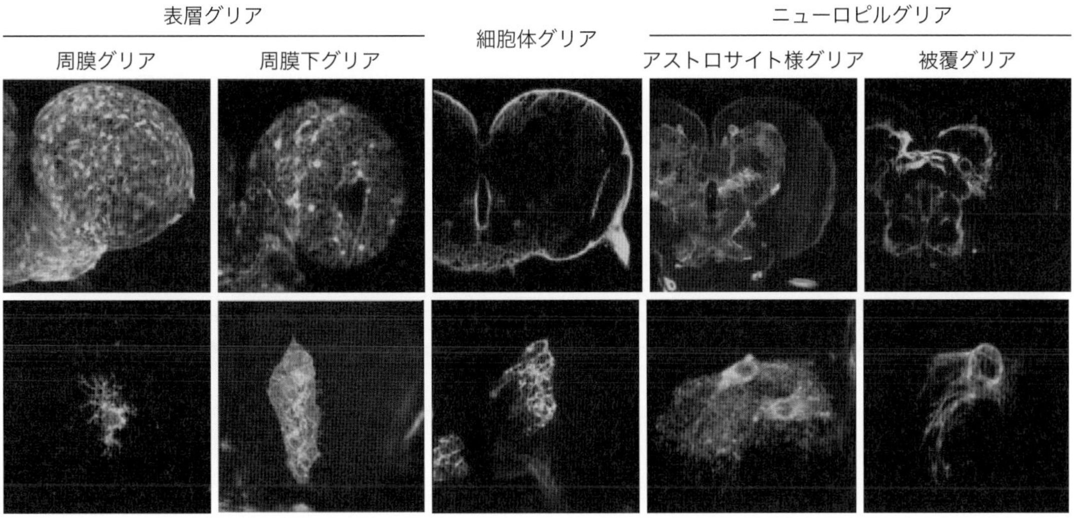

図3　ショウジョウバエ幼虫脳のグリア細胞
一部文献11より引用.

すべてのグリア細胞が*repo*を発現している．Repoタンパク質はグリア細胞としてのアイデンティティーの維持を担う分子である．そして，もう1つは，発生過程において*repo*の発現を誘導するために必要不可欠な，*gcm*という転写因子をコードする遺伝子である．この遺伝子が欠失すると，グリア細胞の発生が抑制される．また，強制的に*gcm*を異所的に発現させると，本来神経細胞となるべき細胞が*repo*を発現するグリア細胞となることが知られている．*gcm*のオーソログが脊椎動物にも存在しているが，脊椎動物の*gcm*オーソログ遺伝子がグリア分化に果たす機能は限局的である．*gcm*により発現が誘導されたRepoタンパク質は，さらなる*gcm*の発現を誘導する．その結果，*gcm*がある一定レベル以上に蓄積すると，細胞はグリア細胞としてのアイデンティティーを獲得し，それ以降はRepoタンパク質の安定的な発現により，グリア細胞としてのアイデンティティーが維持されると考えられている[7]．

3 幼虫グリア組織から成虫グリア組織への再編成

幼虫の脳においても，成虫脳と同様に5種類のグリアサブタイプが存在している（**図3**）[4)8)9]．変態期（蛹期）のショウジョウバエ脳では，幼虫の神経回路から成虫の神経回路へダイナミックなつくり変えが行われる．この際にこの5種類のグリア細胞は，それぞれ特徴的な変化を起こし，成虫グリア組織を完成させる．

1）表層グリア

最も外側の層にある周膜グリアは幼虫脳においては線維状の形態をとっている（**図3**）．蛹期のどの時期に線維状から短冊状の細胞に変わるのかについては，明らかになっていない．これらの細胞は幼虫期から蛹期の前期にかけて，さかんに細胞分裂をくり返しその数を増加させている．幼虫期において時系列的にクローン解析を行い，ラベルされるクローンサイズを成虫脳で調べると，幼虫期初期にラベルすると，巨大なクローンがラベルされる．このことから，幼虫期初期ではごく少数の細胞であり，これらが，倍々すなわち指数関数的に増えていると考えられる[4)10]．一方で，シート状の形態をもつ周膜下グリアは，幼虫脳においても，同じシート状の形態をとっており，幼虫期から蛹期においてほとんど細胞分裂を行わない[4)10]（**図3**）．物理的には幼虫脳より成虫脳の方が大きいので，各周膜下グリアはシートのサイズを広げることで，成虫脳に対応していると考えられる．脳血管関門が脳機能において必要不可欠な存在であることを考えると，周膜下グリアは発生の過程において，その機能を維持しながら

サイズを調整していると考えられる.

2）細胞体グリア

　細胞体グリアは，幼虫期も成虫期と同様にメッシュ状の形態をとっている．大きな違いは，幼虫期においては，神経幹細胞や神経母細胞といった前駆細胞の細胞体は細胞体グリアにより一つひとつが覆われていないことである．神経線維を伸張した分化した神経細胞と分化途上の神経細胞だけがこのグリアに覆われている．そのため，幼虫では神経細胞を包むメッシュの大きさが一様ではなく，大きな穴と小さな穴があるように見える（**図3**）．このグリアも幼虫期に大きく数を増加させることがわかっているが[10) 11)]，周膜グリアのようにすべてのグリアが分裂していくのか，特定の細胞が分裂して数を増やしていくのか，この点は不明である．いずれにせよ，脳を構成する神経細胞の増加に伴い，形態を保ちつつ細胞数を増やして対応している．興味深いことに，このグリア細胞の分裂は，神経細胞から分泌されるFGFリガンドにより，FGF受容体を介して細胞非自律的に調整されていることが明らかにされている[10)]．ゆえに，神経細胞の数に合わせて，増殖が制御されていると考えられる．

3）ニューロピルグリア

　幼虫脳のアストロサイト様グリアと被覆グリアはそれぞれ，脳全体で30個程度と非常に数が少ない[9)]．その代わり，各細胞の細胞体ならびに単一細胞のサイズは成虫に比べてかなり大きい（**図3**）．成虫脳は多数の小さなサイズのグリア細胞によりカバーされており，幼虫ニューロピルグリア組織は，構造的に成虫とはかなり異なっている．幼虫アストロサイト様グリアは，変態期になると貪食活性をもち，不要となった幼虫神経線維とシナプスを貪食・除去し[12) 13)]，変態期の後半に細胞死により消滅する[9)]．幼虫被覆グリアについてはその後の働きは明らかではないが，同様に細胞死により消滅すると考えられている[9)]．

　一方で変態期になると，幼虫脳に蓄えられていた，未成熟なグリア細胞集団が分裂し数を増やし，成虫アストロサイト様グリアと成虫被覆グリアに分化し，成虫脳のニューロピルグリア組織を再構築する[4) 8) 14)]．すなわち，幼虫ニューロピルグリア組織は完全に成虫型に置き換えられるのである．ニューロピルグリアがシナプスやニューロピルの構築と密接に関係している

ことを考えると，脳神経回路網のつくり変えに伴い，グリア組織を幼虫型から成虫型につくり変えていることは理にかなっているように思える．しかし，数十個で形成していたグリア組織を，数千個に増やすことで，どのようなアドバンテージがあるのか，またこうした再構築が成虫脳の機能とどのように関連しているのか，大きな謎が残る．

4 成虫ニューロピルグリアの起源

　幼虫脳にある*gcm*を発現する未成熟なグリア細胞集団が成虫脳のニューロピルグリア細胞の起源であることが示されている[4) 14)]．また，この細胞はType Ⅱとよばれる特殊な神経幹細胞（NB）からつくられることが知られている[14) 15)]．

1）Type Ⅱ NB

　ショウジョウバエ脳の神経細胞は約100個の限られた数の神経幹細胞（NB）からつくられ，各NBから生まれる神経細胞ならびにグリア細胞は遺伝的に決まっていると考えられる[16) 17)]．NBの大多数はType Ⅰとよばれるタイプで，これは非対称分裂により，NBと神経母細胞（GMC）を生じ，GMCが1回分裂することで2つの子孫神経細胞をつくり出す[17)]．これに対して，8個のNBはType Ⅱとよばれる特殊なNBで，このNBは非対称分裂により，NBと中間型神経系前駆細胞（INP）をつくる（**図4**）．INPはさらなる非対称分裂によりINPとGMCを生じる[17)]．これにより，Type Ⅱ NBはType Ⅰ NBに比べてたくさんの子孫細胞をつくることができる．最近開発された，特定の神経幹細胞由来のグリア細胞だけを可視化する特殊な遺伝学的なトリックを利用することで，特定の神経幹細胞がつくるグリア細胞を特異的に可視化できるようになった[18)]．これにより，8つのType Ⅱ NBのうち5つが，グリア細胞をつくり出すことが明らかになった[19)]．

2）Type Ⅱ NBグリアの発生の分子機構

　グリア細胞をつくり出すType Ⅱ NBについて，そのINPの分裂・分化パターンが詳細に解析されている．その結果，INPは発生のはじめに神経細胞をつくり出し，その後グリア細胞をつくり出していることが明らかにされている[15)]．INPは 連の転写因子の発現により，時系列的に分化して，つくり出す神経細胞のタイ

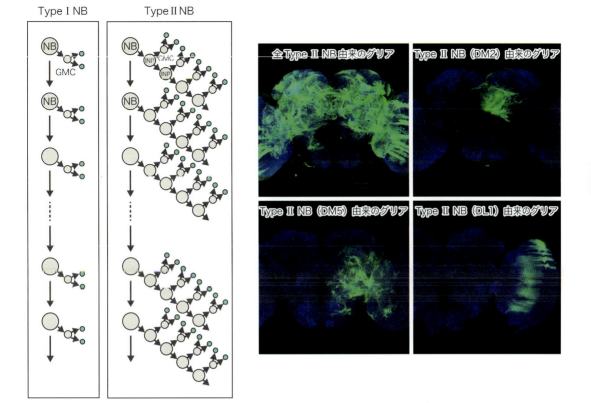

図4　Type II NBの分裂パターン
Type I NBとType II NBの分裂パターンの違いを示す（左図）．Type II NBから生まれる成虫ニューロピルグリアの特異的なラベル（右図）．

プを変え，最終的にグリア細胞をつくり出す．このとき，INPがグリア細胞を産生するように分化するためにはEyeless（Ey：脊椎動物のPax6のオーソログ）が必要であること，さらにこのEyの発現のためには，核内受容体であるSeven-upがスイッチとして働くことが明らかにされている[15) 20)]（図5）．また，INPが*gcm*を発現するためにはNotchシグナリングも必要であること，さらには，未成熟グリア細胞が増幅して多数の成虫ニューロピルグリアを産生するためにもNotchシグナルが必要であることが示されている[19)]（図5）．

3）脊椎動物におけるグリア産生

脊椎動物の神経幹細胞は発生過程のはじめに神経細胞を生み出す．その後，発生が進むとニューロン分化期からグリア分化期への転換が起こり，神経幹細胞はアストロサイトとオリゴデンドロサイトをつくり出す．このニューロン産生からグリア産生には，Seven-upのオーソログである，COUP-TF I / IIが関与していることが報告されている[21)]．また，Notchシグナリングによるニューロン分化の抑制とグリア分化の促進も議論されている[22)]．このことは，神経幹細胞からのグリア産生機構にはショウジョウバエから脊椎動物まで保存されている遺伝的制御機構があることを示唆している．

5 グリア細胞の可塑的発生機構

それぞれのType II NBからつくられる子孫グリア細胞の数は常に同じではなく，個体間で15～40％程度の違いがある[19)]．またType II NBの細胞系譜において，特異的にアポトーシスを阻害すると，本来より多くのニューロピルグリアをつくり出す細胞系譜や，本来はグリア細胞を産生していないのにグリア細胞の

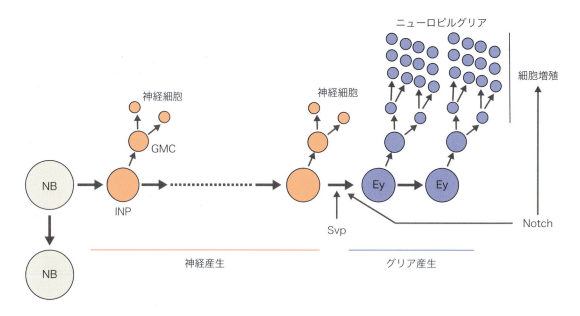

図5　INPにおける神経産生からグリア産生への転換
Svp（Seven-up）により，INPにおいてEy（Eyless）が誘導されることで，INPが神経産生からグリア産生に転換する．Notchシグナルは，INPのグリア産生への転換ならびに，グリア細胞の分裂を促進する．

産生が観察される細胞系譜が生じる[19]．このことは，成虫ニューロピルグリアの数は可塑的に制御されていることを示唆する．Type Ⅱ NBからつくられる成虫脳グリア細胞すべてを人為的にアポトーシスで除去しても，成虫脳におけるグリア細胞の局在パターンは野生型とほぼ変わらず，正常に発生する[19]．このことは，Type Ⅱ NB以外からつくられるグリア細胞が失われたグリア細胞を補完していることを示唆する．実際，成虫ニューロピルグリアを産生するType Ⅰ NBが報告されており[16]，それらにより補われていることが推測される．また，成虫の腹髄では，あるNBからつくられるグリア細胞を除去すると，隣接するNBが不足したグリア細胞を補完することも報告されている[23]．以上のことは，成虫脳のニューロピルグリア組織は可塑的な発生機構により構成する細胞数が保たれていることを示唆する．脳神経機能において，グリア細胞が必要不可欠な存在であることを考えると，グリア細胞の産生が頑健な発生機構により制御されていることはきわめて自然である．

おわりに

ショウジョウバエの成虫グリア組織の形成について，その概要を紹介したが，それぞれのグリアサブタイプにおける特徴的な発生機構について，一部を除きその分子機構はほとんど明らかにされていない．また，ニューロピルグリア組織の可塑的な発生機構や，グリア発生と神経発生の相互作用など，不明な点も多く残っている．神経幹細胞によるグリア産生機構における脊椎動物との分子レベルでの類似性は，ショウジョウバエの成虫脳グリア細胞の発生が，普遍的なグリア組織形成機構を理解するためのよいモデル系となるポテンシャルがあることを示唆している．現在われわれの研究室では，ショウジョウバエ遺伝学のパワーを活かして，成虫グリア組織の発生を制御する遺伝子機構の解明に取り組んでいる．

文献

1) Awasaki T & Lee T：Glia, 59：1377-1386, 2011
2) Yildirim K, et al：Glia, 67：5-26, 2019
3) Ito K, et al：Neuron, 81：755-765, 2014
4) Awasaki T, et al：J Neurosci, 28：13742-13753, 2008
5) Kremer MC, et al：Glia, 65：606-638, 2017

6) Altenhein B, et al : Wiley Interdiscip Rev Dev Biol, 5 : 67-84, 2016
7) Hindle SJ & Bainton RJ : Front Neurosci, 8 : 414, 2014
8) Awasaki T, et al : Nat Neurosci, 14 : 821-823, 2011
9) Omoto JJ, et al : Dev Biol, 404 : 2-20, 2015
10) Avet-Rochex A, et al : Development, 139 : 2763-2772, 2012
11) Pereanu W, et al : Dev Biol, 283 : 191-203, 2005
12) Awasaki T, et al : Neuron, 50 : 855-867, 2006
13) Tasdemir-Yilmaz OE & Freeman MR : Genes Dev, 28 : 20-33, 2014
14) Viktorin G, et al : Dev Biol, 356 : 553-565, 2011
15) Bayraktar OA & Doe CQ : Nature, 498 : 449-455, 2013
16) Yu HH, Awasaki T, et al : Curr Biol, 23 : 633-643, 2013
17) Lee T : Curr Biol, 27 : R77-R82, 2017
18) Awasaki T, et al : Nat Neurosci, 17 : 631-637, 2014
19) Ren Q, Awasaki T, et al : Development, 145 : doi:10.1242/dev.160127, 2018
20) Ren Q, Awasaki T, et al : Curr Biol, 27 : 1303-1313, 2017
21) Naka H, et al : Nat Neurosci, 11 : 1014-1023, 2008
22) Laug D, et al : Nat Rev Neurosci, 19 : 393-403, 2018
23) Enriquez J, et al : Neuron, 97 : 538-554.e5, 2018

＜著者プロフィール＞

粟崎　健：1995年北海道大学理学研究科博士課程修了，国立精神神経センター・流動研究員，基礎生物学研究所・博士研究員，東京大学分子細胞生物学研究所・助教，マサチューセッツ大学医学部・助教授，HHMIジャネリア研究所・研究員，杏林大学医学部・准教授を経て2014年より同教授．さきがけ研究21「認識と形成」第1期修了生．

第2章 グリア細胞と神経免疫・臓器連関

1. グリンファティック説とその反響

平瀬　肇，王　筱文，毛内　拡，安井正人

これまで不明な点の多かった脳脊髄液動態とその生理学・医学的意義を説明するグリンファティック説は，数年前に発表されて以来，大きな注目を集めている．しかしながら，いまだ統一的な見解は得られておらず，今なおホットな脳科学研究分野の1つである．本稿では，脳脊髄液動態に関しての古典的な考え方から最新の知見までさまざまな観点からの研究結果を紹介しつつ，グリンファティック説の概要とその反響について述べる．

はじめに

　日常生活における空気のように，われわれは神経科学を語る際には細胞外液の存在を忘れがちである．言うまでもなく，脳の細胞は細胞外液に面しており，神経細胞は細胞内外のイオン濃度差で生じる電位差を利用して神経伝達を行っている．ゆえに細胞外液の恒常性は，正常な脳機能を保つうえで重要である．脳組織の細胞外液は間質液であり，脳組織をとり巻く脳脊髄液と交換される．グリンファティック説は，2012年にIliffとNedergaardらにより提案された脳脊髄液循環を説明するモデルである[1]．脳脊髄液流動に細胞からの老廃物を排出するリンパ的（lymphatic）機能があり，その機序にグリア細胞（glia）が関与していることから，一連の脳脊髄液の循環がグリンファティック機構（glymphatic system）と名付けられた．さらに翌年にNedergaard研究室から，グリンファティック機構は睡眠中に機能し，覚醒時には抑制されるとする

研究結果が発表された[2]．脳変性疾患の原因と考えられる老廃代謝産物の細胞外蓄積（例えば，アルツハイマー病におけるβアミロイド）を防ぐことが想定される脳のリンパ排泄機構を示唆するグリンファティック説は急速に注目を集めている．

　しかし，多くの大胆な仮説がそうであったように，グリンファティック説に対して懐疑的な見方も多い．本稿ではまずグリンファティック説の概要をわかりやすく説明する．次に，これまでの脳脊髄液の産生・吸収・循環に関する研究をグリンファティック説と対比させ，概念的な共通点あるいは対立点を紐解いていきたい．その際に，グリンファティック説に批判的な最近の研究・見解も適宜紹介していく．最後に，グリンファティック説に着想を得たトランスレーショナル研究を紹介し，今後の展開について検討する．

Understanding the glymphatic system and its impact
Hajime Hirase[1) 2)] /Xiaowen Wang[1) 2)] /Hiromu Monai[3)] /Masato Yasui[4)] ：Center for Translational Neuromedicine, Faculty of Medical and Health Sciences, University of Copenhagen[1)] /RIKEN Center for Brain Science[2)] /Faculty of Core Research Natural Science Division, Ochanomizu University[3)] /Department of Pharmacology, School of Medicine, Keio University[4)]（コペンハーゲン大学医学健康学部トランスレーショナル神経医学センター[1)] /理化学研究所脳神経科学研究センター[2)] /お茶の水女子大学基幹研究院自然科学系[3)] /慶應義塾大学医学部薬理学教室[4)]）

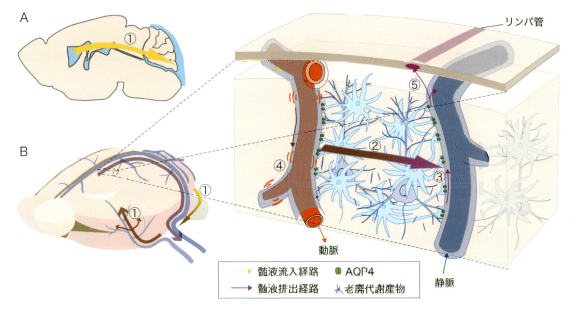

図1　グリンファティック機構の主要経路
A）脳室からの皮質表面までの脳脊髄液の動脈側流入経路と，静脈側から深頸部リンパ節へのリンパ排出経路．B）脳実質内での動脈側血管周囲腔の脳脊髄液→間質液→静脈側血管周囲腔の流路．図中の番号は本文中の説明文に対応する．

1 グリンファティック説

　グリンファティック説は，IllifとNedergardらの2012年の論文[1]に端を発する．同論文で彼らは，麻酔下にあるマウスの後小脳延髄槽（cisterna magna；大槽）の脳脊髄液中に蛍光トレーサーを注入した．その後，二光子顕微鏡で大脳皮質をイメージングした結果，徐々に血管周囲腔にトレーサーが充満し，しだいに脳実質へ浸潤していく現象を捉えた．血管周囲腔は動脈と静脈の両方に存在するが，蛍光トレーサーが観測されたのは動脈の血管周囲腔であった．つまり，大槽の脳脊髄液は，脳底のクモ膜下槽を経由して中大脳動脈沿いに流動し，大脳皮質内に浸潤することを示した．大槽由来の蛍光トレーサーの脳実質内への浸潤は脳の主要水チャネルであるアクアポリン4（AQP4）欠損マウスでは著しく低下した．また，線条体実質内に微量注入された放射能標識付きβアミロイド$_{1-40}$ペプチドはAQP4欠損マウスでは脳内に滞留する傾向にあった．また，蛍光ラベル付きβアミロイド$_{1-40}$ペプチドは静脈周囲に多く吸着していることを報告した．

　以上の結果から提案されたグリンファティック説の機構[3)4)]を列挙する（図1）．①脳脊髄液は，脳室から大槽を介して脳底部へ流動し，中大脳動脈などの動脈の血管周囲腔を通り脳実質内へ浸潤し，間質液となる．②間質液は，静脈側の血管周囲腔へ吸収される．この際，間質液は，脳細胞から排出される老廃物とともに対流〔convectionの邦訳として対流を用いた．bulk flowを意識した移流（advection）も考慮したが，本稿ではあくまで原文に忠実に対流とした〕として実質外へ排出され，リンパ的排泄機能を担う．③脳脊髄液の実質内への浸潤および間質液の排出は，AQP4を介して効率的に行われる．AQP4は，実質内の水チャネル分子のほとんどを占める主要分子であり，血管を覆うアストロサイトの終足部に顕著に発現することから，グリア細胞であるアストロサイトが脳脊髄液循環に機能的にかかわっている．④動脈の拍動が血管周囲腔内の流動および実質への浸潤を促進する機序となっている．⑤静脈側の血管周囲腔に排出された老廃物は，最終的にはクモ膜顆粒から静脈へ排出されるか，鼻粘膜下組織近辺のリンパ管へ流出した後に深頸部リンパ管へ合流する．

　翌年にはNedergaard研究室から睡眠時と覚醒時に

おけるグリンファティック機構の研究が発表され[2]，⑥グリンファティック機構は覚醒時には抑制されており，睡眠時およびケタミン・キシラジン深麻酔下で機能すること，さらにグリンファティック機構の抑制には，アドレナリン受容体活性化が重要であることが提起された．

2 脳脊髄液と脳リンパ排泄

グリンファティック説が発表された当初は，脳は免疫特権を有する組織であるという見方が支配的であった．これはリンパ機構の不在を意味しており，神経活動に産出される代謝老廃物の排泄のメカニズムに関してはよくわかっていなかった．一方で，脳脊髄液が脈絡叢の毛細血管から濾過され，脳室，中脳水道，クモ膜下腔を経由して脳実質へ浸潤し，クモ膜顆粒から静脈へ吸収されるという「脳脊髄液循環説」は，教科書に記載されるほど支配的な考え方となっていた．脳脊髄液循環説は，Cushingの主張[5]を基軸としているが，その根拠となる脈絡叢除去実験で生じる交絡因子や実験そのものの再現性の乏しさなどが相まって，'90年代あたりから脳脊髄液動態の見直しを促す機運が高まっていた[6]．そのなかで，間質液は毛細血管から静水圧差により産生され，浸透圧で吸収されると提案し，間質液の一部は脳脊髄液と同化するとした毛細血管説も提案された[7]．

脳脊髄液が深頸部リンパ節へ導通していることは認知されていたが，その通路は不明であった[8]．MRIやPETなどのイメージング技術が普及しはじめてから，脳脊髄液の実態についての研究が進んだ．近年，Wellerらの総説[9]にて動脈側の血管周囲腔からリンパ排泄が行われる経路が記述され（グリンファティック説とは相反する経路である），アルツハイマー病で認められる動脈βアミロイド沈着が脳リンパ排泄機構の低下に影響するとの蓋然性もあり，脳リンパ排泄概念の認識が高まった．

2015年に続けて発表された2報の論文が脳のリンパ管の存在を明らかにした．LouveauとKipnisらは，脳のT細胞分布に管状の特徴的なパターンを見出し，この観察を端緒として免疫染色法で髄膜リンパ管を可視化し上矢状静脈洞に沿うリンパ管があることを示した．

麻酔下マウスの脳室に注入したトレーサーがこの上矢状静脈洞に沿う髄膜リンパ管で観測できることを示し，最終的には髄膜リンパ管が深頸部リンパ管につながることを提唱した[10]．Alitalo研究室は，リンパ管がProx1を発現することに着目し，Prox1-GFPマウスを用いて脳リンパ管を観察した．そして，脳実質へ注入されたトレーサーが深頸部リンパ節で観測されることから，間質液はリンパ排泄されることを実証した[11]．髄膜リンパ管の発見は，脳のリンパ機構を具体的に支持し，グリンファティック説の観点からは，間質液の有望な排出経路として解釈されている[12]．最近のProulx研究室の報告によると，脳脊髄液の主要流出経路は，リンパ管であるとしている[13]．

3 グリンファティック機構の存在についての論争

グリンファティック説には懐疑的な見解が少なからず存在するが，代表的な問題点を以下に説明する．最初に問題とされているのは大槽投与のトレーサーの量および注入速度である．マウスを用いた多くの実験で5〜10μLのトレーサーを1〜2μL/分の流量で注入している．マウスの脳脊髄液が0.3μL/分の割合で生産され，総体積が35μLであること[14]を考えると，トレーサーの注入が対流および脳圧の上昇に寄与している可能性が考えられる[15]．しかし，トレーサー注入が与える脳圧の変化は微々たるものであるという報告もある[16]．

次に論点となっているのはAQP4の重要性である．AQP4欠損動物と野生型動物では，トレーサーの実質への浸潤に差異はないとの否定的な結果が発表された[17]．この批判に対して，Nedergaardらは，複数の研究室と協力して，複数系統のAQP4欠損マウス，あるいはAQP4のアストロサイト終足局在が消失するαシントロフィン欠損マウスを用いて再検証実験を行い[18]，その一環としてわれわれもAQP4/GFPノックインマウス[19]を用いて実験に参画した．その結果，AQP4が欠損した，あるいは局在に異常のあるマウスは，総じて大脳皮質実質へのトレーサーの浸潤が優位に減少することがわかった．しかし，トレーサー投与30分後の背側皮質では，トレーサーが十分に頭頂部に達して

いないためか，有意差を見出せなかった実験も見受けられた．今後の課題としては，ビオチン化されたトレーサーを蛍光免疫組織染色法で信号増幅するなどして，少量のトレーサーで効率のよい信号検出が望まれる．

第三に，脳実質内の対流の可能性について異論が唱えられている．神経網の細胞外空間は15〜30％であるとされている[20][21]が，シナプスを覆うアストロサイトの形態からも察せられるように細胞外空間は複雑に入り組んでいる．理論的研究では，このような細胞外空間を物質が対流するのは不可能に近く，細胞外物質の動態は拡散でおおむね説明できると指摘されている[15][22][23]．Verkmanらは，動脈側から静脈側への対流は，間質液中の蛍光トレーサーを退色させた領域を静脈側へ移動させるかを検証した．しかし，退色領域は全方向から回復し，対流を裏付ける現象を見出すことはできなかった[17]．

最後に，グリンファティック機構と相反するトレーサー流動様式を報告する論文が発表されている．例えばMaらの論文では覚醒時の脳リンパ機能の亢進を報告しており，ケタミン・メデトミジン麻酔下におけるグリンファティック機構による大脳皮質へのトレーサーの浸潤は認められないとしている[24]．彼らは，覚醒時に大槽へ注入されたトレーサーは，深頸部リンパ節へ排出される経路が主であるとの結果を得た．またGakubaとGaubertiらはMRIを用いて，大槽に注入されたDOTA–Gdトレーサー（造影剤）は覚醒時に脳に広範に拡がり，イソフルランあるいはケタミン・キシラジン麻酔下ではクモ膜下腔に留まると報告した[25]．この結果は，覚醒時にDOTA–Gdがリンパ管経由で静脈に合流し，血流から脳内に浸透したと解釈できる[24]．

覚醒時にグリンファティック説を支持する報告の多くはケタミン・キシラジンを用いている．キシラジンはα2アドレナリン受容体のアゴニストであり，ノルアドレナリン放出を抑制させることが知られている．したがって，キシラジンによるグリンファティック機構の亢進は，前述のグリンファティック説概要の⑥と矛盾しない．一方，Maらの論文では，比較的少量のメデトミジン（α2アゴニスト）を用いていることから，グリンファティック機構が駆動されなかったとも解釈できる．実際，浅麻酔状態や麻酔薬によっては，大槽投与のトレーサーの脳実質への分散が相当軽減す

ることが報告された[26]．この論文で興味深いのは，他の麻酔条件と比べ，ケタミン・キシラジン麻酔下では，心拍数が最も低く，収縮期血圧と呼吸数と脳波の徐波成分が際立って高いことである．これらの数値は，脳脊髄液動態が亢進する指標を示唆するのかもしれない．現時点では，麻酔の他にも，トレーサーの投与量・注入速度・注入針の大きさ・手術法などが，統一されておらず，実験結果の解釈を難しくしている．

4 グリンファティック説に着想を得たトランスレーショナル研究

グリンファティック説は発表から数年たった現在でも仮説の域を超えていない．しかし，グリンファティック説が提起されて以来，脳脊髄液動態と脳リンパ機構に大きな関心が集まり，論議のなかで関連領域の理解が深まったのは間違いない．また，グリンファティック機構を想定した研究は，神経疾患の進行の新たな解釈や投薬のアイディアを生み出しつつある．その代表的なものが，グリンファティック機構の機能低下が老廃物蓄積を引き起こし，変性疾患の病因となるという解釈である．ここでは，グリンファティック説に着想を得たトランスレーショナル研究を紹介したい．

Kressらは，老齢マウスでは皮質の動脈の穿通枝の拍動が減弱し，アストロサイト終足のAQP4発現極性も軽減することを見出した．さらに加齢に応じて，実質へのトレーサー浸潤と排出が減少し，グリンファティック機構の機能低下が起きることを報告した[27]．この結果は，老齢マウスでは脳室トレーサーが静脈やリンパ節で検出されにくくなるという報告[13]とも合致する．AQP4や髄膜リンパ管を阻害すると，アルツハイマー病モデルマウスでβアミロイドの蓄積が亢進し[28][29]，断眠するとタウタンパク質が蓄積する[30]といった最近の研究報告は，グリンファティック機構の機能保全が老化やアルツハイマー病の予防や進行の遅延に有効であることを期待させる．

マウスの外傷性脳損傷モデルでは，損傷部位のAQP4のアストロサイト終足局在が消失し，グリンファティック機構が遮断することが報告されている[31]．また，急性実験においても外傷性脳損傷は，皮質拡延性抑制（cortical spreading depression）を惹起し，グリン

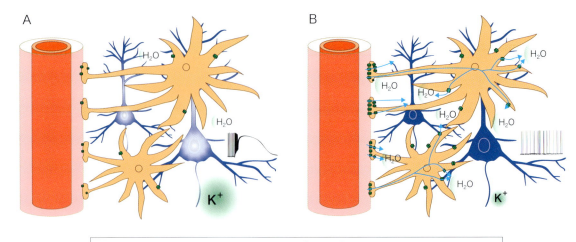

●AQP4　神経細胞　アストロサイト　血管　血管周囲軟膜／グリア境界膜

図2　細胞外環境の正常化
A）脳梗塞による虚血は，急激な細胞外K^+の上昇を引き起こし，長期にわたる神経機能不全を生じる（皮質拡延性抑制，左図中の膜電位トレース）．光血栓脳梗塞モデルでは，血栓が形成された梗塞領域付近において高K^+濃度に対する浸透圧により脳実質に水が流入するが，その後にAQP4の発現が低下し，高濃度のK^+を含む間質液が滞留する．B）一方，急性期にアドレナリン受容体遮断薬を投与すると，アストロサイトにおけるAQP4の局在が維持される．これにより，水分子の通路が確保され，K^+濃度の正常化が起こると考えられる[33]．

ファティック機構が機能しなくなることが示された[32]．皮質拡延性抑制は，片頭痛前兆や脳梗塞でも起こる．最近われわれは，光血栓性脳梗塞モデルで，アドレナリン受容体遮断薬が損傷領域を軽減させ，そのメカニズムにAQP4がかかわっていることを見出した[33]．また，他の脳卒中モデルにおいても，MRIで大槽に注入された造影剤の拡がりに支障がでることが報告されている[34]．皮質拡延性抑制では，間質液中のカリウム（K^+）濃度上昇により膜電位の上昇が起きる．K^+濃度の正常化は，膜電位のみならず，神経回路をグルタミン酸興奮毒性から守るグルタミン酸輸送体の機能にも重要である．皮質拡延性抑制後の脳脊髄液-間質液の交換が，K^+濃度の正常化と毒性因子の低減を促進することを示唆しており，グリンファティック機構の最適化が損傷部位の保護に寄与すると期待させる（図2）．

髄腔投与（クモ膜下腔投与）は，経口投与や静脈投与と異なり血液脳関門を通過する必要がないので，脳実質内への薬物の浸透は効率的である．グリンファティック機構を想定した抗体や薬物の髄腔・大槽投与が試行されつつある．抗体投与は，脳脊髄液の浸透圧を上昇させることで効率的に実質へ浸透することが報告された[35][36]．AQP4欠損マウスでは，大槽投与されたアデノ随伴型ウイルスの感染効率が脳内で高くなることが報告されている．AQP4欠損により，グリンファティック機構の排出路に支障が起きることが原因であると解釈されている[37]．最近，デクスメデトミジン（α2型アドレナリン受容体のアゴニスト）が，髄腔投与薬の脳内浸潤を促進させることが報告されている[38]．これは，キシラジンと同様にノルアドレナリン放出を抑制することによりグリンファティック機構を促進していると解釈できる．これらの結果は，脳脊髄液動態の作用機序を制御することで，脳への薬物伝達の最適化を図れることを示唆している．

おわりに

グリンファティック機構は，大槽や脳室に注入された液性トレーサーの行方を観測する方法で主に検証されてきた．グリンファティック説の実験には数kDa以上のトレーサーが使用されている場合が多いが，トレーサーの動態は水分子の動きが必ずしも反映しないことを認識するのは重要であろう．事実，グリンファティッ

ク説のオリジナルの論文に，低分子トレーサーは脳実質内に充満されやすいことが示されている[1]．今一度原点に戻ると，脳脊髄液の溶媒で99％を占める水分子の動態は対流と拡散の双方を検討する必要があることに気付かされる．特に，脳脊髄液と間質液の交換のプロセスで，AQP4を透過するのは水分子のみであり，トレーサーや老廃代謝産物などの溶質が通る経路は別であることを認識するのは大切である．溶質の輸送および排出機構の実体を解明するのが重要な課題となるだろう．さらには，アクアポリンとは独立した脳内水分経路[39]も提案されており，脳脊髄液を介したリンパ機能の解明が急速に進みつつある．

謝辞

本稿の執筆にあたり，ご助言をいただいた福田正裕先生（DukeNUS，シンガポール）に感謝申し上げます．著者の研究はJSPS科研費（平瀬18H05150，16H01888;毛内：18K14859;安井：18H02606）の助成を受けたものです．

文献

1) Iliff JJ, et al：Sci Transl Med, 4：147ra111, 2012
2) Xie L, et al：Science, 342：373-377, 2013
3) Jessen NA, et al：Neurochem Res, 40：2583-2599, 2015
4) Plog BA & Nedergaard M：Annu Rev Pathol, 13：379-394, 2018
5) 「Studies in intracranial physiology & surgery; the third circulation, the hypophysics, the gliomas」(Cushing H, ed), Cameron-pr, 1926
6) Brinker T, et al：Fluids Barriers CNS, 11：10, 2014
7) Oreskovć D & Klarica M：Brain Res Rev, 64：241-262, 2010
8) Cserr HF & Knopf PM：Immunol Today, 13：507-512, 1992
9) Weller RO, et al：Acta Neuropathol, 117：1-14, 2009
10) Louveau A, et al：Nature, 523：337-341, 2015
11) Aspelund A, et al：J Exp Med, 212：991-999, 2015
12) Louveau A, et al：J Clin Invest, 127：3210-3219, 2017
13) Ma Q, et al：Nat Commun, 8：1434, 2017
14) 「Transnasal and intraventricular delivery. Peptide Drug Delivery to the Brain」(Pardridge WM, ed), p112, Raven Press, 1991
15) Holter KE, et al：Proc Natl Acad Sci U S A, 114：9894-9899, 2017
16) Yang L, et al：J Transl Med, 11：107, 2013
17) Smith AJ, et al：Elife, 6：doi:10.7554/eLife.27679, 2017
18) Mestre H, et al：Elife, 7：doi:10.7554/eLife.40070, 2018
19) Ikeshima-Kataoka H, et al：Mol Cell Neurosci, 56：65-75, 2013
20) Syková E & Nicholson C：Physiol Rev, 88：1277-1340, 2008
21) Korogod N, et al：Elife, 4：doi:10.7554/eLife.05793, 2015
22) Asgari M, et al：Sci Rep, 6：38635, 2016
23) Jin BJ, et al：J Gen Physiol, 148：489-501, 2016
24) Ma Q, et al：Acta Neuropathol, 137：151-165, 2019
25) Gakuba C, et al：Theranostics, 8：710-722, 2018
26) Hablitz LM, et al：Sci Adv, 5：eaav5447, 2019
27) Kress BT, et al：Ann Neurol, 76：845-861, 2014
28) Xu Z, et al：Mol Neurodegener, 10：58, 2015
29) Da Mesquita S, et al：Nature, 560：185-191, 2018
30) Holth JK, et al：Science, 363：880-884, 2019
31) Iliff JJ, et al：J Neurosci, 34：16180-16193, 2014
32) Schain AJ, et al：J Neurosci, 37：2904-2915, 2017
33) Monai H, et al：Proc Natl Acad Sci U S A, 116：11010-11019, 2019
34) Gaberel T, et al：Stroke, 45：3092-3096, 2014
35) Pizzo ME, et al：J Physiol, 596：445-475, 2018
36) Plog BA, et al：JCI Insight, 3：doi:10.1172/jci.insight.120922, 2018
37) Murlidharan G, et al：JCI Insight, 1：e88034, 2016
38) Lilius TO, et al：J Control Release, 304：29-38, 2019
39) Steffensen AB, et al：Nat Commun, 9：2167, 2018

＜筆頭著者プロフィール＞

平瀬 肇：University College London（英国）卒業（コンピューターサイエンス，1993年），同大学院Ph.D.取得（神経科学，'97年）．ラトガース大学（米国，Buzsáki研，'96〜2004年）とコロンビア大学（米国，Yuste研，'00〜'01年）にて博士研究員．理化学研究所（'04〜'19年）PI職を経て，'19年よりコペンハーゲン大学Center for Translational Neuromedicine教授．研究テーマ：生体脳における神経細胞-アストロサイト間の相互作用．

第2章 グリア細胞と神経免疫・臓器連関

2. グリアの光刺激による脳血流の操作

正本和人

> 脳が活動すると活動部位の脳の血流が上昇する．従来，アストロサイトがニューロンの活動と脳血管の応答を積極的に仲介していると考えられた．しかし近年，*in vivo* でのアストロサイトの機能計測が進み，アストロサイト仮説は大幅な見直しを受けた．血液が正常に流れる生きた脳でアストロサイトの働きを調べるツールがなかったことが，さまざまな仮説をうみだした背景にある．本稿では，オプトジェネティクスの技術を用いて，マウス大脳のグリアを生きたまま刺激し，脳の血流を操作する実験手法と血流調節のメカニズムについて紹介する．

はじめに

　脳が活動することによって，脳の活動部位の血流が増加する．このような脳血流の増加は脳の活動部位に限局して一過性に生じる．そのため，機能的MRIやNIRSを用いた脳の非侵襲機能イメージングに広く利用されている．では，本当に脳の血流の変化は，脳の神経活動を反映しているのか？あるいは，どのような神経活動を反映しているのか？近年，グリア，特にアストロサイトの働きによって脳の血管が拡張収縮することが明らかになった．このことは，ニューロンの活動

[略語]
ChR2：channelrhodopsin-2（チャネルロドプシン2）
LSFG：laser speckle flowgraphy（レーザースペックル組織血流計）
MRI：magnetic resonance imaging（核磁気共鳴画像）
NIRS：near infrared spectroscopy（近赤外分光法）

とは独立してグリアが脳の血流を調節しうることを示す．もう少し言うと，脳の血流信号に依存した脳機能イメージングでは，グリアの活動を見ている可能性をも示唆する．本稿では，グリアによる脳血流の調節メカニズムに関する最新の知見と，オプトジェネティクスの手法を用いたグリアへの光刺激による脳血流の操作に関して紹介する．

1 脳賦活時の脳血流の調節メカニズムについて

1）アストロサイトのカルシウム応答と細動脈の拡張収縮

　脳の隅々に連絡する微小な血管の働きは，脳の局所の神経活動と密接に連携している．古くは，神経活動によって生じるエネルギーの需要を満たすために，脳の血管が拡張し，活動部位への栄養の供給が増加すると説明された．しかし，脳のエネルギー代謝と脳の血流の増加は独立に生じることが明らかになり，エネル

Manipulation of cerebral blood flow with optogenetic stimulation to glia
Kazuto Masamoto：Center for Neuroscience and Biomedical Engineering, University of Electro-Communications（電気通信大学脳・医工学研究センター）

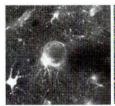 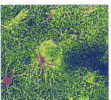 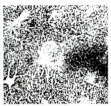

図1 マウス大脳におけるアストロサイトの *in vivo* イメージング
スルホローダミン101の腹腔注射によるアストロサイトの染色画像．画面中央の細動脈に接着する血管周囲のアストロサイトと血管に無数の微小突起を伸ばす様子が観察される．（左）オリジナル画像，（中央）K平均法による領域分割：細胞体（マゼンタ），突起（黄，緑），背景（青）への画像分割，（右）二値化画像．スケールバー＝50μm．

ギー代謝の増加そのものが脳の血管を拡張させるとは考えられていない．事実，脳の微小血管の周辺には，ニューロンからの直接の投射があり，またニューロンによって合成された各種の神経ペプチドや一酸化窒素（NO）が直接血管細胞に作用することで，脳の微小血管が拡張収縮することが示されている[1]．

アストロサイトは，脳の微小血管を隙間なく覆っており，脳の血管には無数の突起が連絡している（**図1**）．このような形態的な特徴もあり，アストロサイトが脳の微小血管に作用し，ニューロンと血管との間を仲介して脳の血流を調節するというアストロサイト仮説が，2003年のZontaら[2]の報告以降，急速に注目を浴びることとなった．彼らは幼齢（P9-P15）ラットの大脳スライスを用いて，代謝型グルタミン酸受容体の刺激，もしくは脱分極を介したアストロサイト細胞内Ca^{2+}濃度の上昇によって，細動脈に接するアストロサイトの終足から血管作動物質が放出され，細動脈が拡張することを示した[2]．翌年，MulliganとMacVicarらは，二光子励起によるカルシウムアンケージングの手法を用いて，アストロサイト局所においてCa^{2+}濃度を上昇させると，アストロサイト細胞内および細胞間をカルシウム波が伝播し，終足部分に接する細動脈が一過性に収縮することを示した[3]．彼らも幼齢（P13-P18）のラットおよびマウスの脳スライスを用いたが，拡張ではなく収縮が起こるのはZontaらの実験[2]ではスライスの前処理で血管を収縮させたためであり，より生理的な条件下ではアストロサイトのカルシウム上昇によって脳血管は収縮すると結論付けた．

その後，2006年Takanoらによって血管近傍のアストロサイトの細胞内Ca^{2+}濃度をアンケージングによって局所的に高めると，瞬時に（0.5秒程度の遅れで）血管（細動脈）が拡張することがはじめて *in vivo* で示された[4]．さらにこのときアストロサイトから放出される血管作動物質はシクロオキシナーゼ1（COX-1）であることを同定した．しかし，脳血管の調節におけるCOX-1の関与に関しては必ずしも一貫した結果が得られていない．このことは，阻害薬の濃度や種類あるいはマウスの種差による受容体の発現の違い[5]などによると考えられている．

2）脳局所血流の調節；ニューロン由来 vs. アストロサイト由来

さて，これらの先駆的な研究により，脳活動によって誘発される脳血流の増加は，およそ半分がニューロン由来で残りの半分がアストロサイト由来の血管作動因子によって調節されるという認識が定着した（**図2**）．決定的な方向付けは，欧米のトップ研究者らによって共同執筆された2010年の総説によってなされた[6]．しかし，2010年以降アストロサイトの機能計測に関する *in vivo* での実験が進むにつれて，これらの認識は大幅に見直されることになった．まず，脳賦活におけるアストロサイトのカルシウム応答が，脳血管の反応よりも時間的に遅いことが論争の火種となった[7]．これに関しては，アストロサイトのCa^{2+}濃度の計測法の感度や，細胞体や突起などの細胞内分画によって結果が異なることなどが議論された[8]〜[10]．例えば，蛍光指示薬で脳細胞を染色するカルシウムイメージングの手法では，脳内のニューロンやグリアは非特異的に染色される．そのため，計測対象とした細胞のタイプについて別途細胞の同定が必要である．またこのときアストロサイトの生体マーカーとして広く用いられるスルホ

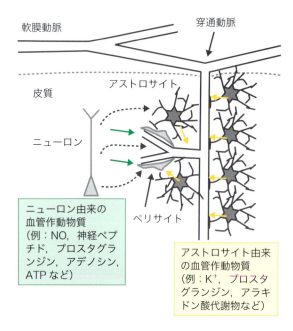

図2　大脳皮質活動時の脳血流調節メカニズム
脳微小血管周囲のアストロサイトがニューロンの活動を仲介して脳血管（細動脈）が拡張収縮するというアストロサイト仮説（黄）が定着した．しかし現在は，アストロサイトの関与は必須ではなく，ニューロン由来の血管作動物質（緑）によって脳血管が調節されることが再認識されている．また，脳血管の作用点として前毛細血管細動脈の分岐部に位置するペリサイトの働きが注目されている．

ローダミン101は，大脳皮質においておよそ半分はオリゴデンドロサイトを染色することが示され[11]，従来の報告における in vivo でのアストロサイトの同定法についても問題となった．

このような従来の実験的制約を克服するため，細胞内 Ca^{2+} の蛍光センサータンパク質である GCaMP をアストロサイトに導入し，アストロサイト特異的に細胞内 Ca^{2+} の応答を計測する実験が盛んに行われた[10)12)]．これらの研究報告によると，実験動物が麻酔下，覚醒下にかかわらず，自然な感覚刺激に対するアストロサイトのカルシウム応答は，ニューロンの応答と同等に早い応答もあるが，ばらつきが大きく応答の再現性が低いことなどが示された．一方，感覚刺激の強度を高めたり，刺激時間を持続させるなどによって神経活動が強まると，アストロサイトのカルシウム応答は再現よく観察される[12)]．このような報告によって，脳血流の調節に関するアストロサイト仮説が in vitro やカルシウムのアンケージングなどの自然な脳活動とは異なる条件下で得られた結果に基づいていることが問題視されるようになった．

3）アストロサイト仮説に対する大幅な見直し：実験条件の違いが鍵

続いて，アストロサイトの細胞内大規模 Ca^{2+} のソースである IP3 受容体の条件付きノックアウトマウスにおいて，脳活動時の脳血流応答が全く影響を受けないという衝撃的な知見が複数グループによって相次いで追認されたアストロサイト仮説に対する見直しは決定的となった[13)〜15)]．そこで現在は，通常の自然な環境下での脳活動によって生じる脳局所の血流増加には，必ずしもアストロサイトの関与を必要としないと考えられている．例えば，fMRI で計測される安静時の脳血流の揺らぎは，ニューロンの活動の自発的な変動による[12)]．一方，ニューロンの活動が強く誘発されたり，数十秒持続するような条件下では，アストロサイトの働きによって脳の血流の増加が促進される．一方で，このようなアストロサイトの働きが，脳の活動にどのような作用をもたらすのかは，よくわかっていない．

2 アストロサイトへの光刺激による脳血流の操作

1）アストロサイトへの光刺激

では，脳の活動に対してアストロサイトは何をしているのか？　もし，ニューロンの活動を血管細胞に伝えて脳の血流を積極的に調節しているのであれば，アストロサイトは運動性を有する動脈のみを被覆する方が効率的ではないかと考えられる．しかし電子顕微鏡によるラット海馬の微小構造の解析では，大脳皮質の動脈から静脈に至る微小血管のほぼ100 ％ がアストロサイトによって被覆されていることが示されている[16)]．つまり，血管の運動性を支配する平滑筋とは関係なく，アストロサイトは脳の血管細胞と連携している．このことは脳血流を調節すること以外の脳血管に対するアストロサイトの役割を示唆する．例えば，脳への物質の取り込みや排出，あるいはバリア機能（血液脳関門）の調節がある．そこで脳の微小血管に対するアストロサイトの働きを明らかにするためには，アストロサイトを直接操作する技術が必要となる．われわれの研究

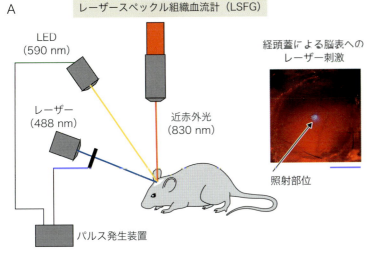

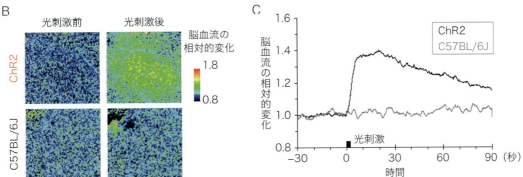

図3 アストロサイトへの光刺激に対する脳血流の計測実験

A）光感受性のチャネルタンパク質（ChR2）をアストロサイトに発現した遺伝子組換えマウスの頭蓋上に青色レーザーと橙LEDをそれぞれ続けて3秒間照射し，ChR2のチャネルを開閉した．光刺激前後の脳血流の変化を頭蓋上からレーザースペックル組織血流計（LSFG）を用いて連続モニターした．（右上の画像）左側頭頂の頭蓋上にスポット径0.5 mmでレーザー光を照射した．B）LSFGで計測したベースラインに対する相対的な血流変化画像．左は刺激前で右は刺激後30秒の典型例を示す．ChR2を発現したマウス（上段）では観察領域の広範囲で脳血流の一過性の上昇が観察された．一方，ChR2を発現していないC57BL/6Jマウス（下段）では光刺激による脳血流の変化は検出されなかった．C）光照射部位における脳血流の相対的変化の時間コースに関する一計測例．

グループはオプトジェネティクスの手法を用いて，アストロサイトを特異的に光で刺激した際の脳血流への影響について調べた（**図3**）[17]．

2）脳血流の操作

実験には，アストロサイトのプロモーターであるmlc1に光感受性の膜タンパク質であるチャネルロドプシン-2（ChR2）を発現した遺伝子組換えマウス[18]を用いた．本動物モデルはステップ関数型のChR2（C128S）を発現しており，青色光の照射によってカチオンチャネルが開き，黄色光の照射によってチャネルが閉じる[19]．青色光の照射によってChR2を発現したアストロサイトの膜電位はわずかに脱分極し，イオン電流が流れることが示されている[18]．また，小脳ではChR2を発現したバーグマングリアへの青色光の照射によって細胞内のpHが酸性化し，アニオンチャネルが開いて細胞外に興奮性の神経伝達物質であるグルタミン酸が放出されることが示されている[20]．

われわれはスポット径0.5 mmの青色レーザー光をマウスの頭蓋上に照射し，同時にレーザースペックル組織血流計（LSFG）を用いてマウスの背側から大脳皮

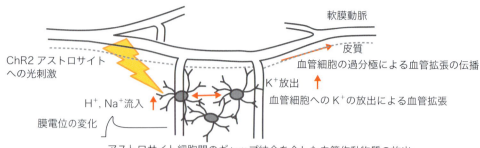

図4　ChR2アストロサイトへの光刺激による脳皮質血流増加のメカニズム
アストロサイトへの光刺激によってアストロサイトにH^+やNa^+が流入し，細胞間のギャップ結合を介した血管作動物質の放出が生じると考えられる．血管作動物質としてK^+が血管細胞に作用し，血管細胞が過分極し血管が拡張する．過分極による膜電位の変化は血管細胞間を伝播し，脳表の動脈を含む広範囲において脳血管の拡張が伝播すると考えられる．

質血流をモニターした（図3A）．光刺激としてウレタン麻酔下において頭蓋骨を露出し，片側の頭蓋中央部に青色光を3秒間，続けて黄色光を3秒間照射した．その結果，脳の血流は青色光の強度に依存して増加し，これらの脳血流の上昇は一過性であり光刺激から2分以内に刺激前の血流レベルに戻って安定した．脳への光の照射によって大脳の血流は増加することから[21]，ChR2を発現していない野生型のマウスに対して同様の光刺激を行い，本実験での光刺激の条件では脳の血流に影響がないことを併せて確認した（図3B，C）．

3）アストロサイトへの光刺激による脳血流調節メカニズム

次に，アストロサイトへの光刺激による脳血管の作用点を同定するため，脳血管を可視化した二光子顕微鏡下で同様の光刺激実験を行った．その結果，アストロサイトへの光刺激によって，脳表から脳実質に至る動脈が拡張することがわかった．一方，毛細血管および静脈では顕著な拡張反応は認められなかった．さらに，アストロサイトへの光刺激によって誘発される脳血流の増加は，K^+チャネルの阻害薬であるバリウムクロライド，ギャップ結合の阻害薬カルベノキソロン等で顕著に抑制された．このことから，アストロサイトの細胞間ギャップジャンクションおよび脳血管への作動物質としてK^+の放出が脳血流増加の主要なシグナル経路であると考えられる（図4）．

K^+は強力な血管作動物質である．従来より，神経活動によってシナプス近傍に放出されたK^+をアストロサイトが取り込み，瞬時に血管周囲に排出するというカリウムサイフォニング仮説がある[22]．われわれの結果は，サイフォニング仮説と矛盾しない．一方，仮説を提唱したNewmanはアストロサイトの内向き整流K^+チャネルであるKir4.1をノックアウトしたマウスで実験を行い，自ら仮説を否定している[23]．したがって，アストロサイトによるK^+の放出メカニズムについては，さらに検証する必要がある．

一方，血管におけるK^+の作用は，血管細胞の過分極によって細胞内Ca^{2+}が減少し，平滑筋が弛緩することで血管が拡張する．さらに，血管細胞の膜電位の変化は，血管細胞間を瞬時に伝播し，広範囲の血管を拡張する．このことは，LSFGの計測でみられた広範囲な脳血流増加の結果とも合致する．一方，アストロサイトへの光刺激がニューロンに作用し，ニューロンの活性が皮質内を伝播することで脳の血流が広範囲に増加する可能性も考えられる．しかし，ChR2を発現したアストロサイトへの同様の光刺激によってニューロンのスパイクおよびシナプス活動は影響されない[24]．また，ニューロンの活性によって生じる脳血流増加の主要なシグナル経路である，一酸化窒素やCOXの合成を阻害しても全く影響されない．したがって，これらの結果は，アストロサイトへの光刺激によって生じる脳血流の増加は，ニューロンを介した脳血流の増加メカニズムとは異なることを示す．

本動物モデルは，ニューロンの活動や全身の循環動態とは独立して脳の局所の血流を操作することが可能

な世界初のモデルである．今後さらに，ニューロンへの揺動を組合わせることで脳血流の調節メカニズムを理解するためのよりクリーンな実験が可能である．また，血管細胞の過分極による血管拡張の伝播メカニズムは，脳賦活時の脳血流の調節においても重要なメカニズムの1つである．例えば高血圧症や一過性の脳虚血によって障害されることが報告されている[25]．したがって，本動物モデルは脳血管障害の病態の解明と治療効果の判定においても有用である．

おわりに

　脳の微小血管をくまなく覆うアストロサイトは，血液を通して脳と全身組織との橋渡しを担っている．脳においては，エネルギーを供給し代謝産物を排出することで脳の恒常性に重要な役割を果たしている．同じグリアの仲間であるミクログリアによる脳血管への作用も明らかになりつつある．オプトジェネティクスの登場によって，生きたまま細胞特異的に1細胞単位の機能を制御することが可能になった．*in vivo* でのグリアの操作によって，今後さらに脳血管障害や神経変性疾患の病態におけるグリアの働きについて明らかになることを期待する．

文献

1) Hamel E : J Appl Physiol (1985), 100 : 1059–1064, 2006
2) Zonta M, et al : Nat Neurosci, 6 : 43–50, 2003
3) Mulligan SJ & MacVicar BA : Nature, 431 : 195–199, 2004
4) Takano T, et al : Nat Neurosci, 9 : 260–267, 2006
5) Royle SJ, et al : Brain Res, 816 : 337–349, 1999
6) Attwell D, et al : Nature, 468 : 232–243, 2010
7) Schummers J, et al : Science, 320 : 1638–1643, 2008
8) Lind BL, et al : Proc Natl Acad Sci U S A, 110 : E4678–E4687, 2013
9) Otsu Y, et al : Nat Neurosci, 18 : 210–218, 2015
10) Stobart JL, et al : Neuron, 98 : 726–735.e4, 2018
11) Hill RA & Grutzendler J : Nat Methods, 11 : 1081–1082, 2014
12) Gu X, et al : Cell Rep, 23 : 3878–3890, 2018
13) Nizar K, et al : J Neurosci, 33 : 8411–8422, 2013
14) Takata N, et al : PLoS One, 8 : c66525, 2013
15) Bonder DE & McCarthy KD : J Neurosci, 34 : 13139–13150, 2014
16) Mathiisen TM, et al : Glia, 58 : 1094–1103, 2010
17) Masamoto K, et al : Sci Rep, 5 : 11455, 2015
18) Tanaka KF, et al : Cell Rep, 2 : 397–406, 2012
19) Yizhar O, et al : Neuron, 71 : 9–34, 2011
20) Deppa K, et al : Neuron, 81 : 811–820, 2014
21) Rungta RL, et al : Nat Commun, 8 : 14191, 2017
22) Paulson OB & Newman EA : Science, 237 : 896–898, 1987
23) Metea MR, et al : J Neurosci, 27 : 2468–2471, 2007
24) Takata N, et al : Glia, 66 : 2013–2023, 2018
25) Povlsen GK, et al : J Cereb Blood Flow Metab, 36 : 1195–1201, 2016

＜著者プロフィール＞

正本和人：慶應義塾大学理工学部谷下一夫教授の下で博士学位（工学）取得．秋田県立脳血管研究センター菅野 巖博士の指導の下，脳循環代謝の基礎について学ぶ．2003〜'06年ピッツバーグ大学において，BOLD–fMRIの開発者小川誠二先生の弟子であるSeong–Gi Kim博士の下でfMRIの高分解能化に関する基礎研究に従事．放射線医学総合研究所での研究員を経て，'17年より現職．専門は脳の微小循環，神経血管ユニットの可塑性に関する二光子イメージングと大規模画像解析法を駆使した医工学基礎研究．

第2章 グリア細胞と神経免疫・臓器連関

3. ペリサイト機能欠損による血液脳関門の破綻

中里亮太，山田大祐，宝田剛志

> ペリサイト（周皮細胞）は，血管を構成する血管内皮細胞の周囲に接着し，血管の安定化や機能維持において重要な役割を担う．特に，中枢神経系においては，血液脳関門の形成・維持においてペリサイトの存在が不可欠であることが知られている．正常な神経機能を維持するうえで，血液脳関門は必須な保護機構であり，加齢などに伴う血液脳関門の機能低下はさまざまな神経変性疾患を引き起こす原因の1つであると考えられている．これらの理由から，近年，ペリサイトによる血液脳関門の機能維持メカニズムは大きな注目を集めている．

はじめに

中枢神経系において，血液と脳実質間の移動は大きく制限されており，この透過障壁が血液脳関門（blood – brain barrier：BBB）である．血液脳関門は中枢神経系において有害な物質のみならず，さまざまな物質の移行を制限することから，脳内をターゲットとする中枢疾患の治療薬開発においては文字通り大きな障壁となる．しかしながら，正常な脳機能の維持においてはきわめて重要な保護機構であり，血液脳関門の破綻

は，重篤な神経障害を引き起こすことが知られている．血液脳関門の機能維持においては，血管内皮細胞同士が密着結合をしていることに加え，アストロサイトやペリサイトといったさまざまな細胞が集合し，NVU（neurovascular unit）を形成することが必須である．特に，ペリサイトの存在は血液脳関門の形成・維持において必要不可欠であることが，多くの研究成果により明らかとされている．本稿では，血液脳関門の形成・機能維持におけるペリサイトの役割，また，ペリサイトの機能欠損による血液脳関門の破綻と，それに伴う

［略語］

BBB：blood–brain barrier（血液脳関門）
LRP1：low–density lipoprotein receptor–related protein 1
NG2：neuron glia antigen–2
NVU：neurovascular unit
PDGFR β：platelet–derived growth factor

receptor beta（血小板由来増殖因子受容体 β）
TGF β：transforming growth factor–β（トランスフォーミング増殖因子）
VEGF：vascular endothelial growth factor（血管内皮増殖因子）

Pericyte loss induces the disruption of Blood–Brain Barrier integrity
Ryota Nakazato[1] [2] /Daisuke Yamada[1] /Takeshi Takarada[1]：Department of Regenerative Science, Okayama University Graduate School of Medicine, Dentistry and Pharmaceutical Sciences[1] /Department of Anatomy and Developmental Biology, Graduate School of Biomedical and Health Sciences, Hiroshima University[2]（岡山大学大学院医歯薬学総合研究科組織機能修復学分野[1] /広島大学大学院医系科学研究科解剖学及び発生生物学研究室[2]）

中枢疾患の発症や重篤化との関連性について，最近の話題を交えつつ紹介する．

1 ペリサイト

ペリサイト（周皮細胞）は血管内皮細胞の周囲に接着し，血管の安定化や機能維持において重要な役割を担うことが知られている．ペリサイトは全身の細小血管周囲に存在するが，組織によって内皮細胞とペリサイトの存在比は大きく異なることが知られており，ヒトの骨格筋では血管内皮細胞とペリサイトの比率は100：1なのに対し，中枢神経系では1：1から1：3とされている．このような臓器による比率の違いは，臓器ごとの血管内皮細胞の透過性や内皮細胞のターンオーバーの頻度，および血圧の違いと正に相関していることから，ペリサイトは血管障壁や内皮細胞の増殖を制御するとともに，血管径の制御といった血管平滑筋と似た役割をもつと考えられている[1]．ペリサイトの由来は中胚葉や神経堤であるとの考えが一般的だが[1]，脳血管ではマクロファージ由来のペリサイトも存在するとの報告もある[2]．また，ペリサイトマーカー（NG2，PDGFRβ）を蛍光タンパク質で標識し，マウス生体内におけるペリサイトを観察すると，ペリサイトマーカー陽性細胞のなかでも，細く線維状なものや，らせん状のもの，網目状のもの，星形など，さまざまな異なる性質をもつ細胞が観察されることからも[3][4]，おそらくペリサイトはヘテロな細胞集団であると考えられる．一方，ペリサイト自身が間葉系幹細胞[※1]としての性質をもつとされており，骨細胞や脂肪細胞など，さまざまな細胞へ分化するとの報告がなされている[5]．しかしながら，マウスよりペリサイトマーカー陽性細胞を調製し，in vitroで分化誘導を行った実験系では，ペリサイトの分化が認められるものの，マウスの生体内におけるペリサイトを蛍光タンパク質で標識し，追跡したin vivoの実験系では，ペリサイトの分化が認められないとの報告もあり[6]，ペリサイトとは果たして

> **※1　間葉系幹細胞**
> 骨や軟骨，脂肪などの組織を構成する細胞へ分化する幹細胞．近年では，分化能をもつ細胞としての機能だけでなく，造血幹細胞の機能維持などといった，間葉系幹細胞自身の機能に注目が集まっている．

どのような細胞であるのか，まだまだ未知な部分も多く，今後の知見に注目が集まっている．

2 血液脳関門とペリサイト

血液脳関門は，血液と脳組織間の物質の移動を制限することにより，薬物や毒素といったさまざまな物質の自由な侵入を妨げ，選択的にアミノ酸やグルコースを輸送することで，血中成分から中枢神経系を守り，恒常性を維持するための重要な脳保護システムである．この物質の移動制限は，血管内皮細胞同士がタイトジャンクション（密着結合）を形成することにより，細胞間隙における物質の移動を制限するとともに，内皮細胞に発現するトランスポーターや，受容体を介したトランスサイトーシスによる選択的な輸送を行うことにより制御されている．一方，この血液脳関門の形成と維持には，内皮細胞の周りをとり囲むようにして存在するアストロサイトやペリサイトの存在が必要不可欠である．また，これらの細胞は神経細胞やミクログリアと相互作用し，血液脳関門の機能を維持していることが知られており，近年ではこれらの細胞を1つの単位として捉えるNVUという考え方が，血液脳関門による中枢の保護システムを理解するうえで重要視されている（図1）[7]．なかでも血液脳関門におけるペリサイトの役割は長い間不明であったが，ペリサイトマーカーの発見などに伴い，近年の研究成果により徐々に明らかとなってきた．ペリサイトのマーカータンパク質には細胞骨格タンパク質であるデスミン（desmin）やネスチン（nestin），細胞表面に発現するPDGFRβ（platelet-derived growth factor receptor beta），NG2（neuron glia antigen-2），CD13（aminopeptidase N）などが知られている[7]．特にPDGFRβは内皮細胞から分泌されるPDGF-Bを感知し，内皮細胞周囲へペリサイトがリクルートされる過程において必須の受容体とされており，発生段階において，このPDGFRβをノックアウトしたマウスでは，血管内皮細胞の周囲からペリサイトが消失するとともに，血液脳関門の形成が認められず，生後まもなく死亡することが報告されている[8]．また，PDGFRβをヘテロ欠損した，血液脳関門が成熟後のマウスにおいては，ペリサイトの欠損による脳微小循環の血流量低下や，血中

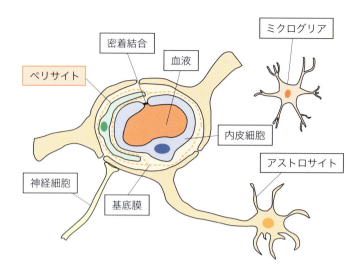

図1　NVUの概略図

血液脳関門による血液-脳実質間の物質移動制限は，血管内皮細胞がタイトジャンクション（密着結合）で強固に結合することにより，細胞間隙の物質移動が大幅に制限されていることや，トランスポーターや受容体を介した選択的な輸送により制御されている．この血管内皮細胞の機能維持や生存のための栄養供給には，その周りにいるペリサイトやアストロサイト，神経細胞，ミクログリアといった細胞との相互作用が必須とされており，この細胞群は1つのユニット（neurovascular unit：NVU）として考えられている．

タンパク質の脳組織への集積に伴う血液脳関門の破綻が認められる．さらに，ペリサイトの欠損は加齢による脳血管障害と，それに伴う神経変性を加速させることが報告されている[9]．PDGFB-PDGFRβシグナル経路以外にも，Notchシグナル[10]や，TGFβ（transforming growth factor-β）[11]，VEGF（vascular endothelial growth factor）[12]，Ang（angiopoeitin）-Tie2[1]など，さまざまなシグナル経路を介した血管内皮細胞とペリサイトの相互作用が報告されており，これにより，オクルディンやクローディンなどのタイトジャンクションを形成するタンパク質の発現や，トランスサイトーシスによる小胞輸送，血管内皮細胞の増殖・分化・安定化が制御されていると考えられている（図2）．

3 ペリサイト―血液脳関門と中枢疾患

このようにペリサイトによる血液脳関門の形成・機能維持は，脳内の恒常性を保つうえで必要不可欠であり，その破綻は中枢疾患の発症，および病態の進行に結び付くとされる．糖尿病や高血圧といった血管への負担が大きい病態では，ペリサイトの機能障害を引き起こし，血液脳関門の破綻を誘発すると考えられている．また，加齢とともに血液脳関門の機能低下やペリサイトの数が減少するとの報告もあることから，加齢が発症リスクとなる神経変性疾患との関連性についても，近年注目が集まっている[13]．以下，血液脳関門と中枢疾患の関係性，特にペリサイトとの関係性が報告されているものについて，いくつか紹介していく．

1）脳血管障害

脳出血や脳梗塞，脳虚血といった脳血管障害時には，血液脳関門の破綻が認められ，さまざまな血中成分が非選択的に脳組織へ漏れ出す．これにより脳組織は障害され，さらに症状は悪化していくことから，血液脳関門の破綻を最小限にとどめつつ，修復を行うことが脳血管障害の治療においては非常に重要となる．脳梗塞発症後には，脳梗塞内およびその周囲に存在する内皮細胞においてPDGF-Bの発現が上昇し，ペリサイトにおけるPDGFRβの発現誘導が起こることが報告されている[14]．実際，PDGFRβのコンディショナルノックアウトマウスでは脳梗塞後の梗塞サイズが野生型と比較して拡大しているとの報告もあり[15]，ペリサイトは脳血管障害時における血液脳関門の破綻を修復し，神経機能の保護や傷害部位の回復において重要な

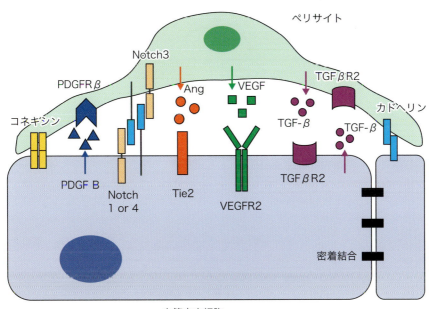

図2　ペリサイトと血管内皮細胞の相互作用
ペリサイトと血管内皮細胞はN-カドヘリンを介した接着結合や，コネキシンを介したギャップ結合により細胞同士が結合している．また，シグナル分子による相互作用としては，PDGF-BとPDGFRβ，TGF-βとTGFβR2，VEGF-AとVEGFR2，AngとTie2，Notchなどが知られており，これらのシグナル経路の活性化は，血管内皮細胞の増殖・分化・安定性や，密着結合を形成するタンパク質の発現，また，ペリサイトの方では血管内皮細胞周囲へのリクルートと接着，細胞外基質の合成などに必要であることが知られる．

役割を果たすことが示唆されている．

2）アルツハイマー病

アルツハイマー病（Alzheimer's diseases）は認知症の1つであり，いまだに原因が不明の疾患であるが，アルツハイマー病患者の脳内ではアミロイドβ（Aβ）が凝集し，老人斑として沈着していることから，アルツハイマー病はこのAβを原因とする仮説が有力となっている．正常な脳内でもAβは産生されるが，血液脳関門の血管内皮細胞に発現するLRP1（low-density lipoprotein receptor-related protein 1）が，このAβを脳外へ排出することが知られている[16]．アルツハイマー病患者ではLRP1の活性低下や，血液脳関門の機能低下が認められ，これによりAβが脳内に集積する可能性が示唆されている[17]．ペリサイトの機能を欠損したマウス（PDGFRβヘテロノックアウトマウス）とアルツハイマー病のモデルマウス〔Swedish変異が挿入されたアミロイド前駆体タンパク質（APP）を過剰発現したマウス〕を交配させたマウスでは，ペリサイトの脱落とともに，Aβの集積が著明に増加し，神経変性が促進されるとの報告もなされている[18]．一方，最近の研究では，ヒトの初期アルツハイマー病では脳血流量の減少が認められ，これによるエネルギー欠乏が神経変性の悪化の一因である可能性が示唆されているが，これはAβがペリサイトによる血管収縮作用を誘発することが原因との報告もある[19]．

3）ファール病

ファール病（Fahr's disease）は大脳基底核における石灰化が特徴的であり，パーキンソン病様症状や認知症などを呈する疾患である．ファール病には孤発性と家族性のものがあり，家族性では約50％の患者でリン酸トランスポーターの1つであるPiT2（type Ⅲ sodium-dependent phosphate transporter 2）をコードするSlc20a2遺伝子に変異が認められるが，一方，近年では，ペリサイトのマーカーでもあるPDGFRβ遺伝子と，そのリガンドであるPDGF-B遺伝子の変異についても報告されている[20]．実際，PDGF-B遺伝子の変異（細胞表面にPDGF-Bを保持するために必要なモチーフを欠損）を導入したマウスでは，加

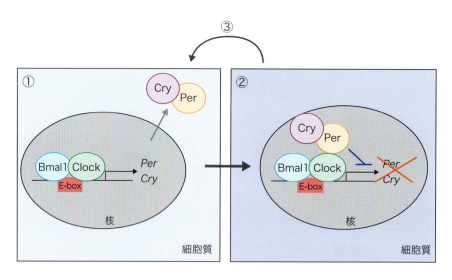

図3　時計遺伝子による概日リズムの形成
①Bmal1やClockといった時計遺伝子が，PerやCryなどの各種時計遺伝子の転写を促進．②PerやCryは，Bmal1，Clockによる自らの遺伝子の転写を抑制．③これによりPerやCryのタンパク質が減少すると，その抑制が解かれ，再び転写が促進．このネガティブフィードバックループが約24時間周期で起こることにより概日リズムが生み出される．

齢とともに脳内での石灰化が認められ，この現象は血管内皮細胞からのPDGF‒B放出の減少と，それに伴うペリサイトの減少，血液脳関門の機能低下が原因との報告がある[20]．

その他にも，パーキンソン病（Parkinson's disease）や多発性硬化症（multiple sclerosis），ハンチントン病（Huntington's disease），筋萎縮性側索硬化症（amyotrophic lateral sclerosis）などの中枢疾患においても，ペリサイトの障害に伴う血液脳関門の機能低下との関係性について報告がある[7,21]．このように，ペリサイトの機能障害，およびそれに伴う血液脳関門の機能低下はさまざまな中枢疾患の発症・症状の進行との関与が示唆されている．

4　ペリサイトによる血液脳関門の機能維持機構における時計遺伝子の役割

これまで，血液脳関門の形成・恒常性維持に必要な因子，または血液脳関門の破綻や機能低下を引き起こすリスク因子や中枢疾患との関係性について紹介してきた．現在，われわれはこれらの因子に加え，血液脳関門を制御する因子として時計遺伝子[※2]を提唱している[22]．

睡眠と覚醒，ホルモンの分泌，血圧，体温など，多くの生命現象は約24時間周期のリズム（概日リズム）を刻むことが知られており，これらは時計遺伝子とよばれる遺伝子群の遺伝子活性のリズムにより生み出されていると考えられている（図3）．一方，精神疾患や神経変性疾患では睡眠障害を合併する場合が多く，概日リズムの破綻がこれらの疾患を引き起こす原因の1つであるとの考えが以前より報告されている[23,24]．このように，中枢疾患と体内時計の関係性は長い間議論が行われているが，その詳細に関しては不明な点が多い．

われわれの研究グループでは，体内時計を生み出す時計遺伝子の1つであるBmal1を欠損したマウスにおいて，血液脳関門の透過性が亢進していることを見出した．さらに，このマウスでは血管内皮細胞周囲に存在するペリサイトの数が顕著に低下していた．一方，このような血液脳関門の透過性亢進や血管内皮細胞周囲におけるペリサイト数の低下は，Cre‒loxPシステム

※2　時計遺伝子
転写と自己の抑制といったネガティブフィードバックループにより発現リズムを生み出す転写因子群．時計遺伝子が概日リズムを生み出すメカニズムについては図3を参照のこと．

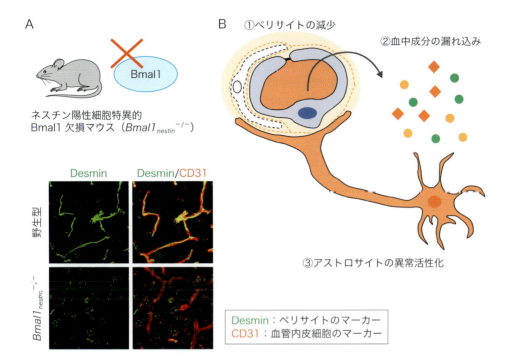

図4 時計遺伝子Bmal1欠損による血液脳関門の破綻
A) ネスチン陽性細胞特異的に時計遺伝子の1つBmal1を欠損させたマウス（$Bmal1_{nestin}{}^{-/-}$）の大脳皮質では，血管内皮細胞の周囲からペリサイトが消失している．B) また，それに伴い血中成分の漏れ込みと，アストロサイトの異常な活性化（GFAP陽性細胞の増加）を実験的に確認している．これらの知見から，われわれは概日リズムの破綻と神経変性疾患・精神疾患の関係性は，血液脳関門の機能低下が大きくかかわるのではないかと考えている．また，神経疾患と血液脳関門の機能低下の関係性は長年議論されているが，加齢による時計遺伝子の機能低下も今後は重要なファクターになると考えている．

を用いたネスチン陽性細胞特異的Bmal1欠損マウスでは認められるが，神経細胞やアストロサイト特異的Bmal1欠損マウスでは認められない．また，Bmal1はPDGFRβの発現を制御していることを示唆するデータも得られていることから，われわれは，時計遺伝子がペリサイトの機能を制御し，血液脳関門の恒常性を維持している可能性について報告している（**図4**）．以上のことから，不明な点が多い神経変性疾患や精神疾患と概日リズム破綻の関係性は，ペリサイトの機能欠損による血液脳関門の破綻・脆弱性という視点から解析を行うことにより解明できるのではないかと考えている．一方で，時計遺伝子は加齢とともにその機能が低下することが知られており[25]，加齢に伴う中枢疾患発症，症状の進行との関連性についても，時計遺伝子による血液脳関門の制御メカニズムの観点から解析することで，その病態メカニズムを解明できるとともに，ペリサイト-血液脳関門が新たな治療標的になりうる

と考えている．

おわりに

本稿ではペリサイトとはどのような細胞であるのか，特に血液脳関門における機能的役割と，その機能障害に伴う中枢疾患との関係性について解説を行ってきた．マウス実験から，ペリサイトの欠損による血液脳関門の破綻が死につながることは明らかにされており，生命維持においてペリサイトの存在は必須である．また，これまでの知見から，ペリサイトの機能低下による血液脳関門の脆弱化は，アルツハイマー病といった神経変性疾患の発症や進行の大きな要因であることは間違いない．しかしながら，血液脳関門におけるペリサイトの役割についてはいまだ不明な部分も多く，実際に中枢疾患の治療ターゲットとなりうるかについては不明であり，今後，同分野の発展が期待される．

また，さまざまな中枢疾患には睡眠障害など，概日リズムの破綻が認められ，その関係性については長年研究が行われてきた．われわれは時計遺伝子の欠損マウスにおいてペリサイトの欠損と血液脳関門の機能障害を見出したことから，中枢疾患と概日リズムの関係性にはペリサイトによる血液脳関門の機能維持機構が大きく関与していると考えている．加齢とともに認められるペリサイトの減少と血液脳関門の機能低下は，加齢による時計遺伝子の機能低下と関係があるのかもしれない．今後，ペリサイトと血液脳関門，中枢疾患の関係性について研究を行ううえで，体内時計は大きなファクターになると考えており，同分野における今後の発展が大いに期待される．

文献

1) Armulik A, et al：Dev Cell, 21：193-215, 2011
2) Yamamoto S, et al：Sci Rep, 7：3855, 2017
3) Attwell D, et al：J Cereb Blood Flow Metab, 36：451-455, 2016
4) Hartmann DA, et al：Neurophotonics, 2：041402, 2015
5) Crisan M, et al：Cell Stem Cell, 3：301-313, 2008
6) Guimarães-Camboa N, et al：Cell Stem Cell, 20：345-359.e5, 2017
7) Sweeney MD, et al：Nat Neurosci, 19：771-783, 2016
8) Daneman R, et al：Nature, 468：562-566, 2010
9) Bell RD, et al：Neuron, 68：409-427, 2010
10) Henshall TL, et al：Arterioscler Thromb Vasc Biol, 35：409-420, 2015
11) Reyahi A, et al：Dev Cell, 34：19-32, 2015
12) Franco M, et al：Blood, 118：2906-2917, 2011
13) Erdő F, et al：J Cereb Blood Flow Metab, 37：4-24, 2017
14) Leong DT, et al：Breast Cancer Res, 12：R89, 2010
15) Shen J, et al：J Cereb Blood Flow Metab, 32：353-367, 2012
16) Sagare AP, et al：Pharmacol Ther, 136：94-105, 2012
17) Zlokovic BV：Nat Rev Neurosci, 12：723-738, 2011
18) Sagare AP, et al：Nat Commun, 4：2932, 2013
19) Nortley R, et al：Science, 365：eaav9518, 2019
20) Keller A, et al：Nat Genet, 45：1077-1082, 2013
21) Cheng J, et al：Acta Neuropathol, 136：507-523, 2018
22) Nakazato R, et al：J Neurosci, 37：10052-10062, 2017
23) Schuch JB, et al：Am J Med Genet B Neuropsychiatr Genet, 177：181-198, 2018
24) Hood S & Amir S：Front Aging Neurosci, 9：170, 2017
25) Nakamura TJ, et al：J Neurosci, 31：10201-10205, 2011

＜筆頭著者プロフィール＞

中里亮太：2015年，金沢大学大学院医歯薬学総合研究科博士課程修了．金沢大学がん進展制御研究所シグナル伝達研究分野・助教，大阪大学大学院神経難病認知症探索治療学・特任助教，岡山大学大学院医歯薬学総合研究科組織機能修復学分野・研究員を経て，'19年より広島大学大学院医系科学研究科解剖学および発生生物学研究室・助教．現在は，近年，新たな役割が発見されつつある一次線毛の機能に興味をもち研究を行っている．

第2章 グリア細胞と神経免疫・臓器連関

4. 脳虚血後の炎症と修復における 自然免疫の役割

津山 淳, 七田 崇

脳梗塞では脳組織の虚血に伴って大量の細胞死が引き起こされる. 壊死した脳細胞からはダメージ関連分子パターン（DAMPs）が放出され, 免疫細胞のパターン認識受容体を活性化し, 炎症を惹起する. ミクログリアや, 血液脳関門の破綻に伴って脳組織内に浸潤した血液由来の好中球やマクロファージは, 炎症を促進して脳梗塞の病態を悪化させる. 一方で脳梗塞後の炎症が自然に収束に至るが, 炎症収束期の免疫細胞は神経機能の回復にも寄与することが明らかになっている. 本稿では脳虚血後の炎症・修復に寄与する免疫細胞と, 免疫応答の分子メカニズムについて概説する.

はじめに

　脳卒中は本邦における主な死因, 寝たきりの原因を占めており, 健康寿命の延伸を阻害する要因となっている. 最近, わが国では脳卒中・循環器病対策基本法が成立し, 脳血管疾患を含めた循環器病の重症化や再発防止に加えて, 高齢者の生活機能の向上を図るための国策が進展するものと期待される.

　脳梗塞は脳卒中の約7〜8割を占めており, 脳組織を栄養する動脈の高度狭窄や閉塞に伴う虚血によって, 脳神経組織の壊死を引き起こす病態である. 遺伝子組換え組織プラスミノーゲン活性化因子（rt-PA）を用いた血栓溶解療法や血管内治療デバイスによる血栓除去術は脳梗塞治療法として普及している. これらの再灌流療法は, 虚血に陥った脳組織を早期に再灌流することにより神経機能予後を改善するため, 実施できる症例が限られていることが問題となる. そのため, 治療可能時間が長く, 患者の神経機能予後を改善させる次世代の脳卒中治療法の確立が期待されている.

　脳梗塞では, 重度な脳組織の虚血に伴って大量の神

[略語]

DAMPs：damage associated molecular patterns（ダメージ関連分子パターン）
HMGB：high mobility group box
iNOS：inducible nitric oxide synthase（誘導型一酸化窒素合成酵素）
MMP：matrix metalloproteinase（マトリクスメタロプロテイナーゼ）
NETs：neutrophil extracellular traps（好中球細胞外トラップ）
PRXs：peroxiredoxins
TLR：Toll − like receptor（Toll様受容体）

Role of the innate immune system in post-ischemic inflammation and tissue repair
Jun Tsuyama/Takashi Shichita：Stroke Renaissance Project, Tokyo Metropolitan Institute of Medical Science（東京都医学総合研究所脳卒中ルネサンスプロジェクト）

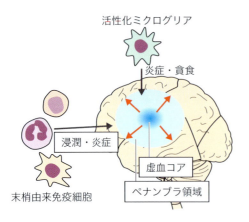

図1 脳虚血後炎症は二次的な神経細胞死を招く
虚血傷害後の脳において，虚血コアの周囲のペナンブラ領域にはまだ神経細胞がかろうじて生存している．末梢由来の免疫細胞やミクログリアによる炎症はペナンブラ領域の神経細胞死を誘導し，梗塞巣の拡大につながる．

経細胞死が生じ，続いて炎症反応が誘導される．脳梗塞後の炎症は脳浮腫を悪化させ，浮腫に伴って周囲の正常な脳組織を圧迫することにより二次的な虚血を引き起こし，可逆的な機能障害に陥っている梗塞周辺部（ペナンブラ領域[※1]）におけるさらなる細胞死を引き起こす（**図1**）[1]．このような脳虚血後炎症には，中枢神経系に存在しているニューロンやグリア細胞に加え，血液脳関門の破綻に伴って脳組織に浸潤したマクロファージ，好中球やリンパ球などさまざまな免疫細胞がかかわることが知られている．近年，ミクログリアや末梢の血液由来の免疫細胞は炎症の惹起だけではなく，炎症の収束や神経修復のためにも重要な役割を果たしていることが報告されており，新たな治療ターゲットとして注目されている[2]．本稿ではこれらの免疫細胞による脳梗塞後の炎症と神経修復における役割を概説する．

> **※1 ペナンブラ領域**
> 脳血流の低下により神経細胞は機能不全に陥っているが細胞死には至っておらず，再灌流や適切な治療によって細胞死を回避することが可能な領域．さらなる脳血流の低下や炎症・脳浮腫などによってペナンブラ領域の神経細胞は細胞死に陥り，脳梗塞巣が拡大して神経症状の悪化につながる．

1 虚血性脳障害後の自然免疫応答

脳梗塞において，虚血が重度で数分以内にニューロンが死滅する領域は虚血コアとよばれる．虚血コアにおいて死滅した脳細胞からはさまざまな分子が産生されるが，それらのなかにはToll様受容体（Toll-like receptor：TLR）をはじめとした自然免疫の受容体を活性化することで，無菌的炎症を引き起こす分子が存在する．このように細胞死や組織傷害に伴って放出され，炎症を引き起こす自己由来の内因性因子はダメージ関連分子パターン（damage associated molecular patterns：DAMPs）とよばれ，high mobility group box 1（HMGB1），peroxiredoxins（PRXs），S100A8/9，ヘパラン硫酸，核酸，リン脂質などさまざまな分子が含まれる[3]．脳梗塞では虚血壊死に陥った脳細胞から細胞外に放出されたDAMPsが，TLRなどのパターン認識受容体を介してミクログリアや好中球，マクロファージを活性化させることで炎症を惹起していると考えられる．TLRは哺乳類では約10種類のサブタイプが存在するが，タンパク質や脂質のDAMPsを認識するのは主にTLR2やTLR4であり，DNAやRNAなどの核酸はTLR7，TLR8，TLR9によって認識されると考えられる．中枢神経系におけるTLRの発現は免疫系細胞であるミクログリアのみならず，ニューロンやアストロサイト，血管内皮などの脳細胞においてもみられる[4]．特にニューロンにおけるTLRは脳虚血後の神経細胞死に関与しており，TLR2やTLR4を欠損する神経細胞は虚血耐性となる[4]．TLRを血液細胞で欠損させた骨髄キメラマウスでは，末梢から脳内に浸潤する好中球やマクロファージによる炎症惹起に，TLR2やTLR4が重要な役割をもつことが示されている[5]．このように脳梗塞の病態や炎症にはTLR2, TLR4を活性化するDAMPsが重要であることが示唆されている．

脳虚血における重要なDAMPsの1つとしてHMGB1が知られており，脳梗塞発症後2〜4時間の超急性期において血液脳関門の破綻に関与する[6]．その後，好中球が虚血後3時間以内に末梢から脳組織内に浸潤し[7]，次いでマクロファージが浸潤する．活性化した好中球やマクロファージは炎症性サイトカインであるIL-1βやTNF-αを産生し神経細胞死を促進する．こ

れらの好中球やマクロファージによる炎症惹起には，PRXやS100A8/A9などのDAMPsによる，TLR2やTLR4の活性化が重要であることが明らかとなっている[5].

2 好中球・マクロファージによる脳虚血後炎症の惹起

好中球は最も早く脳組織へ浸潤する末梢血細胞であり，末梢血液中の好中球数は脳梗塞患者の治療予後や梗塞内出血の発生頻度と相関することが報告されている[7]．好中球は脳梗塞の血栓に豊富に存在しており，血栓形成には好中球が放出するクロマチン，核タンパク質およびセリンプロテアーゼを含む網目状構造物（好中球細胞外トラップneutrophil extracellular traps：NETs）が関与することが示唆されている[8]．好中球の脳内浸潤にはケモカイン受容体CXCR2であり[9]，虚血脳内で活性化されると誘導型一酸化窒素合成酵素（iNOS），マトリクスメタロプロテイナーゼ9（MMP9），および好中球エラスターゼを産生することによって，強力な神経毒性効果を発揮する．好中球を中和除去すると，虚血に対して神経保護効果が得られることから，好中球は脳梗塞の病態の悪化に寄与していると思われる[7] [10]．しかしながら，脳虚血後の好中球を標的とした治療は効果がないとする研究も複数報告されており，虚血後炎症への好中球の寄与ははっきりしていない[9] [11]．最近では脳梗塞巣で神経保護的な役割をもつ好中球の存在も指摘されており[12]，好中球を標的とする治療法の確立には，好中球の多面的な機能を解明する必要がある．

脳梗塞巣では好中球に続いて，末梢血中を循環する単球由来マクロファージが浸潤するが，この脳内浸潤には単球が発現するケモカイン受容体CCR2が必須であることが判明している[13]．CCR2は単球が脳内に浸潤するためのライセンスとも言うべき分子であり，脳梗塞巣内に発現したMCP1（CCL2）がCCR2に作用することにより，単球は脳内に浸潤することができる．CCR2を発現する単球は，骨髄や血液中の骨髄球系細胞の約8％程度を占めるに過ぎず，残りの単球はCCR2陰性であってほとんど脳に浸潤しない．

PRXファミリー分子は，脳梗塞巣に浸潤した好中球やマクロファージのTLR2およびTLR4を直接活性化するDAMPsであり，PRXに対する抗体の投与は虚血脳における炎症性サイトカインの発現を低下させ，脳梗塞体積を縮小させる[5]．また活性化した好中球・マクロファージが産生するIL-23は，自然免疫を担うリンパ球であるγδ型T細胞に作用してIL-17の産生を誘導し，脳梗塞発症24時間〜3日後における亜急性期の炎症を引き起こす[14]．以上のように，脳梗塞後の炎症反応では好中球やマクロファージが炎症の起点として重要な役割を担っている（図2）．

3 マクロファージによる炎症の収束

DAMPsにより引き起こされる脳虚血後の無菌的炎症は，およそ1週間程度で収束に至る．脳梗塞巣におけるDAMPsの細胞外放出は，発症4日目の脳内ではほとんど観察されない．したがって，壊死細胞から放出されたDAMPsは何らかの機序によって脳組織から排除されていると考えられる．排除のメカニズムとしては，細胞外に存在する酵素によるDAMPsの分解のほか，グリア細胞による老廃物を洗い流すシステム（glymphatic system）が最近注目されている（第2章-1参照）．われわれはマウス脳梗塞巣から細胞を回収し，試験管内で蛍光標識したDAMPsを加えたところ，主にマクロファージがDAMPsを細胞内に取り込み，リソソームへと運んで分解排除していることを明らかにした．DAMPsの排除にかかわる分子を同定するため，マクロファージ細胞株を用いてランダム変異によるスクリーニングを実施した結果，2種類のスカベンジャー受容体[※2]（MSR1とMARCO）と，マクロファージへの分化に重要な転写因子であるMAFBが重要であることが判明した．

MSR1およびMARCOはスカベンジャー受容体のうちクラスAに属しており[15]，酸化LDLをはじめとしたさまざまな分子群の細胞内取り込みに関与することが

※2　スカベンジャー受容体

酸化LDLの細胞内取り込みにかかわる遺伝子として同定された受容体ファミリー．スカベンジャー受容体ファミリーはクラスAからクラスIに分類される．単独でリポタンパク質や脂質，さらに細菌やウイルスなど複数の因子を認識するものが多い．

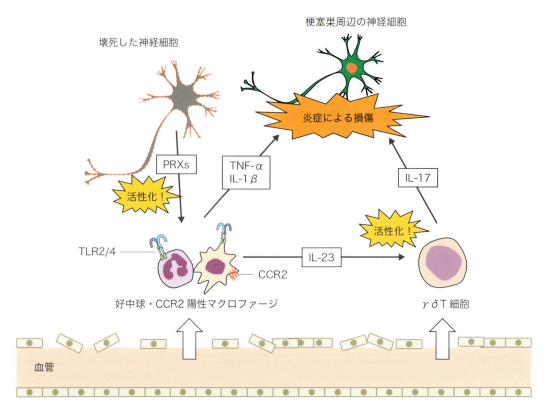

図2　末梢血液由来の免疫細胞による脳虚血後炎症
末梢由来の好中球やCCR2陽性マクロファージは，虚血壊死した神経細胞から放出されるDAMPsの1つであるPRXsによってTLR2/4依存的に活性化され，炎症性サイトカインを放出する．末梢から浸潤したγδT細胞は活性化マクロファージ由来のIL-23によって活性化されるとIL-17を放出して炎症を遷延化させ，さらなる神経傷害を引き起こす．

知られている．転写因子MAFBは，脳梗塞巣に浸潤したマクロファージにおけるMSR1の発現に重要であった．MSR1を高発現するマクロファージはDAMPsを効率的に細胞内に取り込んで排除すると同時に，神経栄養因子IGF1（insulin–like growth factor 1）を産生することから明確な修復担当細胞であると考えられる．MSR1，MARCOやMAFBを欠損するマウスでは，脳梗塞巣におけるDAMPsが残存しやすく，野生型に比較して炎症が遷延化して梗塞体積が拡大することが判明した．一方でMAFBの発現上昇を誘導できるレチノイン酸受容体のアゴニストであるAm80（タミバロテン）は急性前骨髄球性白血病の治療薬として知られており[16]，これを脳虚血モデルマウスに投与するとマクロファージのMSR1発現上昇を誘導してDAMPsの排除を促進し，炎症の収束を早める効果がみられた[17]．これらのことから，MAFB–MSR1経路はマクロファージによるDAMPs除去における中心的な役割を担っており，その制御によって炎症の収束を早めるような新規の脳保護療法のターゲットとなることが期待される（図3）．MSR1やIGF1を高産生する修復担当細胞が，脳内でどのように分化誘導されるかはまだ解明されておらず，詳細な分子メカニズムが解明されれば脳梗塞後の神経修復のための治療標的が明らかになると考えられる．

4 ミクログリアによる脳虚血後炎症の制御

脳に常在する免疫担当細胞であるミクログリアは，虚血に陥った神経細胞に対していち早く応答することが知られ，虚血後約1時間の時点において突起伸長などの反応が観察される[18)19]．損傷したニューロンやア

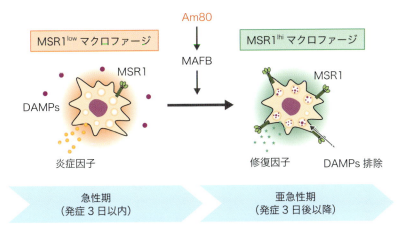

図3　MSR1を高発現するマクロファージは脳梗塞後の修復担当細胞である
　急性期において，浸潤したマクロファージは神経細胞由来のDAMPsであるPRXsによって活性化されることで炎症性サイトカインを産生し，虚血部位周辺にさらなる神経細胞死を誘導する．発症24～72時間にかけて浸潤マクロファージはMSR1を高発現してDAMPsを効率的に取り込んで炎症を収束させると同時に，神経修復因子を産生する．ビタミンA誘導体のAm80は，MAFBを介してマクロファージのMSR1高発現を誘導し，炎症の収束を加速させる．

ストロサイトから放出されたATPは，ミクログリアが発現するP2X4あるいはP2Y12受容体の活性化（find me signal）を通じて，ミクログリアが迅速に損傷した脳細胞を発見することを可能にする[20]．虚血周辺領域の活性化ミクログリアは，神経活動依存的にニューロンの興奮毒性を抑制することにより，ニューロンの生存を促進することが報告されている[21]．実際に，脳梗塞巣におけるミクログリアはさまざまな神経栄養因子，修復因子を産生しており，脳内では治療や修復を担当する細胞である可能性が示唆されている．脳虚血モデルにおいてミクログリアを選択的に除去した研究では，梗塞巣の増大がみられることからミクログリアは虚血後の脳において神経保護的な側面が大きいと考えられる[21)22]．一方で，ミクログリアは脳梗塞急性期において炎症性サイトカインを放出することで神経細胞を傷害することも知られており，P2X4あるいはP2Y12遺伝子を欠損したマウスでは脳梗塞後の予後が改善することが報告されている[23)24]．これらのことからミクログリアは，弱く傷害された神経細胞は修復するものの，重度に傷害された神経細胞には細胞死を誘導し，貪食排除する働きを担っていると思われる．脳虚血後のミクログリアの働きは未解明な点も多く残されており，

虚血後の脳において炎症性または修復性に働くミクログリアを制御するメカニズムはいまだ不明である．脳梗塞の炎症期，修復期に応じたミクログリアの適切な制御は，新たな治療法の開発につながり得るものとして期待されている．

おわりに

　虚血損傷後の脳組織では末梢由来の免疫細胞が浸潤することによって中枢神経系の細胞に直接的な影響をもたらす．これらの免疫細胞は炎症を起こして組織を傷害するだけではなく，その性質を経時的に変化させることによって炎症の収束や神経修復をもたらす．炎症は脳に明らかなダメージを与えるにもかかわらず，抗炎症剤による脳梗塞治療は患者の機能予後を変化させないことが判明している．炎症が修復をもたらすことは古くから知られており，脳梗塞において炎症を抑制することは修復性細胞の誘導をも阻害しうると考えられている．最近ではさまざまな炎症性の病態において，炎症抑制剤ではなく，炎症の収束や組織修復を促進するような薬剤の開発が期待されている[25]．脳梗塞においても，炎症を制御して修復効果を最大にする治

療法の開発が理想的であると考えられる．免疫細胞が炎症性からどのように修復性へと転じるのか，その誘導機構は不明な点が多いが，炎症と修復にかかわる免疫応答メカニズムの解明が進むことによって，炎症収束や組織修復の早期誘導を可能とする新規治療法の開発につながると考えられる．

文献

1） Moskowitz MA, et al：Neuron, 67：181-198, 2010
2） Tsuyama J, et al：Semin Immunopathol, 40：523-538, 2018
3） Chen GY & Nuñez G：Nat Rev Immunol, 10：826-837, 2010
4） Tang SC, et al：Proc Natl Acad Sci U S A, 104：13798-13803, 2007
5） Shichita T, et al：Nat Med, 18：911-917, 2012
6） Zhang J, et al：Stroke, 42：1420-1428, 2011
7） Neumann J, et al：Acta Neuropathol, 129：259-277, 2015
8） Laridan E, et al：Ann Neurol, 82：223-232, 2017
9） Brait VH, et al：Brain Res, 1372：169-179, 2011
10） Herz J, et al：Stroke, 46：2916-2925, 2015
11） Harris AK, et al：BMC Neurosci, 6：49, 2005
12） Cuartero MI, et al：Stroke, 44：3498-3508, 2013
13） Mildner A, et al：Nat Neurosci, 10：1544-1553, 2007
14） Shichita T, et al：Nat Med, 15：946-950, 2009
15） Canton J, et al：Nat Rev Immunol, 13：621-634, 2013
16） Hamada M, et al：Nat Commun, 5：3147, 2014
17） Shichita T, et al：Nature medicine, 23：723-732, 2017
18） Morrison HW & Filosa JA：J Neuroinflammation, 10：4, 2013
19） Ito D, et al：Stroke, 32：1208-1215, 2001
20） Ohsawa K, et al：Glia, 55：604-616, 2007
21） Szalay G, et al：Nat Commun, 7：11499, 2016
22） Lalancette-Hébert M, et al：J Neurosci, 27：2596-2605, 2007
23） Verma R, et al：Brain Behav Immun, 66：302-312, 2017
24） Webster CM, et al：PLoS One, 8：e70927, 2013
25） Buckley CD, et al：Nat Rev Immunol, 13：59-66, 2013

＜筆頭著者プロフィール＞
津山　淳：2015年慶應義塾大学医学研究科修了．岡野栄之教授のもと神経幹細胞の分化機構に関する研究で博士（医学）を取得．'14～'15年まで日本学術振興会特別研究員（DC2）．'17年より東京都医学総合研究所脳卒中ルネサンスプロジェクトにおいて研究員．中枢神経系の修復・機能・進化の分子メカニズムに興味をもっている．

第2章　グリア細胞と神経免疫・臓器連関

5. 筋萎縮性側索硬化症における グリア・免疫連関

小峯　起，山中宏二

これまで，中枢神経は，免疫反応が及ばない免疫特権部位とされてきたが，近年では，炎症性神経疾患のみならず，神経変性疾患である筋萎縮性側索硬化症（ALS）などにおいても免疫細胞の関与と，グリア細胞と免疫細胞の相互作用の重要性が明らかにされ，グリア・免疫連関に着目した新規治療法の開発が期待されている．本稿では，ALSにおけるグリア細胞および免疫細胞の役割およびそれらの相互作用に関する研究について，最近のわれわれの研究を含めて紹介する．

はじめに

　筋萎縮性側索硬化症（ALS）は，上位および下位の運動神経の変性と脱落を特徴とする進行性の神経変性疾患であり，全身の骨格筋の筋力の低下および筋萎縮を呈する．ALSの多くは孤発性に発症するが，約5〜10％は遺伝性に発症し，その原因遺伝子としてこれまでに20種類以上の遺伝子が見つかっている．なかでも家族性ALSの原因遺伝子として最初に同定されたSOD1遺伝子は，活性酸素種であるスーパーオキシドを過酸化水素に変換する酵素をコードしており，ヒト変異SOD1遺伝子を全身に過剰発現するトランスジェニックマウス（変異SOD1マウス[※1]）は，ALSの病態

を再現するモデルとして広く研究に用いられている．また，変異SOD1マウスは，変異によるSOD1の酵素活性の有無にかかわらず，ALS病態を呈することから，変異SOD1タンパク質が何らかの毒性を獲得していると考えられている．従来，ALSの病巣で観察されるグリア細胞の活性化は，神経変性に伴う二次的なものと考えられていたが，細胞群特異的に変異SOD1を除去できるモデルマウスなどを用いた研究から，変異SOD1を発現するグリア細胞の病的変化もALS病態に関与することが報告され，グリア細胞をターゲットとした新規治療法の開発も期待されている．さらには，近年，免疫細胞の関与も次々と報告され，免疫細胞によるグ

[略語]
ALS：amyotrophic lateral sclerosis（筋萎縮性側索硬化症）
SOD1：Cu/Zn superoxide dismutase（銅・亜鉛スーパーオキシドジスムターゼ）

> **※1　変異SOD1マウス**
> ALS変異を有するヒトSOD1遺伝子を全身に過剰発現しているトランスジェニックマウスであり，進行性の脊髄前角の運動神経の選択的変性による骨格筋麻痺やグリア細胞の活性化など，ALSの病態を再現するモデルとしてALS研究に用いられている．

Glia-immune communication in amyotrophic lateral sclerosis
Okiru Komine/Koji Yamanaka：Department of Neuroscience and Pathobiology, Research Institute of Environmental Medicine, Nagoya University（名古屋大学環境医学研究所病態神経科学分野）

リア細胞の活性化制御をターゲットとした治療法の治験も米国で開始されている．本稿では，ALSにおけるグリア・免疫連関に関する最近の研究を中心に概説する．

1 ALSにおけるグリア細胞の役割（非細胞自律性の神経細胞死）

中枢神経内において，神経細胞周囲には，ミクログリア，アストロサイト，オリゴデンドロサイトといったグリア細胞が多数存在している．ミクログリアは，自然免疫細胞と同様の機能をもち，感染や組織損傷時に活性化し，炎症性サイトカインや神経栄養因子を産生することで感染防御や損傷神経の除去，組織修復などに機能する．アストロサイトは，神経細胞から放出された神経伝達物質の取り込みや神経細胞へのエネルギー供給，神経栄養因子の産生などを通して，神経細胞の活動をサポートする働きをもつ．オリゴデンドロサイトは，髄鞘を形成し，神経細胞における神経伝達速度を促進する働きをもつ．ALSにおいて，変性する運動神経細胞の周囲におけるこれらのグリア細胞のさまざまな病理学的変化が観察されている．免疫組織化学染色を用いたALSの剖検例では，運動神経の細胞体や軸索が存在する大脳の一次運動野，脳幹，脊髄前角，皮質脊髄路において，ミクログリアの活性化が観察されている[1)2)]．さらには，ポジトロン断層法（PET）を用いた分子イメージング法によっても，進行期のALS患者の運動皮質でミクログリアの活性化が検出されている[3)]．また，アストロサイトについても大脳の一次運動野，脊髄の前角や後角，皮質脊髄路においてアストロサイトの活性化が観察されている[2)4)]．しかしながら，当初，これらのグリア細胞の病変は，神経変性に伴う二次的なものと考えられていたため，大きく注目されてこなかった．そこでわれわれは，ミクログリアやアストロサイトの病変における変異SOD1の影響を明らかにするため，細胞群特異的に変異SOD1を除去できるモデルマウスを作製し，解析を行った．その結果，ミクログリアおよびアストロサイトそれぞれから変異SOD1を除去するとALSの発症時期は変化しなかったが，疾患の進行速度が遅延し，生存期間が著しく延長することが判明した[5)6)]．また，オリゴデンド

ロサイトの病変については，長らく報告されていなかったが，ALS患者の脊髄の前角において，脱髄やオリゴデンドロサイトの脱落が観察されること，オリゴデンドロサイト前駆細胞から変異SOD1を除去すると発症時期の遅延のみならず疾患の進行速度も遅延し，生存期間が著しく延長することが近年報告された[7)]．以上のことから，変異SOD1による運動神経細胞自身の病的変化を起因とする神経細胞死（細胞自律性の神経細胞死）だけでなく，周囲に存在するグリア細胞の病的変化を起因とする神経細胞死（非細胞自律性の神経細胞死）もALSの病態に積極的に関与することが明らかになり（図1），神経細胞だけでなく，これらのグリア細胞をターゲットとした新規治療法の開発も期待されている．

なお，神経細胞死を誘導するグリア細胞の病的変化としては，ミクログリアからの活性酸素や一酸化窒素，グルタミン酸などの細胞傷害性物質の放出やTNF-αなどの炎症性サイトカインの産生の亢進[8)]，アストロサイトに発現するグルタミン酸トランスポーターEAAT2の発現減少によるグルタミン酸の再取り込み能の低下を起因とする神経興奮毒性の増強[8)]，オリゴデンドロサイトの変性と脱落，成熟不良を起因とする脱髄と神経代謝補助の減退[7)]などが報告されている．

2 ALSにおける獲得免疫反応の役割

免疫反応は，主に自然免疫反応と獲得免疫反応に大別される．自然免疫反応は，単球/マクロファージや樹状細胞，好中球などが関与し，病原体の感染時に初動され，反応は早いが，特異性と多様性はそれほど高くないのが特徴である．一方，この自然免疫反応に続いて誘導される獲得免疫反応は，T細胞やB細胞などのリンパ球が関与し，反応は遅いが，特異性が高く多様性に富み，長く持続するという特徴がある．これまで，自己免疫疾患である多発性硬化症などにおいて，免疫系と神経系の連関が示されてきたが，神経変性疾患であるALSにおいても患者の血中および脳脊髄液中における免疫細胞や免疫関連分子の変化や中枢神経内の病巣における免疫細胞の浸潤が観察されることから免疫系の関与が予想されていた[9)]．実際，変異SOD1マウスを用いた研究により，獲得免疫に関与する免疫

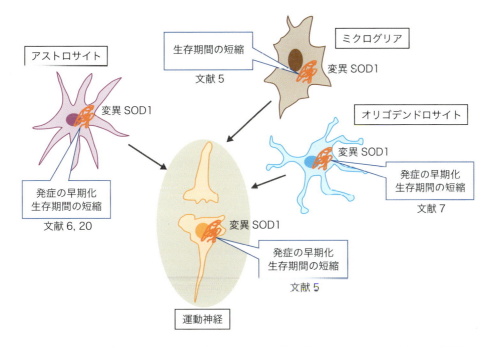

図1　ALSにおける各細胞群に発現する変異SOD1の影響（変異SOD1マウスを用いた研究）
神経細胞のみならずグリア細胞にも変異SOD1による病的変化が起こっていることが示唆されている．

細胞の機能についてさまざまな報告がされている（**表**）．なかでも，脊髄に浸潤したT細胞について，変異SOD1マウスからT細胞を除去すると生存期間が短縮したことから，脊髄に浸潤したT細胞から産生されるサイトカインであるIL-4がミクログリアの活性化状態を制御し，ミクログリアからの神経栄養因子IGF-1の産生を誘導することによって神経保護的に機能することが明らかにされ，グリア細胞の活性制御に免疫細胞が関与することがはじめて報告された[10)11)]．また，その後，免疫反応を抑制する機能をもつ制御性T細胞（Treg）をT細胞とB細胞を欠損した変異SOD1マウスに移植するとミクログリアにおける神経傷害分子の発現を抑制し，生存期間の延長がみられることやALS患者の末梢血におけるTregの細胞数の減少およびその細胞数と罹病期間の間に正の相関がみられることが明らかにされた[12)13)]．最近では，これらの研究をもとにしてTregの移植によるALSの臨床研究が米国で開始されている[14)]．一方で，神経保護機能や免疫反応を抑制する働きをもつサイトカインであるTGF-β1が，ALS患者の脳脊髄液で上昇していることが知られていたが，われわれは，ALS患者脊髄のアストロサイトにおいて，TGF-β1の発現が亢進していることを発見し，変異SOD1マウスを用いた研究から，アストロサイトから産生されるTGF-β1サイトカインが，前述のT細胞やミクログリアの神経保護機能を阻害することをはじめて明らかにした[15)]．

以上のように，免疫細胞によるグリア細胞の活性制御のみならず，グリア細胞による免疫細胞の抑制機構もALS病態に関与することが明らかにされ，近年，グリア・免疫連関に着目した新規治療法の開発のみならず，診断基準になりうる免疫関連分子等の新規バイオマーカーの同定が期待されている．われわれは最近，末梢免疫環境の変化がALS病態やグリア細胞に与える影響を明らかにするため，末梢における獲得免疫反応性の異なる2種類の変異SOD1マウスを作製し，解析を行っている．これまでの解析により，末梢における獲得免疫反応性を変化させると病巣である脊髄への免疫細胞の浸潤やミクログリアの細胞数の減少，およびミクログリアによるIGF-1の産生低下によって，生存期間が著しく短縮することが判明している（投稿準備中）．これらのマウスの比較解析により，ALS病態におけるグリア細胞の活性化を制御する免疫細胞や免疫関

表　変異SOD1マウスを用いた免疫細胞の機能解析

交配，移植，投与実験	免疫細胞の変化	ALS病態変化	参考文献
獲得免疫			
SOD1^{G93A}/RAG2$^{-/-}$マウス	T細胞，B細胞欠損	発症時期変化なし 生存期間の短縮	10
SOD1^{G93A}/RAG2$^{-/-}$マウス	T細胞，B細胞欠損	発症時期遅延	21
SOD1^{G93A}/CD4$^{-/-}$マウス	CD4陽性T細胞欠損	発症時期変化なし 生存期間の短縮	10
SOD1^{G93A}/TCRβ$^{-/-}$マウス	T細胞欠損	発症時期変化なし 生存期間の短縮	11
SOD1^{G93A}/RAG2$^{-/-}$マウス←SOD1G93Aマウス CD4T細胞，Treg静脈投与	CD4陽性T細胞，Treg静脈投与	生存期間の延長	12
* SOD1^{G93A}マウス←抗CD8抗体投与	CD8陽性T細胞減少	変化なし	18
* SOD1^{G93A}マウス←抗NK1.1抗体投与	NKT細胞，NK細胞減少	変化なし	18
* SOD1^{G93A}マウス←IL-2/抗IL-2抗休複合体投与	CD8陽性T細胞増加傾向，NKT細胞，NK細胞の増加	変化なし	18
* SOD1^{G93A}マウス←IL-2/抗IL-2抗体複合体，ラパマイシン投与	Tregの増加	生存期間の延長	22
SOD1^{G93A}/CD8$^{-/-}$マウス	CD8陽性T細胞欠損	生存運動神経増加 生存期間変化なし	23
* SOD1^{G93A}マウス←抗CD8抗体投与	CD8陽性T細胞減少	生存運動神経増加 生存期間変化なし	23
SOD1^{G93A}/μMTマウス	B細胞欠損	変化なし	24
自然免疫			
SOD1^{G37R}/MyD88$^{-/-}$マウス	TLRシグナル欠損（TLR3，4を除く）	変化なし	17
SOD1^{G37R}マウス←MyD88$^{-/-}$マウス骨髄細胞移植	TLRシグナル欠損（TLR3，4を除く）	発症時期の加速 生存期間の短縮	17
SOD1^{G93A}マウス←抗Ly6C抗体投与	Ly6C陽性細胞欠損	発症時期の遅延 生存期間の延長	19
* SOD1^{G37R}/TLR4$^{-/-}$マウス	TLR4欠損	生存期間の延長	25
* SOD1^{G93A}/TRIF$^{-/-}$マウス	TLRシグナル欠損（TLR3，4）	発症時期変化なし 生存期間の短縮	18

遺伝子医学MOOK26号（メディカルドゥ，2014）より引用．*は本稿著者による加筆行．

連分子の同定が今後期待される．

3 ALSにおける自然免疫反応の役割

　獲得免疫反応の誘導に自然免疫反応の初動が必要であるにもかかわらず，前述の獲得免疫に比べ，ALSにおける自然免疫の役割に関する報告は少なかったが，近年，自然免疫反応の重要性も報告されている（**表**）．また，中枢神経内において，ミクログリアは自然免疫反応を担うと考えられており，ミクログリアにおける自然免疫反応に関する報告もされている．まず，ALSにおけるミクログリアの自然免疫反応について，ミクログリアに発現する自然免疫受容体であるToll様受容体（Toll-like receptor：TLR）[※2]を含むCD14/TLR2/TLR4複合体が変異SOD1を認識し，ミクログリアの活性化を誘導することが培養ミクログリアを用いた研

※2　Toll様受容体

ショウジョウバエの感染防御研究によるToll遺伝子の同定がきっかけとなって哺乳類で同定された自然免疫受容体であり，病原体の感染に際し，病原体特有の糖脂質や核酸などを認識して活性化し，下流に存在するMyD88もしくはTRIFの2種類のアダプター分子を介して自然免疫反応を誘導する．

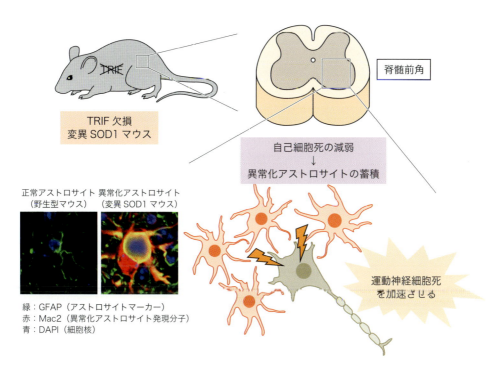

図2 自然免疫TRIF経路は,異常化アストロサイトに自己細胞死を誘導することにより神経保護機能をもつ
(名古屋大学プレスリリース2018.4.6より引用)

究で明らかにされている[16].このことから,ミクログリアが,自然免疫受容体を介し,運動神経の細胞死によって細胞外に放出された変異SOD1を認識して活性化する可能性が考えられ,ALSにおけるグリア細胞の活性化や獲得免疫誘導のトリガーになっていることが示唆される.実際,われわれは,変異SOD1マウスにおいて,活性化したミクログリアが,免疫細胞の遊走に機能するケモカインを発現していることを確認しており,ミクログリアが,獲得免疫に機能するT細胞などを末梢免疫組織から脊髄に誘引している可能性が考えられる.

ALSモデルにおける自然免疫経路の関与について,KangらはMyD88を欠損した骨髄を変異SOD1マウスに移植したところ,その生存期間が短縮したことからMyD88依存性の自然免疫経路の重要性を報告した[17].しかし,本知見は,骨髄移植実験における全身への放射線照射の影響が否定できなかった.そこで,われわれは,ALSにおける自然免疫反応の役割を明らかにするため,Toll様受容体の下流に存在する2種類のシグナル経路のアダプター分子であるMyD88およびTRIFを欠損させた変異SOD1マウスを作製したところ,TRIFを欠損した変異SOD1マウスのみ生存期間が著しく短縮し,病態進行に伴って異常な形態をもつ活性化アストロサイトが脊髄内に蓄積していくことやその細胞数が生存期間に負に相関することを明らかにした[18].一方,MyD88を欠損した場合,変異SOD1マウスの生存期間への影響はみられなかったことから,MyD88経路の病態への関与は限定的であることが示された.MyD88経路と異なり,TRIF経路には,病原体に感染した細胞自身に自己細胞死を誘導することによって,病原体の伝播を防ぐ働きをもつことが知られていたが,変異SOD1マウスにおいて,TRIF経路は,異常に活性化して神経細胞傷害性を獲得した異常化アストロサイトに自己細胞死を誘導することで,神経保護機能を果たしていることがはじめて明らかになった(図2).これまで,活性化したグリア細胞がどのようにその機能を終息させるかについてはほとんど知られていなかったが,TRIF経路がその一端を担っている可能性が考えられ,たいへん興味深い.また,本研究は,TRIF経路の活性化による神経傷害性アストロサイトの排除機構

をターゲットにした新規治療法の開発につながること
が期待される．その他，自然免疫細胞であるLy6C強
陽性の単球が，脊髄に浸潤し，ミクログリアの細胞数
を減少させることによってALS病態を悪化させること
も変異SOD1マウスを用いた研究により報告されてお
り[19]，末梢免疫組織から脊髄に浸潤した自然免疫細胞
もグリア細胞に影響を与えることが示唆されている．

おわりに

　ALS患者や変異SOD1マウスにおいて，血液や脳脊
髄液中の免疫細胞や免疫関連分子の変化がみられるこ
とや，グリア細胞と免疫細胞が相互作用し，ALS病態
に関与することが変異SOD1マウスを用いた研究によ
り明らかにされているが，実際，自然免疫反応がどの
ように活性化されて獲得免疫反応が誘導されるか，ま
た，全身の免疫環境が，病巣におけるグリア細胞など
にどのような影響を与えるのかなどについては，ほと
んど明らかになっていない．また，本稿では触れなかっ
たが，活性化ミクログリアは，神経傷害性と神経保護
性の二面性をもつことが示唆されており，このバラン
スを変化させる分子として，脊髄に浸潤した免疫細胞，
もしくは神経組織外に存在する免疫細胞が産生するサ
イトカインなどの関与が予想されているが，治療標的
となりうる分子はいまだ同定されていないのが現状で
ある．

　現在，われわれは，末梢における獲得免疫反応性の
異なる2種類の変異SOD1マウスを作製し，両者を比
較するという新たなアプローチ方法を用い，ALSにお
ける全身の免疫環境と中枢神経内におけるグリア病態
との連関の有無とその調節機構の解明および治療標的
になりうる免疫細胞や免疫関連分子の同定をめざし，
研究を進めている．さらに，最近では，認知症の主要
な原因となる神経変性疾患であるアルツハイマー病に
おいても免疫細胞とグリア細胞の連関が示唆されてお
り，グリア・免疫連関に着目した新たな病態メカニズ
ムの解明が期待される．

文献

1）McGeer PL, et al：Acta Neuropathol, 76：550-557, 1988
2）Kawamata T, et al：Am J Pathol, 140：691-707, 1992
3）Turner MR, et al：Neurobiol Dis, 15：601-609, 2004
4）Schiffer D, et al：J Neurol Sci, 139 Suppl：27-33, 1996
5）Boillée S, et al：Science, 312：1389-1392, 2006
6）Yamanaka K, et al：Nat Neurosci, 11：251-253, 2008
7）Kang SH, et al：Nat Neurosci, 16：571-579, 2013
8）Komine O & Yamanaka K：Nagoya J Med Sci, 77：537-549, 2015
9）Troost D, et al：Clin Neuropathol, 8：289-294, 1989
10）Beers DR, et al：Proc Natl Acad Sci U S A, 105：15558-15563, 2008
11）Chiu IM, et al：Proc Natl Acad Sci U S A, 105：17913-17918, 2008
12）Beers DR, et al：Brain, 134：1293-1314, 2011
13）Henkel JS, et al：EMBO Mol Med, 5：64-79, 2013
14）Thonhoff JR, et al：Neurol Neuroimmunol Neuroinflamm, 5：e465, 2018
15）Endo F, et al：Cell Rep, 11：592-604, 2015
16）Zhao W, et al：Glia, 58：231-243, 2010
17）Kang J & Rivest S：J Cell Biol, 179：1219-1230, 2007
18）Komine O, et al：Cell Death Differ, 25：2130-2146, 2018
19）Butovsky O, et al：J Clin Invest, 122：3063-3087, 2012
20）Wang L, et al：Hum Mol Genet, 20：286-293, 2011
21）Tada S, et al：J Neuroinflammation, 8：19, 2011
22）Sheean RK, et al：JAMA Neurol, 75：681-689, 2018
23）Coque E, et al：Proc Natl Acad Sci U S A, 116：2312-2317, 2019
24）Naor S, et al：J Neurol, 256：1228-1235, 2009
25）Lee JY, et al：J Neuroinflammation, 12：90, 2015

＜筆頭著者プロフィール＞

小峯　起：東京理科大学理工学部応用生物科学科卒業，同
大大学院生命科学研究科修士課程修了，東京医科歯科大学
大学院医歯学総合研究科博士課程修了（医学博士），同大
学21世紀COE特別研究員，同大学難治疾患研究所助教，
理化学研究所脳科学総合研究センター研究員を経て，2013
年より現職．現在，神経変性疾患における免疫系の役割と
神経−免疫連関を明らかにするべく，研究を行っている．

第2章　グリア細胞と神経免疫・臓器連関

6. グリア細胞による貪食を介した脳内リモデリング

森澤陽介，松井　広，小泉修一

発達期に限らず，成熟後も脳内の神経回路は書き換えられ，脳の構造と機能は更新され続ける．不要な回路を除去し，淘汰する過程は，適切な神経回路が形成され，正常に動作するために必須であると言える．近年，グリア細胞による不要物質の貪食が，神経回路の再編成，恒常性の維持，傷害組織の修復等に深く関与することが示されている．また，異常貪食や貪食過程の破綻とさまざまな病態との関連も指摘されている．本稿では，生理／病態時のグリア細胞による貪食過程が脳内リモデリングや脳機能制御に与える影響について最新の知見を紹介し，議論する．

はじめに

　ヒトの体内では，1日に10億個以上もの細胞が死んでいる．しかし，ヒトの体組織を詳しく観察しても，死んだ細胞はあまり見当たらない．死に瀕した細胞は，自ら致死的状況にあることを周囲へ伝え，迅速に貪食・除去するよう指示する．したがって，ある時点で固定した組織標本をつくってみても，ほとんど死細胞は見当たらないのである．このような死細胞の迅速な除去によって，細胞内の毒性・炎症物質の漏出は防が

れ，静的な死は実現される．死細胞や不要物質の除去を担うのは，従来，マクロファージといった貪食能に長けた "professional phagocytes" とよばれる免疫細胞であると考えられてきた．脳内に限って言えば，ミクログリアがこれにあたる．しかしながら，近年の研究から，さまざまな細胞が "non-professional phagocytes" として貪食能を発揮し，死細胞のみならず不要な物質を巧妙に処理することで，組織再編に寄与することが明らかになってきた．本稿では，組織恒常性の維持に留まらない．正常，病態時のいずれの場合にも

[略語]
AD：Alzheimer's disease
ASD：autism spectrum disorder
ALS：amyotrophic lateral sclerosis
MS：multiple sclerosis
NPC：neural progenitor cell

OPC：oligodendrocyte precursor cell
SBF–SEM：serial block–face scanning electron microscopy
SLE：systemic lupus erythematosus

Brain remodeling by glial phagocytosis in health and disease
Yosuke Morizawa[1] /Ko Matsui[1] /Schuichi Koizumi[2]：Super–network Brain Physiology, Graduate School of Life Sciences, Tohoku University[1] /Department of Pharmacology, Interdisciplinary Graduate School of Medicine and Engineering, University of Yamanashi[2]（東北大学大学院生命科学研究科超回路脳機能分野[1] /山梨大学大学院医学工学総合研究部薬理学教室[2]）

発揮されるグリア細胞による貪食を介した脳内リモデリングの多彩な機能を紹介したい.

1 発達期脳内リモデリング

われわれの脳内には，膨大な数の神経細胞から軸索や樹状突起が張り巡らされ，高度な情報処理を可能とする機能的な神経回路網が築き上げられている．発達初期には，神経細胞間をつなぐシナプス接続はいったん余剰につくられるが，発達に伴い，不要な神経回路は淘汰され，必要な回路のみが選択，強化される（脳内リモデリング）．必要なシナプスが選択される過程において，ミクログリアやアストロサイトは積極的に神経細胞の不要なシナプスを貪食して除去することが明らかになり，この貪食作用なしでは脳回路が正常に発達・機能しないことが近年，明らかにされた（**図1**）[1) 2)].

グリア細胞による貪食作用を調べるにあたって，マウスの網膜から外側膝状体へのシナプスが1つの優れたモデルとして用いられてきた．発達初期，網膜神経節細胞の軸索は両側の外側膝状体へと投射するが，発達に伴い，同側，対側からの投射が分離され，オーバーラップする領域が減少する（眼特異的分離）．そこで，まず眼特異的分離が生じる時期に両眼に異なる蛍光色のトレーサーを注入し，神経細胞を蛍光標識した．すると，蛍光色素を注入していないはずの外側膝状体のミクログリアやアストロサイト内の貪食小胞内に色素が観察された．詳しく見てみると，眼球の神経細胞に取り込ませた色素が含まれるシナプス終末部が数多くグリア細胞の貪食小胞内に取り込まれていた．次いで，片方の眼球に薬理学的操作を施し，神経活動を亢進もしくは抑制させる実験を行った．対側の外側膝状体でのグリア細胞による神経シナプス貪食を観察すると，貪食の程度は，それぞれの薬理学的操作に応じ，低下もしくは亢進することが観察された．したがって，グリア細胞は，活動の少ないシナプスを選択的に識別し，貪食，除去していることが明らかになった．また，①ミクログリアに高発現する補体受容体C3受容体を欠損させた場合，②その上流に位置するC1qを欠損させた場合，③アストロサイトに高発現する貪食受容体MEGF10，MerTKを欠損させた場合，いずれの場合も

それぞれのグリア細胞によるシナプスの貪食能が著しく低下し，眼特異的分離に不全が生じた．したがって，グリア細胞は弱いシナプスを選択し，貪食によってこれらのシナプスを淘汰するが，もしこの作用が発揮されなければ，適切な神経回路は形成されないことが示された．

なお，発達期のアストロサイトは，単に，シナプスを貪食するだけの存在ではない．アストロサイトは，ミクログリアにも影響を与え，ミクログリアによるシナプス貪食を間接的に促進する作用をもつことも明らかになってきた．例えば，アストロサイトが分泌するTGF-βは，網膜神経節細胞に発現する受容体TGFβRⅡを刺激し，C1qの発現を誘導する．C1qとは，前述の補体カスケードの上流シグナルである．網膜神経節細胞からC1qが分泌されると，ミクログリアは，C1qを受容し，シナプスを貪食する[3)]．また，発達期の視床や脊髄においては，アストロサイトの分泌するIL-33は，ミクログリアのIL1RL1受容体を活性化し，ミクログリアによる興奮性・抑制性シナプスの貪食を促進する[4)]．このように，神経-グリア，グリア-グリア間でさまざまな形でコミュニケーションが行われる結果，グリアによるシナプス貪食が誘導され，適切に調整されていることが示された．グリアによるシナプス貪食作用は，発達期の適切な神経回路網の形成を促進していることが明らかになった．

なお，ミクログリアによるシナプス貪食に不全が生じるCX3CR1欠損マウスでは，未成熟なシナプスが多く観察される．また，脳領域間の結合性の低下や社会性行動の低下なども認められる．これらの特徴は，自閉スペクトラム症の症状と類似しているため，ミクログリア貪食と自閉症との関連が注目されている[5)]．例えば，X連鎖性自閉スペクトラム症の一種であるレット症候群のモデルマウスにおいて，発達後期のミクログリアによる貪食異常が起こることが指摘されており，この貪食異常が自閉症の病態形成へつながる可能性が指摘されている[6)].

発達期には，余剰なシナプス結合が形成されるだけでなく，脳細胞の総数自体も余剰に生み出され，しだいに淘汰されることが知られている．ミクログリアは，幼若神経細胞，オリゴデンドロサイト，アストロサイトそのものを貪食することで，脳における総細胞数を

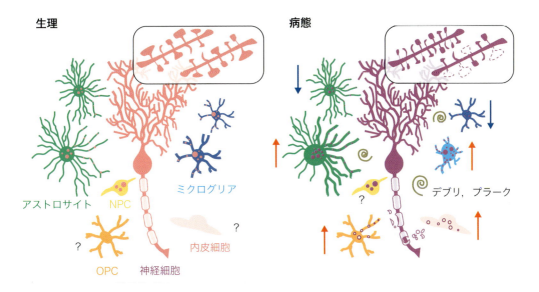

図1 グリア細胞らによる貪食を介した脳機能制御とその破綻
発達期，ミクログリアやアストロサイトは死細胞やシナプスを積極的に貪食，除去して適切な神経回路を構築する．成熟後も，死細胞やデブリの貪食を介し，脳内環境の恒常性の維持を担うが，老化によってこの機能が損なわれることも知られる．急性傷害後には，貪食性を亢進させ，炎症の促進を抑制し，不要物質を回収，除去することで組織修復にかかわる．一方，種々の病態時には，貪食能の破綻（不全・過剰）が原因で，未成熟な神経回路の形成や認知機能不全などが引き起こされる可能性が示唆されている．

間引き，結果として，精緻な神経回路網が形成される余地をつくり出すのに貢献する[7)〜9)]．さらに，近年，側坐核や扁桃体における雌雄特異的な回路の形成においても，ミクログリアによる貪食作用が貢献することが報告されている．側坐核や扁桃体において，特異的なシナプスや生きたアストロサイトが積極的に貪食されることが，雄特異的な神経回路網を形成することにつながり，社会性行動の表現型にも影響することが明らかになった[8) 10)]．このように，これまでは，神経回路網の"間"を埋めるだけの存在と考えられていたグリア細胞だが，むしろ，積極的に"間"をつくり出すことで，複雑な回路網が生まれる余地を形づくっていると言えるわけである．

2 脳内リモデリングによる恒常性の維持，その異常と破綻

これまで発達期において，グリアによる貪食作用が脳内リモデリングに貢献することは認められてきた．近年，成熟後の脳においてもグリアによる貪食が起きることが明らかになり，さまざまな病態との関連が指摘されている．貪食は正常時にも生じるが，異常な貪食機能が発揮されることもある．貪食機能の違いによって，脳神経回路がどのような影響を受けるのか，最近の研究をいくつか紹介する．

網膜の出力神経細胞である神経細胞の軸索は一カ所に集まり，網膜を出て中枢に投射されることが知られている．軸索の出口である視神経乳頭において，軸索から放出されたデブリ（細胞の破片などのゴミ）を，周囲のアストロサイトが恒常的に貪食していることが発見された[11)]．緑内障モデルでは，この貪食が亢進していることが示されている．なお，この視神経乳頭における軸索貪食においては，軸索から突出部が形成される．この貪食されつつある軸索からの突出部の内部を精査したところ，突出部内に多数のミトコンドリアや不良ミトコンドリアの残渣が含まれていることが明らかになった．また，視神経乳頭のみならず，皮質神経細胞においても，多数のデブリやミトコンドリア断片を含んだ軸索突出物が観察されている．この現象は，不良・不要物質を突出部に集め，グリアに引き渡し，処理することで軸索の恒常性を維持するメカニズム（transcellular mitophagy）として提案された[12)]．

驚くべきことに，脳室下帯の神経前駆細胞も貪食能を有し，神経回路に組込まれず死を迎えた幼若神経細胞を貪食することで組織恒常性の維持に貢献する[13]．遺伝学的，薬理学的な方法で，貪食を阻害すると，神経新生に不全をきたす．したがって，貪食による神経細胞の除去は，細胞の新生と同等に重要なイベントと言える．なお，ミクログリアも恒常的に死んだ幼若神経細胞を貪食している．成体脳においても，海馬歯状回の顆粒細胞下帯において，神経前駆細胞は生み出されているが，ここで生まれる幼若神経細胞の一部は死んでおり，これらはミクログリアによる貪食で迅速に除去されている．したがって，ミクログリアによる貪食作用が，海馬における神経新生や脳機能にどのような影響を有するのか，たいへん興味深い[14]．

グリア細胞の貪食と認知記憶機能やアルツハイマー病（AD）との関連では，近年，数多くの発見が報告されている．ADモデルマウスを用いた解析から，前述の補体カスケードの異常活性化とミクログリアによる過剰なシナプス貪食が生じることが観察された．AD患者の早期認知機能障害は，まさに，このようなミクログリアの異常によるものであるとの可能性が示されている[15]．また，別のグループでは，家族性ALSの原因遺伝子と考えられているTDP-43に着目した．まず，TDP-43が，ミクログリアのAβ貪食性を制御していることが明らかにされた．そこで，TDP-43遺伝子をミクログリア特異的に欠損させると，ミクログリアによるAβ貪食が亢進し，モデル動物におけるアミロイド斑（amyloid plaque）が減少することが示された．Aβ除去が亢進するだけなら，この遺伝子を欠損させることは望ましい効果を生むと言えるが，一方，このマウスではシナプス貪食までもが亢進してしまい，認知機能は低下することが示された．逆に言えば，この研究は，ミクログリアによるシナプス貪食異常は，認知機能低下へとつながることを示しており，ミクログリアと脳機能との関連が明らかにされたと言える[16]．一方で，老齢動物で低下するミクログリアの貪食能を改善することで，認知機能が改善することも報告された．この研究では，CRISPR-Cas9を用いた優れた貪食能スクリーニング系と若齢，老齢マウスの比較RNA-seq解析を用いて，老齢動物特異的に発現上昇し，貪食能を低下させる分子としてCD22（Siglec-2）

を同定した．すなわち，老化ミクログリアでは，CD22が貪食阻害分子として機能することで貪食能が低下している可能性が示された．実験的にこの分子を阻害すると，ミエリンデブリやAβオリゴマーの貪食能が高まることが示された．さらに，加齢やADモデルマウスにおいて異常化するミクログリアの遺伝子プロファイルが，CD22分子を阻害することで正常化し，老化動物の認知記憶能力が向上することも明らかにされた[17]．ミクログリアによる貪食は，適切な回路形成，不要物質の除去は脳機能維持に重要である一方で，病態時におけるミクログリアの暴走は，脳機能を著しく低下させる危険性を孕む．ミクログリアの貪食機能は，このような二面性をもつため，病態の詳細な理解が進めば，ミクログリア貪食機能を適切にコントロールすることが可能になり，AD等の認知症に対処する優れた治療標的となりうると期待できる．

なお，近年，アストロサイトによるシナプス貪食とADとの関連も指摘されている．晩期発症型ADの最も強いリスク遺伝子として知られるApoE遺伝子には，アイソフォームとしてε2，3，4が存在する．ε3/ε3に比べ，ε4/ε4は罹患リスクが〜12倍高く，ε2/ε3は約半分ほど低いと考えられている．非常に興味深いことに，ヒトApoE2ノックインマウスのアストロサイトはシナプスの貪食能が高いのに対し，ApoE4ノックインマウスではシナプス貪食能が著しく低下する．さらに，老齢ApoE4マウスでは，海馬内にC1qが異常に蓄積するのが観察された．一方，ApoE2マウスでは顕著にC1q蓄積が低下していた．これらの結果から，アストロサイトによって刈り込まれるべき老化不要シナプスが残存すると，補体活性化が引き起こされ，神経変性が誘導される可能性があると，筆者らは言及している[18]．

さらに，他の脳病態とグリア細胞貪食機能との関連をいくつか紹介する．難治性の自己免疫疾患である全身性エリテマトーデス（SLE）の患者の多くは，全身性の炎症性臓器障害の他に，不安やうつ，認知機能不全，痙攣，精神疾患などの神経症状を呈することが知られる．SLEモデルマウスを詳しく調べた結果，I型インターフェロンシグナルを介して，ミクログリアが異常活性化し，それに伴い，神経細胞の部分的な貪食や，シナプスの貪食が亢進することで，このような神

経症状を呈する可能性が報告された．また，末梢由来のインターフェロンが中枢へと移行し，Ⅰ型インターフェロン受容体を刺激する可能性も実験的に示唆された．したがって，末梢組織における免疫状態が，ミクログリアによる異常貪食を引き起こして，SLEの神経症状の発症へとつながる可能性が指摘された[19]．

多発性硬化症もまた，不必要な免疫応答により，髄鞘が脱落する自己免疫疾患と考えられている．多発性硬化症では，病巣に浸潤したリンパ球やマクロファージといった免疫細胞により，髄鞘が破壊され，脱髄が進行すると考えられてきた．ところが，多発性硬化症モデルマウスを用いた1細胞トランスクリプトーム解析から，多発性硬化症モデルのオリゴデンドロサイトやオリゴデンドロサイト前駆細胞にMHCⅠ，Ⅱ遺伝子などが発現していることが明らかになった．この他にも，これまで免疫細胞に発現していると考えられてきた多発性硬化症関連遺伝子の多くを，オリゴデンドロサイト等が発現していることが明らかになった．実際，オリゴデンドロサイト前駆細胞は，ミエリンを貪食することが示され，また，抗原提示を介したT細胞の活性化を誘導できることも明らかになった．ヒト多発性硬化症の組織内にも，このような特殊な遺伝子発現を伴った病態関連オリゴデンドロサイト系譜細胞は認められた．これまで，オリゴデンドロサイト系譜細胞は攻撃を受ける対象と考えられてきた．ところが，オリゴデンドロサイト系譜細胞もまた，自己を貪食することを通して，自己免疫活性化に積極的に貢献している可能性が示された[20]．さらに，多発性硬化症モデルや脊髄損傷モデルにおいて，微小血管を形成する血管内皮細胞にも，ミエリンを貪食する能力が見出され，それらが脱髄を促進することが報告された[21]．

このように，脳内では，ミクログリアだけでなく，アストロサイト，オリゴデンドロサイト系譜細胞，血管内皮細胞など，多種多様な細胞が，さまざまな状況において要・不要物質の貪食を行い，脳機能を制御したり，病態形成にかかわっていることが明らかになりつつある（**図1**）．したがって，さまざまな脳病態を治療するうえでは，これら多くの細胞のそれぞれに特有な貪食機能に関して，さらなる理解が必要とされている．

3 組織修復における貪食性アストロサイトによる脳内リモデリング

脳が傷害された後，組織が修復される際に，神経回路網の再編成能力が顕在化する．その一例に，脳梗塞があげられる．脳梗塞後，アストロサイトが神経組織を貪食することで，脳内リモデリングに貢献している可能性を見出した．われわれの最新の知見を紹介する．

脳梗塞時には，脳血管が詰まり，血管周辺組織が不可逆的な傷害を受け，その結果，梗塞領域が担っていた脳機能が失われ，対応した身体機能も失われる．脳梗塞は，成人の死因，後遺症（麻痺，運動・意識障害，失語など）の主因の1つとされる．しかし，いまだ治療などの介入法に乏しい．傷害により死滅した神経細胞は再生しないが，リハビリを通じ，傷害の対側領域や梗塞周辺（ペナンブラ）領域の生存神経細胞が代償的に新たな回路を築くことで，失った機能を取り戻すことができる（**図2**）．傷害組織のなかから再び機能的な回路を築くには，膨大な量の有害かつ不要な傷害組織を除去し，環境を整備する必要がある．われわれは，一過性中大脳動脈閉塞モデルを脳梗塞モデルとして用い，傷害後のグリア細胞の貪食性を詳細に観察した．既報の通り，梗塞後に，ミクログリアやマクロファージといった免疫細胞が梗塞（コア）領域へと集積し，多数の死細胞やデブリを貪食している様子が観察された．梗塞領域のアストロサイトも，神経細胞らと同様に死を迎え，免疫細胞に貪食される．ところが，ペナンブラ領域では，免疫細胞が活性化される時期より遅れるが，梗塞領域を覆い囲むようにアストロサイトも活性化していた．脳の機能再建に重要であると考えられるこのペナンブラ領域で活性化したアストロサイトが，変性神経細胞の断片を多数取り囲んでいる様子が散見された．さらに，SBF-SEMを用いた三次元電子顕微鏡観察では，多数のデブリがアストロサイト内部に完全に取り込まれていることが確認された．光学顕微鏡では，空間解像度に限界があるため，細胞片が隣接しているだけなのか，貪食によって完全に内包されているのかが区別がつかないため，しばしば，結果の解釈について論争の種になることがある．しかし，このたびの電顕観察では白黒をはっきりつける結果が観察された．さらに，光顕像からは，アストロサイト内

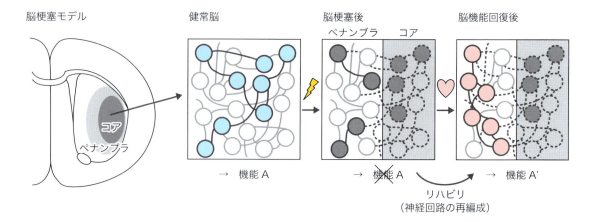

図2　脳梗塞傷害後の脳内再編と機能回復
健常脳において機能A（随意運動など）を担う神経回路（太線）．梗塞傷害後には，コア領域の神経細胞死により神経回路が破綻し，機能Aが消失する（破線）．ペナンブラ領域や周囲の正常な神経回路網の再編成により，機能A'を担う新たな神経回路が形成される（太線）．

の貪食小胞中には，神経細胞やシナプス，免疫細胞由来のシグナルが観察され，電顕像からもシナプスやミエリン様の構造の取り込みが観察された．これらの結果から，アストロサイトが多様な基質に対する高い貪食性を有することが明らかになった．

なお，活性化アストロサイトの貪食性は非常に高く，免疫細胞と遜色ないほどであることが明らかになった．しかし，ミクログリアとアストロサイトの2つの異なる貪食細胞が存在する意義は何であろうか．いまだ，明確な答えは得られていないが，1つにはミクログリアとアストロサイトのそれぞれの貪食活性には，時空間的に大きな隔たりがあることを見出した（**図3**）．それぞれの細胞の貪食活性を時空間的に解析した結果，前述の通り，免疫細胞は傷害の初期に貪食性を顕著に亢進させており，その活躍の場は，多くの死細胞が存在する梗塞領域であった．それに対し，アストロサイトは傷害のより後期に貪食性を亢進させており，活性化される場は，ペナンブラ領域においてであった．また，SBF-SEMを精査すると，免疫細胞中には，数μm以上もの大きなデブリを取り込んだものが散見された．しかし，アストロサイト内にはそのような大きなデブリ取り込みは観察されなかった．以上の結果から，比較的大きな基質を貪食により取り込むことができる免疫細胞は，コア領域において，死細胞を貪食し有害物質が漏出することを防ぐための応急処置として機能し，免疫細胞貪食作用の結果としては，炎症が抑えられるという効果が期待される．一方，アストロサイトによる貪食は，より後期に発揮され，有害物質の漏出を封じ込める第二の障壁として働くとともに，この時期，ペナンブラ領域で再活性化する神経回路の再編において不要シナプスやデブリを貪食により除去するなどして，組織再編などの脳内リモデリングに貢献するのではないかと推測した[22)23)]．

活性化アストロサイトにおいて貪食活性が上昇するメカニズムを調べるため，遺伝子発現解析を行ったところ，貪食関連分子ABCA1発現の亢進が必要であることが明らかになった．そこで，アストロサイト特異的ABCA1欠損マウスを作製したところ，アストロサイトの貪食能低下と脳梗塞後の細胞外デブリの残存が多く認められた．アストロサイトの貪食が，組織修復や運動機能回復に生じる影響については今後の研究課題と言える．なお，アストロサイトにおけるABCA1発現亢進や，その結果として生まれるアストロサイトの貪食能の増大のもつ病態生理学的な意義についても，今後の研究を通して明らかにされることが期待される[24)]．

ABCA1を含めたこの貪食経路分子は，ある統合失調症家系において，リスク変異であることが報告されている[25)]．また，近年，筋萎縮性側索硬化症，パーキンソン病モデル，アルツハイマー病モデルやヒトの脱

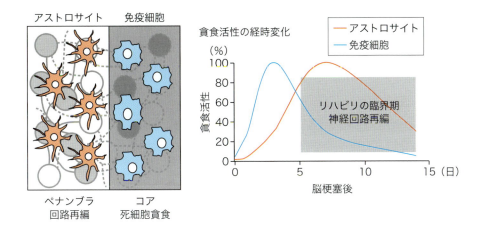

図3　異なる貪食細胞の時空間特性
ミクログリアやマクロファージなどは，脳梗塞後初期にコア領域へと遊走し，死細胞や不要物質を貪食除去し，炎症を防ぐ役割を果たす．一方，アストロサイトはペナンブラ領域で，より遅いフェーズに貪食性を亢進させ，シナプスやデブリを貪食していた．齧歯類の脳梗塞モデルにおけるシナプスリモデリングやリハビリの臨界期と対応することから不要物質の除去を通じて，組織リモデリングに貢献する可能性が示唆される．

髄性疾患などにおいても，アストロサイトの貪食性が亢進している可能性が報告されている．一方，活性化アストロサイトと言っても一様ではないことが認識されはじめている．一口に「活性化」と言っても，場合によっては，アストロサイトによる貪食能が逆に低下する可能性も指摘されている．したがって，アストロサイト貪食が病態とどのようにかかわるのかについて，一筋縄では解釈はできないが，ますますの注目が集まっていると言えるであろう[26]．

おわりに

本稿では，生理的な状態でも生じる貪食作用によって，脳内リモデリングがどのように進み，脳機能がどのように影響されるのかについて，最新の知見を紹介した．また，生理的な状態と脳病態時とを比較する研究も紹介した．いずれにせよ，これまでは，免疫細胞が貪食を行うことが前提にして研究が展開してきたが，じつは，本稿で詳しく紹介したように，non-professional phagocytesの役割が近年注目を浴びている．というのも，これらの細胞による貪食作用が，脳機能をどのように制御しているのか，その機構について不明な点が，現時点ではあまりにも多いからである．例えば，こういった細胞には，アストロサイト，オリゴデンドロサイト，血管内皮細胞までもが含まれるが，実際にはどのような場面でどの細胞による貪食が起きるのか，多くのことが明らかにされていない．具体的には，生理条件や病態条件では，特にどの細胞が貪食をするのか，また，どの脳領域での活性化がみられるのか．さらに，貪食する対象としては，細胞体，デブリ，突起，プレ・ポストシナプスなどが考えられるが，それぞれの細胞には，担当する貪食対象は割り当てられているのか．また，どのようにして食べるべき対象を見つけるのか（find-me，eat-me，don't eat-me，activation signal，オプソニン，貪食受容体等）など，多くのことがわかっていない．さらに，それぞれの細胞による貪食が亢進することや抑制されることで，結果として，どのような脳機能に不全等の影響が及ぶのかも多くが不明である．これまでに多くの知見が蓄積されてきた免疫細胞に関する貪食研究との比較を通して，これらの膨大な数の疑問を一つひとつ解決していく必要性がある．脳内グリア細胞による貪食と，貪食を通した脳機能制御に焦点を当てた研究領域が，今後，さらに発展していくことが期待される．

文献

1) Schafer DP, et al：Neuron, 74：691-705, 2012
2) Chung WS, et al：Nature, 504：394-400, 2013

3) Bialas AR & Stevens B：Nat Neurosci, 16：1773-1782, 2013
4) Vainchtein ID, et al：Science, 359：1269-1273, 2018
5) Paolicelli RC, et al：Science, 333：1456-1458, 2011
6) Schafer DP, et al：Elife, 5：doi:10.7554/eLife.15224, 2016
7) Cunningham CL, et al：J Neurosci, 33：4216-4233, 2013
8) VanRyzin JW, et al：Neuron, 102：435-449.e6, 2019
9) Li Q, et al：Neuron, 101：207-223.e10, 2019
10) Kopec AM, et al：Nat Commun, 9：3769, 2018
11) Nguyen JV, et al：Proc Natl Acad Sci U S A, 108：1176-1181, 2011
12) Davis CH, et al：Proc Natl Acad Sci U S A, 111：9633-9638, 2014
13) Lu Z, et al：Nat Cell Biol, 13：1076-1083, 2011
14) Sierra A, et al：Cell Stem Cell, 7：483-495, 2010
15) Hong S, et al：Science, 352：712-716, 2016
16) Paolicelli RC, et al：Neuron, 95：297-308.e6, 2017
17) Pluvinage JV, et al：Nature, 568：187-192, 2019
18) Chung WS, et al：Proc Natl Acad Sci U S A, 113：10186-10191, 2016
19) Bialas AR, et al：Nature, 546：539 543, 2017
20) Falcão AM, et al：Nat Med, 24：1837-1844, 2018
21) Zhou T, et al：Nat Neurosci, 22：421-435, 2019
22) Murphy TH & Corbett D：Nat Rev Neurosci, 10：861-872, 2009
23) Shichita T, et al：Nat Med, 23：723-732, 2017
24) Morizawa YM, et al：Nat Commun, 8：28, 2017
25) Chen X, et al：PLoS One, 4：e6875, 2009
26) Jung YJ & Chung WS：Biomol Ther (Seoul), 26：350 357, 2018

＜筆頭著者プロフィール＞

森澤陽介：2010年，広島大学薬学部卒業，'15年，山梨大学大学院医学工学総合研究部薬理学教室（小泉修一研究室）にて博士号取得〔博士（医科学）〕．同年，東北大学大学院博士研究員（松井広研究室），'18年から日本学術振興会特別研究員．学習時の神経回路再編におけるグリア細胞の役割に興味をもって研究中．

第2章 グリア細胞と神経免疫・臓器連関

7. 歯周病菌とミクログリアの不都合な関係
—アルツハイマー病治療のパラダイムシフト

中西　博，野中さおり

「アミロイドカスケード仮説」に基づいたアルツハイマー病治療薬の開発は困難をきわめており，病因の捉え方のパラダイムシフトが必要である．最近，アルツハイマー病患者の剖検脳にヘルペスウイルスならびに歯周病菌であるジンジバリス菌病原因子（LPSとジンジパイン）が検出された．さらに，LPSやジンジパインがミクログリアの活性化を介して慢性的脳炎症を誘引し，認知機能障害を引き起こすことが示唆されている．アルツハイマー病の根本的治療法の確立には歯周病を中心とした「感染症仮説」に基づいた複合的な治療戦略が重要になると考えられる．

はじめに

アルツハイマー病の原因には，脳内でAPPからタンパク質分解酵素であるβならびにγセクレターゼの働きによって産生されたAβが凝集・沈着することで老人斑が形成され，直接的あるいはタウタンパク質の過剰リン酸化による神経原線維変化を介してニューロン毒性を引き起こすという「アミロイドカスケード仮説」が広く支持されている（**図1**）．これまでAβの産生・凝集・沈着を標的とした抗Aβ抗体，βならびにγセクレターゼ阻害薬などが開発されてきた．しかし，いまだ臨床試験によってその効果が証明された根本治療薬は得られておらず，2002年から10年間の臨床試験に進んだ新薬候補の失敗率は99.6％と報告されている[1]．

このためアルツハイマー病の予防・治療法を早急に確立するためには病因の捉え方を大きく変えるパラダイムシフトが必要ではないかと考えられる．まず，「感染症仮説」ならびに「脳炎症仮説」を再評価する必要がある[2]．また，歯周病とアルツハイマー型認知症と

[略語]

Aβ：amyloid β（アミロイドβ）
APOE：apolipoprotein E（アポリポタンパク質E）
APP：amyloid precursor protein（アミロイド前駆タンパク質）
ERK1/2：extracellular signal–regulated kinase1/2

HSV1：Herpes simplex virus 1（単純ヘルペスウイルス1型）
LPS：lipopolysaccharide（リポ多糖類）
PAR2：protease activated receptor 2（プロテアーゼ活性型受容体2）
PI3K/Akt：phosphatidylinositol 3–kinase/protein kinase B

Inconvenient relationship between periodontal disease bacteria and microglia: A paradigm shift in the treatment of Alzheimer's disease
Hiroshi Nakanishi/Saori Nonaka：Department of Pharmacology, Faculty of Pharmacy, Yasuda Women's University（安田女子大学薬学部薬理学分野）

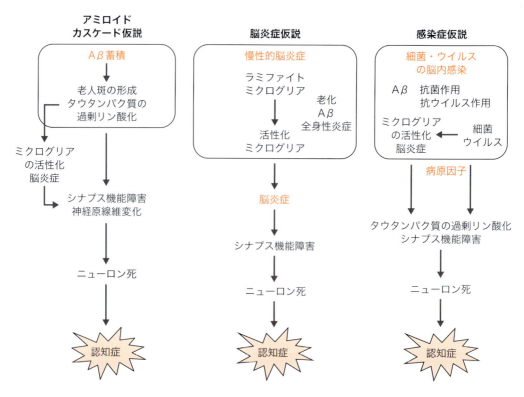

図1 アルツハイマー型認知症の発症メカニズムに関する3つの仮説
アミロイドカスケード仮説，脳炎症仮説ならびに感染症仮説．

の関係が注目され，さらに最近では主要な歯周病菌であるジンジバリス菌（*Porphyromonas gingivalis*）の産生するジンジパインを創薬の標的とした臨床試験も開始されている．本総説ではアルツハイマー病の増悪因子あるいは原因として感染症や歯周病が注目されてきた経緯について概説し，われわれの歯周病とミクログリアに着目した研究を紹介したい．

1 アルツハイマー病の「感染症仮説」

Ruth F Itzhaki（マンチェスター大学）らはHSV1[※1]（単純ヘルペスウイルス1型）のマーカーであるチロシンキナーゼ遺伝子を用い，HSV1が高齢者の脳内に存在することをはじめて見出した[3]．さらに，アルツハイマー病の危険因子であるアポリポタンパク質E遺伝子多型の1種であるAPOE-ε4とHSV-1が同時に脳内に存在すると，アルツハイマー病を発症する危険性が高まることを見出し[4]，アルツハイマー病とHSV1

の関係を明らかにした．すなわち，幼児期に感染し末梢神経系に潜伏感染しているHSV1がストレスや老化に伴う免疫系の低下により再活性化し，脳内に侵入してウイルス誘発性炎症を引き起こすことでアルツハイマー病の要因となることを示した[5]（**図1**）．しかし，この「感染症仮説」は広く認められるに至っていない．2016年，ItzhakiならびにRichard Lathe（エディンバーグ大学）を中心とした33名の国際的なアルツハイマー病研究者は，J Alzheimer's Disease誌の論説でアルツハイマー病における感染の役割について再評価することを訴えた[6]．さらに最近，Ben Readhead（マウントサイナイ医科大学）らはアルツハイマー病患者の剖検脳において遺伝子解析によりヒトヘルペスウイ

※1 HSV1
多くのヒトが乳幼児期に感染し，末梢神経系（三叉神経節や脊髄後根神経節）に潜伏感染する．ストレスや老化に伴う免疫系の低下により再活性化し，ヘルペス髄膜炎やヘルペス脊髄炎などを引き起こす．

ルス6A（HHV-6A）ならびにヒトヘルペスウイルス7（HHV-7）が対照群に比べて約2倍に増加していることを報告し，HHV-6AがAβ生成にかかわる遺伝子の発現を制御することを明らかにした[7]．

アルツハイマー病の発症にはウイルスやバクテリアが関与するという仮説に基づく治療法（抗菌薬ならびに免疫療法など）がアルツハイマー病の進行の遅延や治療への応用が期待される．

2 歯周病はアルツハイマー病の増悪因子：「歯周病増悪因子説」

わが国の歯周病の患者数は8,000万人以上と考えられているが，痛みを伴わないため継続的な治療を受けている患者は少ない．歯周病菌は歯肉の血管から容易に全身循環系に侵入する．このため歯周病が，糖尿病，心血管系疾患，誤嚥性肺炎などの呼吸器疾患，早産・低体重児出産，細菌性心内膜炎や敗血症などの感染症，糸球体腎炎，関節炎，掌蹠膿疱症などの危険因子になる．

Angela R Kamer（ニューヨーク州立大学）らは歯周病がアルツハイマー型認知症の増悪因子となることを示唆し[8]，歯周病を罹患したアルツハイマー病患者では罹患していない患者と比較して認知機能は有意に低いことを報告した[9]．さらに，Sim Shinghrao（セントラル・ランカーシャー大学）らは，アルツハイマー病型認知症患者の剖検脳においてジンジバリス菌由来LPSに対する免疫反応性を検出した[10]．一方，Clive Holmes（サウサンプトン大学）らは，コホート研究における6カ月間のフォローアップの結果，歯周病を罹患しているグループでは罹患していないグループと比較して有意な認知機能の低下が認められることを明らかにした[11]．これらの結果は，歯周病菌やその菌体成分が全身循環に入り，血液脳関門を通過して脳実質内に侵入することでアルツハイマー病の病態に関与する可能性を示している．

歯肉の血管から容易に全身循環系に侵入する経路に加え，ジンジバリス菌が腸内細菌叢を大きく変化させ，全身的な炎症を引き起こす経路も考えられる[12]．マウスにジンジバリス菌を経口投与したところ，腸内のBacteroides門の比率が増加しFirmicutes門の比率が低下した．このことからジンジバリス菌を飲み込むことによって生じる腸内細菌叢の撹乱が血中の内毒素量を変化させ，透過性の亢進した腸管上皮細胞から入った内毒素が血流を介してさまざまな組織・臓器に炎症を起こすことが示唆された（図2）．興味深いことに，同様の腸内細菌の変化が家族性遺伝子変異を含むAPPならびにプレセニリンを過剰発現させたAPP/PS1マウスのアルツハイマー様脳病態の進行に伴って生じることが報告されている[13]．

3 ジンジバリス菌由来LPSによるミクログリアの活性化

ジンジバリス菌由来LPSは歯周組織や血液中における単球/マクロファージなどの細胞を刺激し，IL1βならびにTNF-αなどの炎症性サイトカインの産生分泌を誘導するが，大腸菌由来LPSに比べると刺激能が低い．ジンジバリス菌由来LPSは，歯周局所に加え全身において低レベル炎症状態をもたらし，歯周病の全身疾患に関与する重要な因子と考えられる．

そこでわれわれは若年ならびに中年マウスを用い，全身投与したジンジバリス菌由来LPSが学習行動や脳炎症に及ぼす影響を解析した[14]．その結果，ジンジバリス菌由来LPSを5週間に渡って腹腔内投与すると，中年マウスにおいて学習・記憶能力の有意な低下，ミクログリアによるIL1β産生ならびに海馬ニューロン内におけるAβ蓄積が生じた．一方，ミクログリアにおけるIL1β産生に関与するリソソーム酵素のカテプシンBを欠損させた中年マウスや若齢マウスではこのような変化は認められなかった．解析の結果，ジンジバリス菌由来LPSの刺激によりミクログリアからカテプシンB依存的に産生分泌されるIL1βが中年マウスにおける海馬ニューロン内でのAβ蓄積に関与することが明らかとなった．さらに，家族性遺伝子変異を含むAPPを過剰発現させたhAPP-J20マウスにジンジバリス菌を口腔内投与することで実験的歯周炎を惹起させると脳内の炎症性サイトカイン産生量ならびにAβ沈着量が増加し，認知機能の有意な低下が生じることが報告されている[15]．

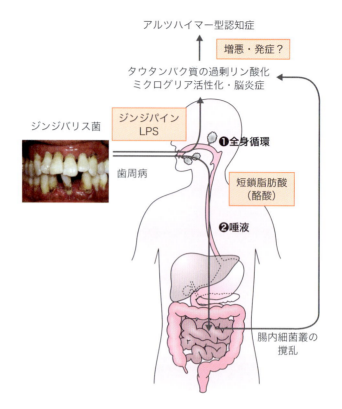

図2 ジンジバリス菌によるアルツハイマー型認知症の悪化メカニズム
①ジンジバリス菌あるいはその病原因子が歯肉の血管から全身循環に入り脳に侵入する経路ならびに②唾液と一緒に飲み込んだジンジバリス菌が腸内細菌叢を撹乱する経路.

4 ジンジバリス菌の産生するジンジパインによるミクログリアの活性化

ジンジバリス菌は歯周病の発症・進行に最も影響を及ぼす病原菌であり,菌体表面および菌体外に強力なプロテアーゼを産生する.なかでもジンジパイン[※2]は本菌の産生する主要なプロテアーゼで,ジンジバリス菌の増殖ならびに菌体表面タンパク質の成熟化に関与している.さらに,ジンジパインは生体タンパク質の分解を引き起こして宿主細胞に傷害を与え,歯周病に関連する種々の病態を生み出す.ジンジパインは単量体として菌体細胞外に分泌され,外膜上では血球凝集素やヘモグロビン結合タンパク質,LPSならびにリン脂質と結合した高分子複合体としても存在する.

最近,われわれはミクログリア特異的にGFPを発現する遺伝子改変マウスを用いて脳内に注入したジンジバリス菌に対するミクログリアの動的挙動を解析した.

その結果,ミクログリアが注入されたジンジバリス菌に向かって突起を伸展させとり囲むことを見出した[16].また,マウス脳内にジンジバリス菌を微量注入すると,注入部位へのミクログリアの集積が認められた[17].ジンジバリス菌注入により誘引されるミクログリアの集積はジンジパイン阻害薬を同時注入することでほぼ完全に抑制された.さらに,ジンジパインはPAR2[※3]を活性化することでERK1/2ならびにPI3K/Akt経路を活

※2 ジンジパイン

ジンジバリス菌の産生するプロテアーゼで,アルギニンジンジパイン(*rgpA*ならびに*rgpB*遺伝子にコード)とリジンジンジパイン(*kgp*遺伝子にコード)とよばれるペプチド切断特異性の異なる2種類がある.

※3 プロテアーゼ活性化受容体

Gタンパク質共役型受容体.プロテアーゼによって細胞外に露出しているN末端ペプチド鎖が特定部位で切断され,生じた新たなN末端が内因性リガンドとなり活性化される.PAR1からPAR4までのサブタイプがある.

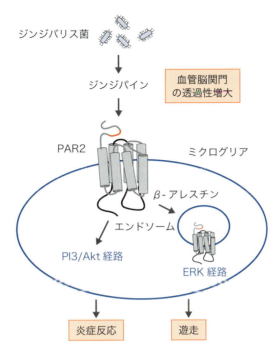

図3 ジンジパインにより活性化させたPAR2によるシグナル伝達経路
PI3K/Akt経路ならびに内在化に伴うERK1/2経路の活性化.

性化し，ミクログリアの遊走反応ならびに炎症反応を引き起こすことを明らかにした．

5 ジンジパインによるミクログリアのPAR2活性化と細胞内シグナル

　PAR2と共役するGタンパク質は，N末端を切断するプロテアーゼによって異なっている[18)〜20)]．また，ある種のプロテアーゼによって切断されたPAR2はβ-アレスチンと結合することでエンドソームへ移行し，エンドソーム内でERK1/2のリン酸化を起こす[19) 20)]．このことからプロテアーゼ特異的な切断により生じるN末端アミノ酸配列が，プロテアーゼに依存したPAR2の細胞内シグナルを決定していると考えられる．しかし，ジンジパインによるミクログリアにおけるPAR2下流の細胞内シグナル経路の詳細は不明である．そこでわれわれはジンジパインによるPAR2活性化に伴う細胞内シグナル経路について解析し，PAR2はβ-アレスチン依存的にエンドソームに移行しERK1/2の活性化を誘導することを突き止めた（未発表）（図3）．通常，Gタンパク質共役型受容体のエンドソームへの移行はリソソームでの分解，もしくはリサイクリングエンドソームに入って再び細胞膜表面に移行することを意味する．一方，PAR2は内在化に伴いエンドソームの膜上でERKシグナル複合体が組み立てられるための足場となる．PAR2内在化によるエンドソームシグナル伝達経路の全容解明にはさらなる解析が必要である．

6 ジンジパインはアルツハイマー病の原因酵素か？

　さらに最近，創薬ベンチャーのCortexyme社とJan Potempa（ヤギェウォ大学ならびにルイビル大学）の研究グループは，脳に感染したジンジバリス菌の産生するジンジパインがアルツハイマー様脳病態を直接的に引き起こしており，経口投与可能で血液脳関門透過性の低分子ジンジパイン阻害薬がアルツハイマー病の予防・治療薬となる可能性を示した[21)]．彼らはアルツハイマー病患者の剖検脳ではジンジパインの免疫反応性がコントロール脳の10倍以上高く，海馬ニューロン

ならびにアストロサイト内に局在することを示した．さらに，ジンジバリス菌cDNAをアルツハイマー病患者の脳ならびに脳脊髄液内で検出した．また，ジンジパインの免疫反応性はタウタンパク質と相関し，タウタンパク質を過剰発現させたヒト神経芽細胞腫SH-SY5Y細胞にジンジバリス菌を感染させると可溶性タウタンパク質の量が減少することを見出した．このことから，タウタンパク質はジンジパインにより特異的に切断されることが示されたが，切断によるリン酸化レベルの変化は不明である．

さらに中年マウスにジンジバリス菌を口腔感染させたマウス脳からジンジバリス菌cDNAならびにAβ_{1-42}が検出されたが，ジンジパイン欠損株を口腔感染したマウス脳ではほとんど検出されなかった．また，独自に開発した血液脳関門透過性のジンジパイン阻害剤を投与すると，ジンジバリス菌を口腔内感染したマウス脳におけるジンジバリス菌，Aβ_{1-42}ならびにTNFαが有意に減少した．これらの結果から，ジンジパイン阻害薬はジンジバリス菌の脳内感染を阻害し，Aβ_{1-42}の産生蓄積ならびに脳炎症を抑制することが明らかとなった．

7 Aβの抗菌ならびに抗ウイルス作用

Aβについても抗菌ならびに抗ウイルス作用をもつという新たな役割が提示されている．これまで「アミロイドカスケード仮説」を推進してきたRudolph E Tanzi（マサチューセッツ総合病院＆ハーバード大学）らは，Aβが脳内に侵入した細菌や真菌を封じ込めることで脳保護的に働くことを報告した[22]．さらに彼らは5種の家族性遺伝子変異を含むAPPを過剰発現させた5×FADマウスとヒト神経細胞3次元培養系において，Aβがオリゴマー化を経てヒトヘルペスウイルス（HHV-6AならびにHHV-7）表面の糖タンパク質に結合しAβ蓄積を促進することを見出した[23]．このことでAβが脳内に侵入したヘルペスウイルスに対する抗ウイルス作用を発揮するとした．また，Aβ_{1-42}がジンジバリス菌の細胞膜を障害することにより殺菌作用を示すことが示されている[21]．これらの結果よりAβが感染に対する自然免疫としての役割を果たしている可能性が示唆される．

8 短鎖脂肪酸とミクログリア

短鎖脂肪酸は炭素6以下の構造をもつカルボン酸で，ヒトでは消化が難しい食物繊維やオリゴ糖を材料として腸内細菌によって生成され，エネルギー代謝調節ならびに炎症反応の制御にかかわる．一方，歯周病菌が生成する短鎖脂肪酸の一種の酪酸が歯周細胞内に取り込まれると鉄分子（ヘム），過酸化水素ならびに遊離脂肪酸が過剰に産出され，酸化ストレスによって歯周組織を破壊する．最近，ラットの歯肉に酪酸を注入することによる脳への影響が解析された．その結果，酪酸を注射したラットでは鉄分子（ヘム），過酸化水素，遊離脂肪酸ならびにアポトーシス実行因子のカスパーゼ-3の濃度が特に海馬において有意に増加した[24]．酪酸のニューロンに対する直接作用に加え，酪酸の作用により活性化したミクログリアの関与も考えられる．しかし，ミクログリアをはじめ脳細胞は短鎖脂肪酸を特異的に感知する受容体（GPR41ならびにGPR43）を発現していない．短鎖脂肪酸はヒストン脱アセチル化酵素の阻害によるエピジェネティックな作用をもつことが知られており，さらなる解析が必要である．

おわりに

アルツハイマー病は「アミロイドカスケード仮説」に基づいて理解され，この仮説に沿った創薬が行われてきたが根本治療法は得られていない．一方，ジンジバリス菌のLPSやジンジパインはミクログリアの活性化を介して慢性的脳炎症を誘引し，認知機能障害に関与することが明らかとなってきた．さらに，ジンジパインは血液脳関門の透過性を亢進する（未発表）．今後，アルツハイマー病の予防ならびに根本治療には歯周病を中心とした「感染症仮説」に基づいた創薬を見直すことが不可欠と思われる．

文献

1）Cummings JL, et al：Alzheimers Res Ther, 6：37, 2014
2）武 洲, 中西 博：日本薬理学雑誌, 150：141-147, 2017
3）Jamieson GA, et al：J Med Virol, 33：224-227, 1991
4）Itzhaki RF, et al：Lancet, 349：241-244, 1997
5）Itzhaki RF：Front Aging Neurosci, 10：324, 2018
6）Itzhaki RF, et al：J Alzheimers Dis, 51：979-984, 2016

7) Readhead B, et al：Neuron, 99：64-82.e7, 2018
8) Kamer AR, et al：Alzheimers Dement, 4：242-250, 2008
9) Kamer AR, et al：J Alzheimers Dis, 28：613-624, 2012
10) Poole S, et al：J Alzheimers Dis, 36：665-677, 2013
11) Ide M, et al：PLoS One, 11：e0151081, 2016
12) Arimatsu K, et al：Sci Rep, 4：4828, 2014
13) Harach T, et al：Sci Rep, 7：41802, 2017
14) Wu Z, et al：Brain Behav Immun, 65：350-361, 2017
15) Ishida N, et al：NPJ Aging Mech Dis, 3：15, 2017
16) Takayama F, et al：Sci Rep, 6：30006, 2016
17) Liu Y, et al：Sci Rep, 7：11759, 2017
18) Jimenez-Vargas NN, et al：Proc Natl Acad Sci U S A, 115：E7438-E7447, 2018
19) Zhao P, et al：J Biol Chem, 289：27215-27234, 2014
20) Soh UJ, et al：Br J Pharmacol, 160：191-203, 2010
21) Dominy SS, et al：Sci Adv, 5：eaau3333, 2019
22) Kumar DK, et al：Sci Transl Med, 8：340ra72, 2016
23) Eimer WA, et al：Neuron, 100：1527-1532, 2018
24) Cueno ME & Ochiai K：Front Immunol, 9：1158, 2018

＜著者プロフィール＞

中西　博：安田女子大学薬学部薬理学分野教授．九州大学薬学部卒業．同大学薬学研究科博士課程中退，薬学博士．同大学大学院歯学研究院口腔機能分子科学分野教授を経て，2018年より現職．研究テーマは，プロテオリシスによるミクログリアの機能制御．

野中さおり：安田女子大学薬学部薬理学分野助教．金沢大学薬学部卒業．同大学大学院医学系研究科修了，博士（医薬学）．同大学医薬保健研究域薬学系助教を経て，2018年より現職．研究テーマは，歯周病菌によるミクログリア活性化機構の解明．

第3章 グリア細胞と疾患

1. 脳保護・修復におけるグリア細胞の役割
―グリア性虚血耐性

小泉修一，平山友里

> 虚血耐性とは，先行した非侵襲的虚血負荷により，その後の侵襲的虚血に対する抵抗性が獲得
> される現象であり，脳を含めた多くの臓器で認められる．これまでの脳虚血耐性は，神経細胞
> の細胞自律的な作用として多くの研究がなされてきた．本稿では，ミクログリアおよびアスト
> ロサイトがそれぞれ異なるメカニズムで虚血耐性獲得に必須の役割を果たしていること，また
> 両者の共同作業として虚血耐性が獲得されるメカニズムについて概説する．

はじめに

　脳は虚血に対して最も脆弱な臓器である．これまで，脳卒中治療および予後改善をめざして，神経細胞を標的とした1,000以上の脳保護薬の開発が行われてきたが，十分な治療効果が得られた薬物はほとんどなかった[1]．このような状況のなかで，脳科学研究のリーダーの一人であった故Barres博士は，「グリア細胞は脳を救う方法を知っているのに脳科学者はまだそれを知らない」という，神経細胞研究に偏り過ぎている現在の脳科学を少し皮肉った言葉を残している[2]．

　脳卒中は，本邦の死亡原因第4位の重篤な疾患であ

り，一命をとりとめた後も大きな後遺症に悩まされる場合が多いことから，医学的にも社会的にも重要な疾患であると言える．実際，最も手厚いケアが必要な要介護5に至る原因疾患の第1位は脳卒中である．脳卒中は，大きく分けると血管が詰まる脳梗塞と血管が破れる脳出血，クモ膜下出血に大別され，脳梗塞の割合が最も高い．血流確保が最も重要な治療戦略であり，組織プラスミノーゲン活性化薬（tPA）を用いた血栓溶解療法の開発・改良により治療は大きく進んだ[3]．しかし，tPA療法適応のタイムウィンドウが限られていること，また血流再開後にも神経細胞の障害や死が進行していく，いわゆる遅発性神経細胞死に対処できな

[略語]

BDNF：brain derived neurotrophic factor（脳由来神経栄養因子）
FC：fluorocitrate
GFAP：glial fibrillary acidic protein（グリア線維性産生タンパク質）
HIF1α：hypoxia inducible factor1α
IFN：interferon
MCAO：middle cerebral artery occlusion（中

大脳動脈閉塞）
PC：preconditioning（プレコンディショニング）
TLRs：toll-like receptors
TNAα：tumor necrosis factor alpha（腫瘍壊死因子）
tPA：tissue plasminogen activator（組織プラスミノーゲン活性化薬）

Glial roles in regulation of neuroprotection and repairs –Ischemic tolerance induced by glial cells
Schuichi Koizumi/Yuri Hirayama：Department of Neuropharmacology, Interdisciplinary Graduate School of Medicine, University of Yamanashi（山梨大学大学院総合研究部医学域薬理学講座）

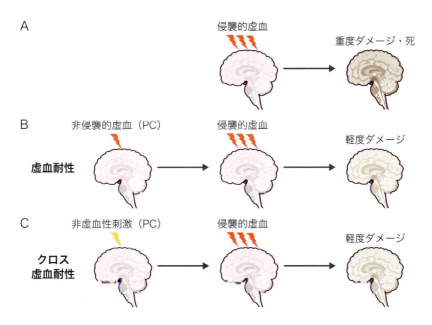

図1 虚血耐性
A）侵襲的虚血に曝露された脳では，重篤な神経細胞障害・細胞死が起こる．B）侵襲的虚血に先行して軽度な非侵襲的虚血（PC）を経験すると，侵襲的虚血により惹起されるダメージは著しく抑制される．これが虚血耐性である．C）虚血耐性を誘導するPCは，必ずしも同じ虚血である必要はない．LPS等細菌感染を模した刺激，熱，物理刺激，化学物質等でも虚血耐性を誘導することができる．これを，クロス虚血耐性（cross-tolerance）とよぶ．

いこと等，その治療戦略にはまだまだ未解決な問題が多い．

脳卒中治療薬の開発が苦戦する一方で，「虚血耐性[※]」の研究は大きく進んだ．虚血耐性とは，先行して非侵襲的虚血（プレコンディショニング，PC）を経験すると，その後の侵襲的虚血に対する抵抗性が獲得できる現象であり，虚血に最も脆弱な臓器である脳でも臨床的および実験的に認められる現象である（**図1A，B**）．PCによる脳保護作用は非常に強力であることから，虚血耐性現象の分子メカニズム解明こそが脳卒中治療戦略の鍵になるとして，多くの精力的な研究が展開された．虚血耐性誘導に関連する，複数の重要な分子，さらに細胞内シグナル等が報告されているが[4〜7]，そのほとんどは神経細胞に注目したもの，つまり虚血耐性は，神経細胞自律的メカニズムにより獲得されるという立場からの研究ばかりであった．脳は神経細胞とグリア細胞により構成されているが，その数はグリア細胞が数倍も多い．グリア細胞は，神経伝達物質受容体，イオンチャネル，輸送体等を発現しており，刺激に応答して，「グリア伝達物質」とよばれる化学伝達物質を放出する[8]．このグリア伝達物質による神経-グリア細胞間の双方向性のコミュニケーションにより，グリア細胞は脳機能をきわめて即時的かつ積極的に制御しているのである．グリア細胞は，脳内外の環境変化に対して敏感で，変化を感知するとすばやく大きく変化し，また変化の方向性が多様であることから，特に病態生理的条件下で果たす役割に注目が集まっている．したがって，PCのような軽微な脳内環境変化は，まずグリア細胞がそれを感知し，自身が変化することでその後の虚血耐性誘導カスケードのスイッチが入るのではないか，という仮説にたどり着く（**図2**）．グリア細胞が神経細胞に対する保護作用を呈することはよく知られており，例えば*in vivo*脳卒中モデルでアストロサイト機能を抑制すると，神経細胞障害は悪化する[9]．これらの知見も，本仮説を支持するもの

> ※ **虚血耐性**
> 先行した非侵襲的虚血を経験すると，その後の侵襲的虚血に対する抵抗性を獲得する現象．虚血耐性による脳保護作用は非常に強い．

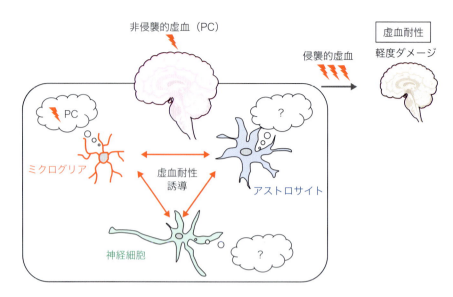

図2 グリア細胞によるPCの感知・応答と虚血耐性
PCは神経細胞にを傷つけない非常に軽度な負荷である．グリア細胞は脳内外の環境変化に敏感であり，特にミクログリアは常に脳内を監視する高感度センサーとしての役割を有する．PC後にいち早く応答し，変化するのもミクログリアである．PCを感知したミクログリアが直接，あるいはアストロサイトを介して虚血耐性を誘導する可能性が高い．虚血耐性獲得には，PC後のミクログリア–アストロサイト–神経細胞のコミュニケーションが必要である．

であると考える．しかし，前述した虚血耐性におけるグリア細胞の役割はこれまであまり研究されてこなかった．

本稿では，虚血耐性とグリア細胞に関する最新の知見を紹介しながら，脳卒中に対して強い脳をつくる「グリア性虚血耐性」について特にアストロサイトの視点から解説する[10)～12)]．

1 虚血耐性

虚血耐性は1986年のMurryらによる心臓を用いた研究によりはじめて見出された[13)]．虚血耐性による心臓保護作用は非常に強力で，また虚血耐性は心臓以外の多くの臓器，例えば肺，腎臓，肝臓，骨格筋，さらに虚血に対して最も脆弱な脳でも認められることから，以来，虚血耐性の基礎研究はもちろん，臨床応用を指向した実用化研究も非常にさかんに行われるようになった．in vivo脳において虚血耐性が認められることは，スナネズミの脳虚血モデルを用いた日本発の研究としてはじめて証明され，それ以降も多くの日本人研究者が本領域の発展に貢献している[14)～16)]．また，虚血耐性を誘導するための先行刺激は，必ずしも虚血負荷である必要はない．虚血とは異なる刺激，例えば低体温や感染を模したLPS（lipopolysaccharide）を先行して負荷した場合でも，その後の侵襲的虚血に対する抵抗性を獲得することが可能で，これはクロス虚血耐性とよばれる[16)]（図1C）．化学物質，例えば3-nitropropionic acid[17)]やresveratrol[18)]等を使ったケミカルPCによってもクロス虚血耐性を誘導することができる．また，虚血耐性を誘導する脳部位と，先行して刺激を行う脳部位は必ずしも一致する必要はなく，例えば脳から遠く離れた後肢に先行負荷を与えた場合でも大脳で虚血耐性が誘導され，これはリモート虚血耐性とよばれる[19)]．実際の医療への応用を考えると，「先行して軽い脳卒中を負荷すること」は現実的ではない．したがって，クロス虚血耐性およびリモート虚血耐性の発見は，臨床応用を見据えた研究を行ううえで非常に重要な発見であり，また同時にまだ不明点が多い虚血耐性の分子メカニズム解明においても非常に有用であると言える．

虚血耐性誘導の分子メカニズムの研究は，当初神経細胞に焦点を当てた神経細胞自律的なメカニズムとしての研究が多く，神経細胞の膜安定化，興奮性抑制，アポトーシス抑制等が主に提唱されたメカニズムであっ

た[16]. また, 虚血耐性の実行分子として, HSP (heat shock protein)[6], BDNF (brain-derived neurotrophic factor)[7] などの神経栄養因子, EPO (erythropoietin)[4], VEGF (vascular endothelial growth factor)[5] およびHIF (hypoxia inducible factor) 1α などが見出されている. 興味深いことに, これらの分子は神経細胞由来であるだけでなく, グリア細胞で産生・放出されている. これは虚血耐性獲得メカニズムにおける神経細胞非自律的機構の重要性を示唆するものであり, 以下にグリア細胞を中心にその役割について記載する.

2 グリア細胞と虚血耐性

1) ミクログリア

ミクログリアは脳内免疫担当細胞であり, 外傷, 感染, 種々の神経変性疾患および精神疾患時に先行して強く活性化する. したがってこれまでミクログリアは, 脳疾患の分子病態とリンクした炎症誘発性の傷害性細胞としての側面から注目されてきた. しかしミクログリアの機能は実に多様であり, 抗炎症性サイトカイン産生, BDNF等の神経成長因子産生, シナプス新生促進, 不要シナプス除去による神経ネットワーク再編, 貪食によるデブリや不要物質の除去等, 細胞保護的および脳恒常性維持細胞としての側面も強く認められる. 前述のように, ミクログリアは特に環境変化に非常に敏感で, 変化に対する応答がすばやい. 実際, PCにより先ずミクログリアの活性化 (Iba1強陽性) が観察される. 非常に重要なことは, LPS刺激によりクロス虚血耐性が誘導されること[20], これがミクログリアのTLRs (Toll-like receptors) 依存的であること[21], さらに活性化ミクログリアを脳室に注入すると虚血耐性が誘導されること[22], である. つまり, 活性化ミクログリアは虚血耐性誘導の鍵である可能性が高いのである. ミクログリアが種々のTLRsを介して虚血耐性を誘導するシグナルカスケードや分子メカニズムも明らかにされつつあり, Ⅰ型IFN (interferon) シグナルおよび関連分子が大きく関与する[23]. その中心的なシグナルとしてTLR4, さらにTNF (tumor necrosis factor) αの重要性が指摘されている. しかし, TNFα等のⅠ型IFN関連分子が, どのように虚血耐性を誘

導するのかについては不明点が多く残っている.

ミクログリアは直接神経細胞の機能に影響するだけでなく, ミクログリア-アストロサイト連関を介して脳機能を制御することに注目が集まっている. 例えば, ミクログリアから放出されたATPはアストロサイトからグルタミンを放出させることで二次的に神経機能を制御するし[24], 外傷性脳損傷を感知したミクログリアはその情報をアストロサイトに伝えることで二次的に脳保護作用を発揮する[25]. このように, ミクログリアとアストロサイトが巧妙にコミュニケーションおよび役割分担をすること, つまりミクログリアが微細なPCを感知するセンサーとして, その後アストロサイトが虚血耐性を誘導する実行因子として, それぞれ機能している可能性が示唆される (図2). 次に, 実行因子としてのアストロサイトの重要性について述べる.

2) アストロサイト

アストロサイトは最も大きく数の多いグリア細胞である. 神経細胞の支持や老廃物の処理等の古典的な役割に加え, シナプス伝達 (第5章-1参照), シナプス再編 (第2章-6参照), 血流, エネルギー代謝等, 脳の中核機能を積極的に制御していることが明らかになってきている. マウス中大脳動脈閉塞 (MCAO) モデルを用い非侵襲的虚血 (短時間MCAO) をPCとして負荷すると, ミクログリア活性化より少し遅れたPC3日後よりアストロサイトは活性化し, GFAP (glial fibrillary acidic protein) 強陽性のいわゆる「反応性アストロサイト」に変化する. PC後の反応性アストロサイトと虚血耐性が誘導される脳部位の時空間分布がよく一致すること, アストロサイトの活性化抑制薬FC (fluorocitrate) が虚血耐性を消失させること[10], さらにアストロサイト特異的中間フィラメントGFAPおよびvimentinダブルノックアウトマウスでPCによるアストロサイトの活性化を抑制すると, 虚血耐性も消失すること[26], からアストロサイトの活性化は虚血耐性獲得の必要条件であることが示された.

PCにより, アストロサイトはグルタミン酸トランスポーター1発現およびグルタミン酸取り込みを亢進させ, 興奮毒性を抑制することで虚血耐性を誘導する等[27], これまでは興奮性シナプス伝達のネガティブ制御がアストロサイトによる虚血耐性メカニズムであると考えられてきた. PC直後に認められる特徴的な現象

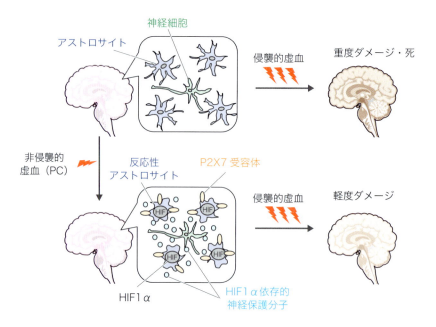

図3 アストロサイトによる虚血耐性の誘導メカニズム
上段：侵襲的虚血負荷を受けると，脳は重度のダメージおよび神経細胞死を引き起こす．下段：PC後3日程度で，アストロサイトは反応性に変化し，P2X7受容体を強く発現させ，虚血耐性型アストロサイトに変化する．P2X7受容体活性化によりアストロサイトは持続的にHIF1αの発現を亢進させる．アストロサイトのHIF1αは，神経細胞等のように低酸素・虚血依存的に細胞内に蓄積するのではなく，P2X7受容体活性化に依存的して発現が亢進する．反応性アストロサイトは，このHIF1α依存的に神経保護分子EPOやVEGFを発現することで，その後の侵襲的虚血に対する抵抗性，虚血耐性を誘導する．

に細胞外ATPの上昇がある．ATPはアストロサイト-神経連関で中心的な役割を果たすグリア伝達物質であることから[28]，ATP関連分子のスクリーニングを行い，PCがアストロサイト特異的にイオンチャネル型P2X7受容体を強く発現亢進させることを見出した[10]．P2X7受容体は炎症や細胞死と関連するP2受容体として知られ，正常脳では特にミクログリアに多く発現している．しかしPCにより，P2X7受容体はアストロサイト特異的に正常時の100倍以上に発現し，その時空間パターンはアストロサイト活性化および虚血耐性獲得の時間経過とよく相関していた．さらに，アストロサイト活性化をFCで抑制するとP2X7受容体の発現亢進も抑制され，アストロサイト活性化に依存していることが明らかとなった．さらにP2X7受容体欠損マウスでは，PCによる虚血耐性の獲得は完全に消失した．したがって，PCにより反応性アストロサイトはP2X7受容体を発現させた「虚血耐性型アストロサイト」に変化し，このP2X7受容体シグナルが虚血耐性獲得の必要条件であることが示唆された．

最後に虚血耐性獲得の実行因子の探索を開始し，HIF1αの重要性を見出した．HIFは，酸素恒常性制御のマスター分子であり，特に神経細胞では，HIF1αは低酸素時に細胞内に蓄積し，核内に移動し，HIF1βと二量体を形成して，100種類以上の重要な分子の転写因子として機能している．HIF1αは，恒常的に細胞内でつくられているが，酸素依存的な分解酵素による早い代謝を受けるため，通常の酸素濃度下ではほとんど機能していない．しかしアストロサイトでは神経細胞等と異なり，HIF1αは低酸素依存的なメカニズムで蓄積するのではなく，むしろP2X7受容体依存的メカニズムにより発現が亢進する．また反応性アストロサイトのP2X7受容体の発現は持続的であり（数週間），よってHIF1α発現も持続的である．これらにより，HIF1α依存的なEPO[4]およびVEGF[5]等の各種脳保護分子の転写は持続的に亢進し，脳内には十二分な神経保護分子が産生され，よってその後の侵襲的虚血に対する強い抵抗性，虚血耐性が誘導される可能性が示唆された（**図3**）．

虚血耐性獲得における，アストロサイトP2X7受容体およびHIF1αシグナルの重要性を示した．しかし，アストロサイトがどのようにPCを感知し，どのようなメカニズムでP2X7受容体発現を亢進させるのかについては不明のままである．PC後には，アストロサイトの活性化およびP2X7受容体発現亢進がほぼ同じタイミングで起こるが，ミクログリアの活性化はそれに先行して起こる．前述したように，LPSによるクロス虚血耐性獲得時のミクログリアは，TNFα等のI型IFN関連分子を誘導するが，TNFαはP2X7受容体を発現亢進するシグナルとしてよく知られている．虚血耐性は，このようにミクログリア–アストロサイト間の巧妙なコミュニケーションによって誘導される可能性が示唆されたが，詳細は今後の解析を待たなければならない（**図2**）．

今回は神経非自律的な虚血耐性獲得メカニズムとして，特にミクログリアとアストロサイトに注目して概説したが，虚血耐性獲得には血管系の関与も示唆されている．例えば，PCにより血管内皮細胞で発現亢進するosteopontin依存的に虚血耐性が形成されるメカニズムも示唆されている[29]．今後は，グリア–血管–神経系コミュニケーションとしての虚血耐性研究が必要であると考える．

おわりに

虚血耐性獲得におけるグリア細胞の重要性を，ミクログリアおよびアストロサイトに注目して最近の知見を紹介した．それぞれのグリア細胞の重要性はもちろんであるが，両者がコミュニケーションをとることで，はじめて虚血耐性が獲得される可能性も示した．本稿は，これまでの神経細胞を中心に解析されてきた虚血耐性の分子メカニズムに関する多くの研究成果を否定するものではない．しかし，アストロサイト活性化抑制薬により虚血耐性現象が消失してしまったこと等を考慮すると，これまで見出されていた神経細胞依存的な虚血耐性獲得メカニズムが，神経細胞自律的なものではなくグリア細胞とのコミュニケーションの結果による神経細胞非自律的である可能性を示唆するものとして興味深い．

文献

1）O'Collins VE, et al：Ann Neurol, 59：467-477, 2006
2）Barres BA：Neuron, 60：430-440, 2008
3）Lees KR, et al：Lancet, 375：1695-1703, 2010
4）Prass K, et al：Stroke, 34：1981-1986, 2003
5）Bernaudin M, et al：J Cereb Blood Flow Metab, 22：393-403, 2002
6）Liu Y, et al：Neuroscience, 56：921-927, 1993
7）Terasaki Y, et al：J Cereb Blood Flow Metab, 30：1441-1449, 2010
8）Haydon PG：Nat Rev Neurosci, 2：185-193, 2001
9）Hayakawa K, et al：J Cereb Blood Flow Metab, 30：871-882, 2010
10）Hirayama Y, et al：J Neurosci, 35：3794-3805, 2015
11）Hirayama Y & Koizumi S：Glia, 65：523-530, 2017
12）Hirayama Y & Koizumi S：Neurosci Res, 126：53-59, 2018
13）Murry CE, et al：Circulation, 74：1124-1136, 1986
14）Kitagawa K, et al：Brain Res, 528：21-24, 1990
15）Kitagawa K, et al：Brain Res, 561：203-211, 1991
16）Kirino T：J Cereb Blood Flow Metab, 22：1283-1296, 2002
17）Horiguchi T, et al：Stroke, 34：1015-1020, 2003
18）Raval AP, et al：J Cereb Blood Flow Metab, 26：1141-1147, 2006
19）Ren C, et al：Neuroscience, 151：1099-1103, 2008
20）Tasaki K, et al：Brain Res, 748：267-270, 1997
21）Karikó K, et al：J Cereb Blood Flow Metab, 24：1288-1304, 2004
22）Kitamura Y, et al：J Pharmacol Sci, 94：203-206, 2004
23）McDonough A & Weinstein JR：Glia：doi:10.1002/glia.23695, 2019
24）Pascual O, et al：Proc Natl Acad Sci U S A, 109：E197-E205, 2012
25）Shinozaki Y, et al：Cell Rep, 19：1151-1164, 2017
26）Li L, et al：J Cereb Blood Flow Metab, 28：468-481, 2008
27）Zhang M, et al：J Cereb Blood Flow Metab, 27：1352-1368, 2007
28）Koizumi S, et al：Proc Natl Acad Sci U S A, 100：11023-11028, 2003
29）Ozaki T, et al：Sci Rep, 6：25893, 2016

＜筆頭著者プロフィール＞
小泉修一：1992年九州大学大学院薬学研究科博士課程修了，（財）ヒューマンサイエンス振興財団（博士研究員），英国ケンブリッジ大学（博士研究員），国立医薬品食品衛生研究所（研究員，主任研究官，室長）を経て，2007年より山梨大学大学院総合研究部医学域薬理学講座教授．'17年から同基礎医学系長併任．脳機能におけるグリア–神経連関の役割の解明をめざしている．病態脳におけるグリア細胞のもつ有益な側面をもっと明らかにしたい．

第3章 グリア細胞と疾患

2. 脱髄初期におけるミエリン破壊機構の解明

板東良雄

> 多発性硬化症（multiple sclerosis：MS）は中枢神経系に空間的・時間的に多発する脱髄病変を伴う疾患であり，障害された部位に応じてさまざまな神経症状を呈する．20〜30歳代の女性に多く発症することが知られており，再発と寛解をくり返すのが疾患の特徴の一つとされている．MSでは中枢神経系に浸潤した免疫細胞のみならず，髄鞘や軸索に対する自己抗体や髄鞘反応性T細胞の存在も認められることから，自己免疫疾患の一種であると考えられている．このような背景から免疫学的アプローチを中心としたMS研究が発展し，免疫療法を中心とした治療法が確立されるようになった．その一方で，病理学的特徴である脱髄や軸索変性の分子機序についてはまだまだ不明な点も多く，根治療法をめざしたMS治療法の開発には至っていない．本稿ではわれわれが最近見出した脱髄初期変化の病態について紹介したい．

はじめに

中枢神経系の髄鞘（ミエリン鞘）はグリア細胞の1つであるオリゴデンドロサイトによって形成され，軸索を覆うことによって跳躍伝導という速い神経伝導を可能にしている．一方，炎症細胞などによって髄鞘あるいはオリゴデンドロサイトが傷害され，髄鞘が消失した状態を脱髄とよんでいる（**図1**）．いったん，脱髄が生じると跳躍伝導の維持ができなくなり，神経症状が出現すると考えられている．また，多発性硬化症（multiple sclerosis：MS）ではオリゴデンドロサイト前駆細胞が脱髄病変部位近傍に存在するにもかかわら

ず，再髄鞘化が阻害されているという報告もあり，再髄鞘化療法をめざした研究が世界中で展開されている．MSの病態解析によく用いられているのはマウスを用いた実験的脳脊髄炎（experimental autoimmune encephalomyelitis：EAE）や銅キレーターであるcuprizoneを用いた可逆性脱髄モデルが一般的によく知られている．

1 マウスを用いたMS研究

現在，MSの研究に用いられている病態モデルや遺伝子改変マウスはあるが，なかでもEAE，cuprizone

[略語]
EAE：experimental autoimmune encephalo-myelitis（実験的脳脊髄炎）
MOG：myelin oligodendrocyte glycoprotein
MS：multiple sclerosis（多発性硬化症）

SEM：scanning electron microscope（走査型電子顕微鏡）
TEM：transmission electron microscope（透過型電子顕微鏡）

Pathogenesis of demyelination during the early stage of MS and its murine model EAE
Yoshio Bando：Department of Anatomy, Akita University Graduate School of Medicine（秋田大学大学院医学系研究科形態解析学・器官構造学講座）

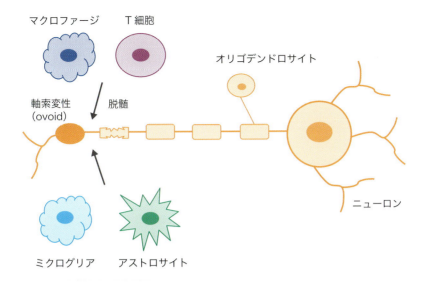

図1　中枢神経系における脱髄と軸索変性
中枢神経系においてはオリゴデンドロサイトが軸索に髄鞘を形成し，跳躍伝導を維持している．一方，MSのような脱髄疾患では中枢神経組織内に浸潤したマクロファージやT細胞といった免疫系細胞やアストロサイトやミクログリアといったグリア細胞が脱髄に関与する．また，炎症性サイトカインなどの液性因子も脱髄に関与すると考えられている．脱髄が起こるとむき出しとなった軸索は変性をきたす．軸索が局所的に節状に膨張し変性する病理像をovoidとよんでいる．

を用いた脱髄モデル，*shiverer*のような髄鞘構成タンパク質欠損マウスが代表的なものとしてあげられる．EAEはMSの病態解析や治療法の開発に広く利用されているが，その歴史は古い．Pasteurらが中枢神経組織を免疫することによって脳炎が発症するという可能性を偶然発見した1885年にはじまる[1)～4) 12)]．その後，1942年にFreundらが結核死菌（mycobacterium tuberculosis）を含むアジュバント（Freund's adjuvant）を用いて中枢神経組織を免疫することによって脳炎を誘導するという画期的な方法の開発に成功し，1984年にEAE誘導プロトコールが確立された．この方法では，中枢神経組織の脱髄を起こしている病変部位に末梢からの白血球の浸潤が認められ，ヒトMSの病理学的所見と類似した病態を誘導できることが確認されている．また，髄鞘構成タンパク質に対する自己抗体やミエリン反応性T細胞が病態形成に関与していることが明らかとなり，現在ではMS研究に有用な病態モデルであることが世界中で広く認められている．本稿では，髄鞘構成タンパク質MOG（myelin oligodendrocyte glycoprotein）のペプチドに結核死菌とアジュバントを混合したエマルジョンをマウス鼡径リンパ節周辺に免疫することによって，EAEを誘導している．

cuprizoneは銅のキレーターであり，0.2～0.3％程度になるように固形飼料に添加した特殊飼料をマウスに4～6週食べさせることによって中枢神経組織内で脱髄を誘導する．興味深いことに主にオリゴデンドロサイトの細胞死が惹起され，脱髄が生じ，大脳の白質部分である脳梁が最も障害を受けやすいことが知られている．一方，餌を普通食に戻すとすみやかに再髄鞘化が惹起され，数週間後には病理学的にはほぼ正常レベルにまで再髄鞘化が起こることから，可逆的な脱髄モデルとしても認識されている．このモデルでは，血液脳関門は障害されないため，末梢からの炎症細胞の浸潤は認められないのが特徴である．

2　これまでの脱髄研究における形態学的解析法と問題点

髄鞘研究を行ううえで脱髄や再髄鞘化の評価をどのように行うかは重要な問題であるが，組織標本を用いた染色や電子顕微鏡を用いて髄鞘の有無を観察すると

いった形態学的解析が最も一般的である．髄鞘を染色する方法として Luxol fast blue（LFB）染色や LFB 染色とニッスル染色の二重染色を行う Kluver‒Barrera（KB）染色がよく用いられているが，髄鞘が存在すれば青色に染まるため，髄鞘の有無の判定を簡単に行うことができる．最近では，蛍光色素を用いた類似の方法も開発されており，利便性は高くなりつつある．また，透過型電子顕微鏡（transmission electron microscope：TEM）を用いた形態学的解析も脱髄研究には欠かせないものとなっている．しかしながら，髄鞘は思っている以上にデリケートな構造であり，特に中枢神経組織は TEM 用試料作製中にしばしば髄鞘がほどけてしまうなど，アーチファクトを含むことが少なくはなく，動物の固定技術や方法，固定液の条件などさまざまな要因があると考えられる．そのため，TEM による観察は髄鞘の有無のみを判断するには大きな問題はないが，髄鞘の初期変化や病態変化を鋭敏に捉えることはきわめて困難である[5）12）]．

　LFB 染色や KB 染色はこれまで脱髄研究に大きく貢献してきたことは事実であり，これからも強力なツールであることに変わりはないが，問題点が全くないわけではない．この染色法を実際に行ってみると分別の工程等のいくつかのステップで技術と経験を要する難しい部分があり，そのさじ加減によって結果が大きく変わることもある．また，この染色法は髄鞘が存在すれば青色に染まることを前提としているため，染まらない部位は「髄鞘がない」と考えられてきた．そのため，これまでは「脱髄＝髄鞘が消失」と考えられてきた．ところが，実際にヒト MS 剖検脳やマウス EAE モデルを観察してみると，電子顕微鏡レベルで脱髄病変部位に異常な髄鞘構造をもつ軸索を観察する経験は少なくない．つまり，LFB 染色の結果と微細構造のレベルでは必ずしも一致しないことを念頭においておかなければならない．

3 ODO‒SEM による新しい形態学的解析法

　われわれは当時，脱髄がどのように惹起されるのかを明らかにすべく，形態学的解析を進めていたが，われわれの技術では TEM を用いた方法で明らかにするこ

とは難しいと感じていた．そこで，オスミウミ浸軟法（osmium‒DMSO‒osmium method/osmium maceration method：ODO 法）という方法を用いて試料を作製し，走査型電子顕微鏡（scanning electron microscope：SEM）を用いて観察する技術（本稿では以下，ODO‒SEM とする）を導入し，これまでの脱髄研究で生じていたさまざまな問題点を解決できることを見出した[5）]．オスミウム浸軟法は1981年に田中・名黒らによって開発された細胞内の膜構造を SEM で観察するための試料作製法である[6）～8）]．この方法は低濃度のオスミウム中に長時間試料を浸漬させることによってタンパク質成分を戦略的に除去するため，膜成分を見やすくすることができる．しかも，細胞内小器官の膜構造の変化を観察するのに適した技法であることから，髄鞘研究にも応用できることが予想された．実際，TEM では正常中枢神経組織においても髄鞘全体あるいは一部がルーズになるといったアーチファクトが認められた．この原因は試料作製中の処理工程が原因と考えられ，技術力を高めることである程度の改善は認められるが，一定の確率で異常な髄鞘構造が所見のなかに含まれてしまい，脱髄の初期変化を観察するのは困難と思われた．一方，本法では少なくとも試料作製によるアーチファクトはほとんど認められず，髄鞘構造はコンパクトな状態を維持していた[5）]．SEM 観察で用いるオスミウム浸軟法における組織の固定条件は TEM 観察で用いる試料作製の固定条件よりも弱いにもかかわらず，なぜこのような良好な結果が得られるのかを科学的に証明するデータを今のところ持ち合わせていないが，少なくとも本法を用いることにより，脱髄の初期変化を鋭敏に捉えることができる可能性が示唆された．ただし，TEM と SEM で得られる情報は互いに補完的なものであって，目的に応じて選択すべきであり，どちらかの技術に優劣をつけるものではないことは言うまでもない．

4 病態モデルにおける脱髄初期の形態学的解析

　では，実際にマウス MS 病態モデルではどのような結果が得られるのであろうか．そこで，cuprizone を用いた可逆性脱髄モデルを用いて検討を行った．本モ

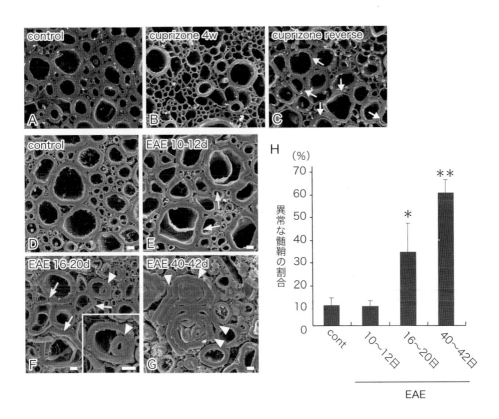

図2　脱髄モデルにおける髄鞘構造の変化

A）〜C）cuprizoneモデルにおけるマウス脳梁の髄鞘構造の変化．A）正常，B）cuprizone 4w投与．無髄線維のような軸索が多数散見され，脱髄が認められる．C）cuprizone投与4w＋普通食2w．無髄線維のような軸索の数は減っており，再髄鞘化が認められる．髄鞘の層はコンパクトで正常であるが，髄鞘と軸索膜の間には隙間が認められ，まだ十分に接着していない（矢印）．D）〜H）EAEモデルにおけるマウス脊髄（腰髄）の髄鞘構造の変化．D）正常，E）免疫後10〜12日．EAEの症状はいまだ認められないが，すでに髄鞘がコンパクトなまま軸索膜から解離している（矢印）．これが脱髄の初期変化である．F）免疫後16〜20日．発症ピーク時であり，髄鞘が軸索膜から解離する脱髄像に加えて，二重に形成された髄鞘（double myelin）も認められる．G）免疫後40〜42日．寛解期には多重に形成された髄鞘構造（矢頭）や軸索内腔が膜構造で閉塞した異常な軸索が多数認められる．H）EAEにおける異常な髄鞘構造をもつ軸索数の変化．EAE発症とともに異常な髄鞘をもつ軸索数は増加する．興味深いことに症状が回復する寛解期においても異常な髄鞘構造をもつ軸索数はさらに増加している．（文献5，9より転載）

デルはオリゴデンドロサイトが細胞死を起こすことによって脱髄を惹起するため，髄鞘が消失する典型的な脱髄像が観察できると考えられた．実際，マウス脳梁を観察すると，cuprizone投与によって脳梁の髄鞘はほとんど消失しており，あたかも無髄神経線維のように軸索のみが観察され典型的な脱髄像が観察された（図2A，B）[9]．一方，普通食に戻し再髄鞘化を促進すると再髄鞘化が認められた（図2C）．興味深いことに普通食に戻して2週間後の再髄鞘化をよく観察すると，軸索と髄鞘の間は比較的ルーズなものが多く，髄鞘と髄鞘の層の間はむしろタイトに接着しているような所見が認められた（図2C矢印）．つまり，髄鞘の層構造は正常に形成されているが，軸索膜と髄鞘の最内層の接着はいまだ十分ではないことが示唆された．さらに，髄鞘の過形成と思われる所見もcuprizone投与による脱髄像としてわずかに認められたが[9]，cuprizoneによる脱髄像は比較的単純な病理学的組織変化を呈していたことから，脱髄像が単純であることが再髄鞘化を起こしやすい環境となり得るのではないかと考えられた．

次に，EAEを誘導したときに認められる脱髄初期の形態変化はどのようになっているのであろうか．そこで，C57BL/6雌マウスにMOG$_{35-55}$誘導性のEAEを脊髄に発症させ，ODO-SEMによる観察を行った（図

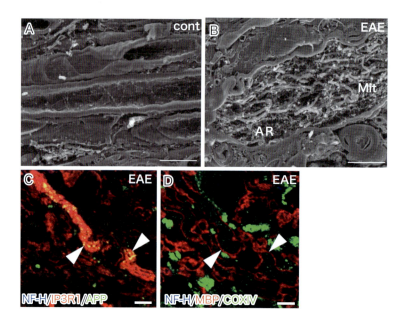

図3　EAEにおける軸索内ミトコンドリアと滑面小胞体の動態
A）正常マウス脊髄白質の軸索，B）マウスEAEモデルの脊髄白質の軸索．EAEを誘導すると，軸索内に滑面小胞体（AR）の発達とミトコンドリア（Mit）の集積が多数認められ，軸索が膨張してovoidを形成する．C）D）EAEの脊髄白質における免疫染色．EAEではIP3R陽性の軸索内滑面小胞体のシグナルが増強されている部位に一致してAPP陽性となることから軸索変性が惹起されていることがわかる．また，このような部位ではCOXIV陽性のミトコンドリアも集積している．したがって，ODO－SEMと免疫染色法の結果から，軸索内滑面小胞体が発達し，ミトコンドリアが集積することによってovoidが形成され，そのような部位では軸索変性を起こしていることが示唆される．（文献5，9より転載）

2D～H）[9]．EAEは末梢からの免疫系細胞が中枢神経組織内に浸潤することによって炎症性脱髄を惹起するとこれまで考えられてきた．しかしながら，ODO－SEMを用いた解析結果から，炎症細胞の浸潤が起こるよりも早期から髄鞘がコンパクトなまま軸索膜から解離する現象が認められた（図2E）．われわれは現在，このような髄鞘の形態変化が脱髄の初期変化であると提唱している（図2E）．驚くべきことにこのような変化はEAE誘導後（免疫後）3日目から認められ，炎症細胞の中枢神経組織内への浸潤は検討した限りでは認められなかった[9]～[12]．つまり，炎症性脱髄の病態に先駆けて炎症細胞の浸潤を伴わない新しい脱髄機構が存在する可能性が示唆された．このような炎症細胞の浸潤を伴わない非炎症性脱髄はこれまであまり注目されておらず，非炎症性脱髄機構についてさらなる検討を現在行っている．

また，cuprizoneモデルとは異なり，EAEでは髄鞘が消失している典型的な脱髄像よりもむしろ髄鞘の過形成などの異常な髄鞘構造がきわめて多種多様に存在する．なかにはinfolding/outfolding[※1]，onion bulb[※2]，small onion bulbやtomacula[※3]に類似した異常な髄鞘構造を呈し，複雑な病理学的組織変化を呈することが明らかとなった（図2E～G）．ヒト剖検脳でもEAEと同様の所見が認められたことから[9]，EAEモデルの方がヒトMSの病態により近い病態モデルであると考えられ，この複雑さが再発や髄鞘再生阻害に関与していると考えられる．さらに，このような異常

※1　infolding/outfolding
髄鞘の部分的折り畳み異常によって起こる状態．

※2　onion bulb
末梢神経系では有髄線維が脱髄と再髄鞘化をくり返す過程でシュワン細胞が有髄線維を幾層にも玉ねぎ状にとりまいた状態．

※3　tomacula
局所的に髄鞘が過剰にとり巻き，厚さを増している状態．

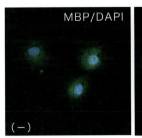
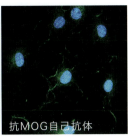

図4　培養オリゴデンドロサイトにおける抗MOG自己抗体の作用
マウスES細胞由来のオリゴデンドロサイトに抗MOG自己抗体を24時間添加した際に起こる形態変化．A）正常，B）抗MOG自己抗体刺激．抗MBP抗体を用いて細胞染色を行い，DAPIにて核染色を行った．抗MOG自己抗体により細胞の表面積が増大した．（文献10より転載）

な髄鞘をもつ軸索内ではミトコンドリアや滑面小胞体が異常に集積し，軸索が局所的に節状に膨張するovoid[※4]とよばれる病理所見を認め，このような部位では局所的に軸索変性を惹起していることも明らかとなった（図3）[9]．

5 抗MOG自己抗体がオリゴデンドロサイトに及ぼす影響

最後にEAEで認められる非炎症性脱髄機構について，これまでにわれわれが明らかにしてきた一端を以下に簡単に紹介したい．炎症細胞の浸潤を伴わない状況でどのように脱髄を惹起するのかという課題の解決には相当の時間を要したが，ようやく抗MOG自己抗体がEAEを誘導したマウス脳脊髄液中や組織中にかなり早期から認められることを見出した[10]．では実際に抗MOG自己抗体がオリゴデンドロサイトに直接作用しうるのであろうか．そこで，培養オリゴデンドロサイトの培地中に抗MOG自己抗体を添加することによって形態変化が起こるか否かについて検討を行った．抗MOG自己抗体を添加して24時間後に抗MBP抗体を用いて染色し，オリゴデンドロサイトの形態を観察し

> **※4　ovoid**
> 軸索において局所的に節状に膨張した状態．軸索変性に関与する．

たところ，抗MOG自己抗体の添加により細胞が異常に肥大することが明らかとなった（図4）[10]．さらにwestern blot法による解析を行った結果，髄鞘構成タンパク質の1つであるMBP発現上昇も認められた[10]．以上の結果は抗MOG自己抗体がオリゴデンドロサイトに直接作用し，髄鞘の過形成を促進する可能性を示唆していると考えられた．

おわりに

われわれは現在，従来までの脱髄の概念を改め，異常な髄鞘構造を形成する場合も脱髄の定義に含めることとし，新しい脱髄の定義を提唱している．また，このような初期変化に引き続き，髄鞘が解離した部分において局所的な髄鞘の過形成や軸索変性が惹起されることをこれまでに明らかにしてきた（図5）．本研究もまだまだ脱髄機序の一端を解明したに過ぎず，全貌解明に向けて検討すべき課題はまだまだ山積しているが，本研究を通して改めて実感した重要なことは，既存の確立された概念が必ずしも最終的なものではないということである．今回の一連の結果から導き出されたものは，①オリゴデンドロサイトおよび髄鞘は脱髄によって大部分は消失せず，むしろ異常な髄鞘構造を形成するが，このような異常な髄鞘はLFB/CV染色では染色されない，②脱髄は必ずしも炎症細胞の浸潤を必要とせず，非炎症性脱髄も関与する，③再髄鞘化時にLFB/KB染色で染まる髄鞘は必ずしも正常とは限らない，というこれまでの脱髄の概念を大きく覆すものであった．また，幸運にも脱髄初期の髄鞘構造の変化をはじめて明らかにすることができた．

一方，新しい問題点の解決も課題となってきている．1つ目は近年，臨床の現場においても臨床像の違いからMSとその類似疾患の再分類が行われており，混沌としていることである．最終的に脱髄病変が認められるという共通点はあるものの，発症機序はそれぞれ異なると推測されていることから，治療法も異なってくる可能性が指摘されている．2つ目は，世界中の研究者が再髄鞘化療法に向けた研究に取り組んでいるが，再髄鞘化の評価系の確立は急務であると感じている．例えば，再髄鞘化の分子機構はいまだよくわかっていないため，再髄鞘化を評価できる最適な分子マーカー

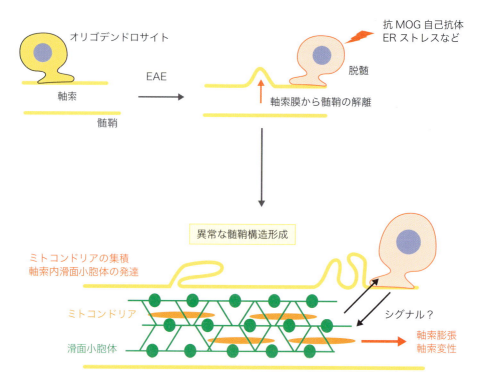

図5　現在想定される新しい脱髄と軸索変性機序
　従来までは末梢からの炎症細胞が中枢神経組織内に浸潤し，炎症性脱髄を惹起すると考えられてきたが，このような仮説に加えて，抗MOG自己抗体が炎症細胞の浸潤に先駆けて中枢神経組織内に浸潤し，オリゴデンドロサイトに作用することによって軸索膜から髄鞘の解離や異常な髄鞘構造形成を惹起する可能性が示唆された．このような部位では，軸索内でも滑面小胞体の発達やミトコンドリアの集積が認められ，軸索の膨張や軸索変性が脱髄に引き続いて起こる可能性が示唆された．小胞体ストレスも軸索膜から髄鞘の解離に関与する可能性を示唆する所見も得ている（未発表データ）．

は存在していない．再髄鞘化を評価する系として，LFB染色以外にもg-ratio（軸索の最大直径/軸索＋髄鞘の最大直径）の算出による評価が用いられているが，g-ratioの測定についても定義から外れる異常な髄鞘構造をどのように測定すればよいのか統一された基準もなく，各研究者の判断に委ねられているのが現状である．つまり，従来の概念や定義で対応できない課題が数多く表面化してきた現在，新しい評価系の確立がきわめて重要であると実感している．

　脱髄疾患研究はまだまだ奥が深く，チャレンジングな分野であるが，これまでは主に免疫学者が中心となって研究が行われてきたことから，自己免疫疾患として位置づけられてきた．しかしながら，神経が傷害されるにもかかわらず，髄鞘や軸索に関する神経科学的な知見はまだまだ十分とは言えず，脱髄や軸索変性，髄鞘再生の機序を解明するにはまだまだ道のりは長い．

　また，残念なことに髄鞘研究を牽引しているのは欧米のグループであり，日本の髄鞘研究は遅れているのが現状である．教科書を見てもオリゴデンドロサイトやシュワン細胞に関する記述は少なく，いかにも脇役としての位置づけが確立されてしまっているが，髄鞘を形成するオリゴデンドロサイトやシュワン細胞は軸索に直接接しており，他のグリア細胞と同様に神経活動に密に関係している．最近では，オリゴデンドロサイトの機能異常や脱髄が他の神経変性疾患や精神疾患においても関与しているとの報告も増えてきていることから，得られた成果がさまざまな神経疾患の病態解明や治療法の開発に直接結び付く可能性も秘めている．日本の髄鞘研究を一緒に盛り上げるべく，一人でも多くの若手研究者がこのようなグリア細胞に興味をもってくれることを期待したい．

文献

1) Constantinescu CS, et al：Br J Pharmacol, 164：1079-1106, 2011
2) Mix E, et al：Prog Neurobiol, 92：386-404, 2010
3) Croxford AL, et al：Biochim Biophys Acta, 1812：177-183, 2011
4) Denic A, et al：Pathophysiology, 18：21-29, 2011
5) Nomura T, et al：Neurosci Res, 75：190-197, 2013
6) Tanaka K & Naguro T：Biomed Res, 2：63-70, 1981
7) Tanaka K & Mitsushima A：J Microsc, 133：213-222, 1984
8) Koga D & Ushiki T：Arch Histol Cytol, 69：357-374, 2006
9) Bando Y, et al：Neurochem Int, 81：16-27, 2015
10) Bando Y, et al：Glia, 66：359-378, 2018
11) 板東良雄：脳21, 16：19-25, 2013
12) 板東良雄：Clinical Neuroscience, 36：1296 1299, 2018

＜著者プロフィール＞

板東良雄：2002年3月大阪大学大学院医学研究科博士課程修了（遠山正彌教授，現大阪府立病院機構理事長）．同年4月より旭川医科大学医学部解剖学講座機能形態学分野（吉田成孝教授）で助教となる．2005年11月より2年間，米国ハーバード大学医学部ブリガム女性病院神経変性疾患センターに留学．その後，旭川医科大学解剖学講座機能形態学分野にて講師，准教授を経て，2018年4月より現職．現在は脱髄疾患研究に加え，脳血管障害や神経変性疾患における神経細胞死や神経再生の研究にも興味をもっている．

第3章　グリア細胞と疾患

3. 多発性硬化症の新たな診断法，治療法
─ qMM法による髄鞘特異的イメージング

久冨木原 健二，中原　仁

中枢神経系の慢性炎症性脱髄疾患である多発性硬化症の診療は着実に進歩している．一般的に用いられているMcDonald診断基準は2017年に改訂され，より早期診断，早期治療をめざした診断基準となった．治療の面でも，髄鞘再生医薬や進行型多発性硬化症に対する疾患修飾薬の開発も進んでいる．さらにわれわれは，従来のMRIよりも髄鞘特異性に優れる画像診断法である q-space myelin map を開発し，正確な髄鞘動態の把握を可能とした．q-space myelin map は今後多発性硬化症の病態解明に寄与するとともに臨床の面でも予後予測や治療効果判定において大きく貢献することが期待される．

はじめに

多発性硬化症（multiple sclerosis：MS）は，中枢神経系（central nervous system：CNS）の慢性炎症性脱髄疾患であり，複数の遺伝因子と環境因子が関与して発症する多因子疾患と考えられている．その臨床定義は1965年に発表されたSchumacher基準[1]において「時間的多発（dissemination in time：DIT）と空間的多発（dissemination in space：DIS）を満たす原因不明の中枢神経系脱髄疾患」と規定されている．すなわちMSは「原因不明」であることが前提でありその定義は現在でも変わっていない．しかしながら，MSに対して原因もわからず治療薬もなかったSchumacherの時代から現在までの50余年のなかで，MS診療は着実に進歩してきた．

病態の面では，ミエリンに対する自己反応性リンパ球がCNS内に侵入し，T細胞をはじめB細胞，マクロファージなどの炎症細胞が誘因となり炎症性脱髄，軸索障害，グリオーシスなどをきたすといった機序が解明されてきた[2]．また以前は視神経脊髄型MSと呼称されていたMSの亜型も，抗aquaporin4抗体の発見[3]により視神経脊髄炎関連疾患（neuromyelitis optica spectrum disorder：NMOSD）なる疾患として独立した．さらにその後NMOSDは抗myelin oligodendrocyte glycoprotein（MOG）抗体との関連も指摘された[4]．診断の面においては，現在一般的に用いられている国際的なMcDonald診断基準が初版の2001年から2005，2010，2017年に改訂されてきた[5]～[8]．直近の2017年改訂版では改訂前よりも診断上の感度が優先され，早期診断，早期治療をめざしたものとなっている．治療の面では疾患修飾薬（disease modifying drug：DMD）の臨床応用がめざましく，本邦でも直近10年で4種類もの薬が保険適用となった．さらに進行型MSに対するDMDや髄鞘再生医薬など，抗炎症を

New diagnostic technique and medication for multiple sclerosis: myelin specific imaging, remyelination therapies and disease-modifying drugs for progressive multiple sclerosis
Kenji Kuhukihara/Jin Nakahara：Department of Neurology, Keio University School of Medicine（慶應義塾大学医学部神経内科）

治療目標とした既存のDMDからさらに一歩進んだ治療薬の治験も行われている．本稿ではこれらMS診療の最近の動向と，MSの診断にいまだ残る課題であるMRIの髄鞘非特異性を解決しうるわれわれの研究成果を概説する．

1 多発性硬化症診断の動向

　MSの診断はDISとDITを証明することが基本である．診断基準としては数年ごとにMcDonaldの診断基準が改訂されており，現在は2017年改訂McDonald診断基準（McDonald 2017）[8]が用いられている．McDonald 2010[7]が作成された際にはそれまでに用いられていた2005年のMcDonald診断基準から劇的に変更され，より精度が高く簡便なMRIでのDISとDITの証明の基準がとり入れられた．McDonald 2017においてはおおむねMcDonald 2010を踏襲しつつ，特異度は保ちながらも早期診断を可能にできるよう改変されている．またMRI画像の髄鞘に対する非特異性の言及や，鑑別疾患（特にNMOSD）の除外の必要性の記載が散見され，誤った診断を減らすための提言が強調されている．具体的な改訂点としては，DITに必要な増悪の1回分を髄液オリゴクローナルバンド陽性で代用できること，症候性のT2病変でもDISおよびDITを評価する際の病変として数えられること，皮質病変も皮質直下の病変とともにDISの病変として認められること，NMOSDの除外は小児，アジア人，ラテンア

メリカ人，アフリカ系アメリカ人では特に慎重に行うこと，NMOSDが疑われる場合は抗MOG抗体の測定が望ましいことなどがある（**表1**）．

2 多発性硬化症治療の動向

1）従来の多発性硬化症治療

　2019年6月現在，本邦で使用可能なMSに対するDMDは6種類〔interferon β（IFN β）-1a/1b，glatiramer acetate（GA），fingolimod（FTY），natalizumab（NTZ），dimethyl fumarate（DMF）〕である．現在のMSの治療目標は，①再発がなく，②MRI病変の新規出現がなく，③身体障害度の悪化がない，という3つの項目，すなわちno evidence of disease activity-3（NEDA-3）[9]が達成すべき目標の1つとしてあげられており，2年間のNEDA-3達成が7年後のexpanded disability status scale（EDSS）進行抑制に関連すると言われている[6]．しかしながら，適切な治療を施したとしてもNEDA-3の達成率は1年間で46.0％，2年間で27.5％と低く，7年間では7.9％と1割にも満たない[10]．最も治療効果の高いDMDの1つであるNTZでさえも7年間でのNEDA-3達成率は34％にとどまっており，実臨床でのNEDA-3の維持は非常に高い目標であると考えられている．さらに，CreeらのMS患者517例を対象とした前向きコホートでは，10年時のEDSS進行抑制効果において2年間NEDA-3を達成した群はコホート全体と比較して有意

［略語］

CNS：central nervous system（中枢神経系）
DIR：double inversion recovery
DIS：dissemination in space（空間的多発）
DIT：dissemination in time（時間的多発）
DKI：diffusional kurtosis imaging
DMD：disease modifying drug（疾患修飾薬）
DWI：diffusion-weighted imaging（拡散強調画像）
EDSS：expanded disability status scale
FID：free induction decay
FLAIR：fluid attenuated inversion recovery
MOG：myelin oligodendrocyte glycoprotein
MPG：motion probing gradient（磁場勾配パルス）
MRI：magnetic resonance imaging（核磁気共鳴画像）
MS：multiple sclerosis（多発性硬化症）
NMOSD：neuromyelitis optica spectrum disorder（視神経脊髄炎関連疾患）
PDF：probability density function（確率密度関数）
PPMS：primary progressive MS（一次性進行型MS）
qMM：q-space myelin map
QOL：quality of life
QSI：q-space imaging
RRMS：relapsing-remitting MS（再発寛解型MS）
SPMS：secondary progressive MS（二次性進行型MS）

表1　MSの診断基準McDonald 2010と2017の違い

臨床像	客観的な病巣数	診断に必要な追加次項
2回以上の増悪	2カ所以上	なし
2回以上の増悪	1カ所であっても過去の発作の責任病巣とは解剖学的に異なる部位である場合	なし
2回以上の増悪	1カ所	MRIによるDISの証明 または 異なる病巣に由来する臨床的増悪
1回の増悪	2カ所以上	MRIによるDITの証明 または 2回目の臨床的増悪 **または 髄液OCB陽性**
1回の増悪	1カ所	「MRIによるDISの証明 または 異なる病巣に由来する臨床的増悪」かつ 「MRIによるDITの証明 または 2回目の臨床的増悪 **または 髄液OCB陽性**」
MSを示唆する進行性の増悪（一次性進行型）		一年間の進行性の増悪，そして以下のうちの2つ* ・特徴的な領域（脳室周囲，**皮質および皮質直下**，テント下）の少なくとも1領域に1つ以上のT2病変 ・脊髄に2つ以上のT2病変 ・髄液IgG index上昇もしくは髄液OCB陽性

McDonald 2017．太字部分はMcDonald 2010から2017で加わった点（文献7，8をもとに作成）．DIS：MRIにおいて特徴的な4領域（脳室周囲，皮質または皮質直下，テント下，脊髄）の2領域以上に1つ以上のT2病変（**症候性，無症候性を問わない**）．DIT：ある時点でのMRIにおける造影病変と非造影病変の両方の存在（**症候性，無症候性を問わない**），もしくはある時点でのMRIと比較して再検したMRIでの新たなT2病変の確認．T2病変は造影効果の有無は問わず，**また症候，無症候性も問わない**．DIS：dissemination in space，DIT：dissemination in time，OCB：Oligoclonal bands．

差はみられず[11]，2年間NEDA-3を達成してもその58.3％で脳萎縮は進行していたという報告もあり[12]，達成すべき目標としてNEDA-3のみでは不十分とも言われている．そうした背景から，NEDA-3に④MSに関連した脳萎縮の進行が認められない，という項目を加えたNEDA-4も近年提唱されている[13]．また2019年にWilliamらは，再発寛解型MS（relapsing-remitting MS：RRMS）自患者に対してリアルワールドでDMD間の二次性進行型MS（secondary progressive MS：SPMS）への進展リスクを比較し，IFNβやGAよりもFTYやNTZ，alemtuzumabの方がリスクを抑えたという報告[14]をしている．このような背景から，今までは効果は劣るが安全性の高いIFNβやGAが第一選択として用いられ，効果は勝るが安全性の確立していないFTY，NTZ，alemtuzumab等が第二選択以降で用いられるescalation therapyが主流であったが，今後の治療の動向としては長期予後が重視され，治療導入時から効果の強いDMDを用いるinduction therapyに推移していくものと思われる．

2）今後の多発性硬化症治療の動向

　従来のRRMSの治療に加えて，近年では進行型MSに対する治療薬もさかんに治験が行われており，抗CD20モノクローナル抗体をヒト化したocrelizumabや，fingolimodよりもS1P1選択性を高めて有害事象の頻度を低下させたS1P1受容体アンタゴニストであるsiponimodは臨床試験において進行型MSに対する有用性が示されている[15][16]．今までは進行期に至ってしまうと対症療法の選択肢しかなかったが，これらDMDの臨床応用によりさらなる長期予後の改善が見込まれる．

　またMS患者の身体機能改善のためには炎症の鎮静化とともに髄鞘の再生が重要であるが，髄鞘再生医薬として抗leucine rich repeat and immunoglobulin-like domain-containing nogo receptor-interacting protein 1（LINGO-1）抗体，High-dose biotin（MD1003），Clemastineなどが臨床試験の段階にまで至っている[17]〜[19]．従来の治療法は抗炎症効果や細胞保護作用などにより身体障害度の進行を抑制する意味合いが大きかったが，髄鞘再生医薬では身体障害度の改善が見込まれ，MS患者のquality of life（QOL）改善に直結する治療法として大きな期待が集まっている．

3 *q*-space myelin map について

前述の2017年改訂McDonald診断基準にも記載があるように，既存のMRI技術は非侵襲的に脱髄病変を把握できる非常に有用な検査手段である．近年においても，double inversion recovery（DIR）法による皮質病変の検出や[20]，7テスラMRIのfluid attenuated inversion recovery（FLAIR）やFLAIR*，T2*などを用いることでcentral vein sign，hypointense rim，FLAIR*病変といったMSに特徴的と考えられる病変を検出可能となり[21]，その進歩はめざましい．一方で，現在最も頻用されている1.5～3テスラMRIのT2強調画像やFLAIR画像は髄鞘特異性が十分でないことから他疾患をMSと誤診してしまうリスク因子ともなっており，より髄鞘特異性の高い画像的技術の開発は喫緊の課題と言われてきた．そこでわれわれは，既存の*q*-space imaging（QSI）の髄鞘特異性を担保しつつ，臨床への応用を可能にした*q*-space myelin map（qMM）法を開発した．その経緯を以下に概説する．

1) magnetic resonance imaging

そもそも核磁気共鳴画像法（magnetic resonance imaging：MRI）とは，体内の水素原子を含む物質の分布を評価する画像検査である．個々の水素原子核（プロトン）は個々の核スピンに由来する磁性を有しているが，それぞれはランダムな方向であるため生体試料の総体としての磁性は生じていない．このような生体試料を強い静磁場に置くと静磁場方向に核スピンがそろうことで総体として磁化（巨視的磁化）が生じる．この巨視的磁化には静磁場方向を軸としたコマ運動が生じているが（ラーモア歳差運動），外部より静磁場方向に対して垂直に励起ラジオ波を照射するとエネルギーを吸収して歳差運動が傾斜する（共鳴現象）．また，励起ラジオ波照射を中止するとエネルギーを放出しながらしだいに元の状態に戻っていく（緩和現象）．共鳴現象の大きさを規定するのはプロトンの密度であり，生体内においてはほとんど水もしくは脂肪の水分子に由来する．一方で緩和現象の規定因子はプロトン周囲の高分子の有無であり，高分子が多く存在することでエネルギーの伝達がスムーズに起こり緩和時間は短くなる．このように共鳴・緩和現象によって巨視的磁化の歳差運動が変化することで，電磁誘導の法則に従って

受信用のラジオ波コイルにfree induction decay（FID）信号を発生させる．FID信号の解析により放出元のプロトン密度やその周囲の高分子の存在を推定することができ，これを二次元で平面化したものがMRIである．

2) diffusion-weighted imaging

以上の方法論は静的な物質を対象とすることを前提としており，励起ラジオ波を照射してからFID信号が得られるまでの間に対象となるプロトンが移動してしまうと，信号が減衰ないし消失してしまう．ただし移動するプロトンでも，脳室内にある脳脊髄液のようにある程度移動する範囲が限定されていればT2強調画像で白く描出することは可能である．この可動範囲の幅がより小さい（拡散制限のある）プロトンを補足するために開発されたのが拡散強調画像（diffusion-weighted imaging：DWI）である．DWIの撮影はT2強調画像撮影時の，励起ラジオ波を照射しFID信号を受信するまでの間に，正反対の極性を有する一対の磁場勾配パルス（motion probing gradient：MPG）を与える．プロトンが静止していればこのMPGによる歳差運動の位相変化は生じないのだが，一対のMPGが適応されるわずかな時間差，すなわち拡散時間内にプロトンに動きがある場合は，プロトンの歳差運動が元の位相に戻らず，プロトン間で磁化の相殺が生じてしまい巨視的磁化としての大きさは減衰することになる．実際の撮影においては，MPGの方向による差異（異方性）を考慮し，XYZの3軸でMPGを与え，得られた信号を合成して画像化している．このMPG軸の強度は*b*値（sec/mm²）と規定されており，$b = 0$ sec/mm²で撮影したDWIは実質上T2強調画像と同等であり，一般的に臨床で急性期脳梗塞を評価するDWIは通常$b = 1,000$ sec/mm²で撮影されることが多い．

3) *q*-space imaging

MRIによって髄鞘特異的な信号を検出するために，髄鞘の構造と組成が注目された．すなわち，髄鞘は神経軸索を被覆するべくオリゴデンドロサイトの細胞膜が延長したものであり，その断面図はバウムクーヘン様である．また髄鞘の組成は脂質含有率が高く水分が少ないことから，髄鞘の存在は軸索内にその挙動が制限されるプロトンの存在を同定することで類推できると考えた．したがって，ある特定の関心領域において，

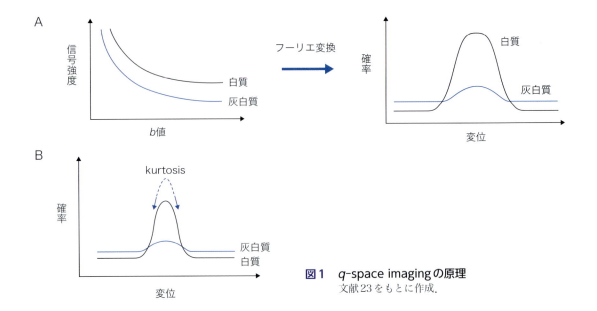

図1 *q*-space imaging の原理
文献23をもとに作成．

水分子が拡散しうる範囲とその確率〔確率密度関数（probability density function：PDF）〕が計算できれば，理論上はそこに髄鞘が存在する可能性を算出することができるはずである．このPDFを求める技術が *q*-space imaging（QSI）である[22]．QSIでは複数の *b* 値を用いてDWIを施行し，多様な *b* 値と信号強度の関数をフーリエ変換することでプロトンの拡散に関するPDFを μm レベルで検出できる（**図1A**）．こうして一般的な有髄神経軸索の直径である 10μm 程度の拡散制限を同定することができれば，その関心領域において髄鞘が存在すると考えられるのである．しかしながら，QSI法による髄鞘の画像的評価は理論上は可能であるが，正確なPDFの算出には可能な限り幅広い *b* 値と可能な限り密なMPG軸での撮影が必要となり，3テスラのMRI機器を用いても数時間を要すると推定され，臨床で実際に患者に対してQSIを撮影することは現実的ではないと考えられた．

4）diffusional kurtosis imaging

QSI法では髄鞘の有無（プロトンの 10μm 程度の拡散制限）をPDFカーブから判定するが，その際に重要な指標になるのがPDFカーブの正規分布からの乖離を示す指標である kurtosis（尖度）である（**図1B**）．kurtosis は，鋭であるほど関心領域で拡散制限を受けるプロトンの存在確率が高くなる．すなわちフルスケールのPDFカーブを描出しなくとも，このkurtosisさえ求めることができれば髄鞘の存在確率を推定できる．Jensenらは，*b* 値をkurtosisの推定に最低限必要な3ステップのみに制限（$b=0$ sec/mm^2〜2,000 sec/mm^2）してQSI法を実施することで，撮像時間を10分程度と大幅に短縮することに成功したdiffusional kurtosis imaging（DKI）を開発し[24]，多発性硬化症を対象にその臨床応用が試みられている[25]．しかしDKIは，そこで用いる数式の関係上 *b* 値に上限があり，高 *b* 値での撮影が省略されてしまうことから拡散分解能が低下してしまい，髄鞘特異性は担保できなかった．

5）*q*-space myelin map 法

そこでわれわれは，撮像時間短縮のために *b* 値ステップ数やMPG軸数を最適化し，なおかつ高 *b* 値での撮影を省略せず高い髄鞘特異性を維持する新たな撮像法として *q*-space myelin map（qMM）法を開発した[26]．3テスラのMRIを用い，*b* 値は9ステップ（$b=0$ sec/mm^2〜10,000 sec/mm^2），MPG軸は12軸とすることで，撮像時間は10分以内に抑えることが可能となり，高 *b* 値での撮影も含むことから髄鞘特異性も保たれると考えた（**表2**）．

実際にqMMを用いて健常人の脳を評価したところ，中脳レベルでの大脳脚や延髄レベルでの錐体路といった有髄軸索を有する神経伝達路を明瞭に描出できてい

表2 QSIとDKI, qMM法の比較

	QSI（理論）[22]	DKI[24]	qMM法[26]
開発年	1990年	2005年	2016年
b値の最高値	高い方が正確	2,000 s/mm²	10,000 s/mm²
b値のステップ数	多い方が正確	3ステップ	9ステップ
撮影時間（3テスラ）	1時間以上*	10分以内	10分以内
拡散解像度	高	低	高

＊条件による．QSI：q-space imaging, DKI：diffusional kurtosis imaging, qMM：q-space myelin map.

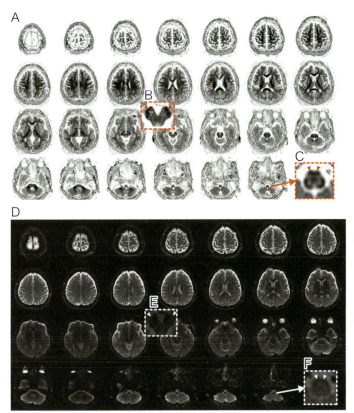

図2 40歳健常男性例のqMM
A）脳全体のqMM．B）中脳レベルでの大脳脚．C）延髄レベルでの錐体路．D）脳全体のT2強調画像．E）中脳レベルでの大脳脚．F）延髄レベルでの錐体路．qMM：q-space myelin map．（文献26より引用）

た（**図2**）．またRRMS患者の大脳に多発するT2病変のうち，qMMによる評価により複数の病変において髄鞘の信号を認めた（**図3A，B**）．さらに一次性進行型MS（primary progressive MS：PPMS）患者脳においても同様に複数のT2病変部位にqMMによる髄鞘の信号を確認することができ，PPMS患者のなかでも髄鞘再生能を保持している例があることがわかった（**図3C，D**）．ただしそれぞれの症例において，T1強調画像で低信号を呈する，いわゆるT1ブラックホールとよばれる部分についてはqMMを用いても髄鞘の信号は確認できなかった（**図4**）．これらの所見は今までに病理組織学的な研究で報告されている知見と一致しており[27]，妥当性があると考えられた．そしてRRMS患者の再発急性期におけるqMMによる脊髄の評価では，ステロイドパルス後に生じた髄鞘再生を明瞭に描出した（**図5**）．この髄鞘再生はT2強調画像では同定できていなかったことからqMMは中枢神経系での髄鞘の状態や変化を既存の技術よりも感度よく視覚化できると考えられ，10分以内に撮影できることもかんがみると臨床応用の実現可能性が高いと考えられた．

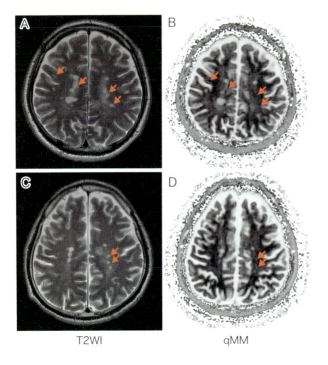

図3　多発性硬化症患者のqMM例
A）B）43歳男性再発寛解型多発性硬化症患者のT2WI（A）およびqMM（B）．C）D）40歳男性一次進行型多発性硬化症患者のT2WI（C）およびqMM（D）．それぞれ赤い矢印で示した部分において，T2WIでは低信号を示すがqMMでは髄鞘の信号を呈しており，すなわち同部位での髄鞘再生が示唆される．qMM：q-space myelin map，T2WI：T2-weighted images．（文献26より引用）

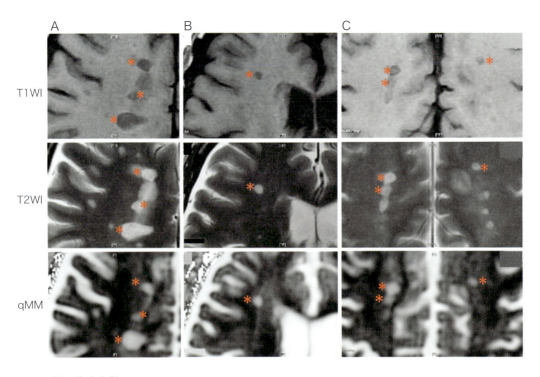

図4　多発性硬化症患者のqMM
A）B）43歳男性再発寛解型多発性硬化症患者のT1WI，T2WIおよびqMM画像．C）D）40歳男性一次進行型多発性硬化症患者のT1WI，T2WIおよびqMM画像．赤い＊で示した部位においてT1ブラックホールが確認できるが，同部位ではT2病変が確認できると同時にqMMでも髄鞘の信号は確認できない．T1WI：T1-weighted images，T2WI：T2-weighted images，qMM：q-space myelin map．（文献26より引用）

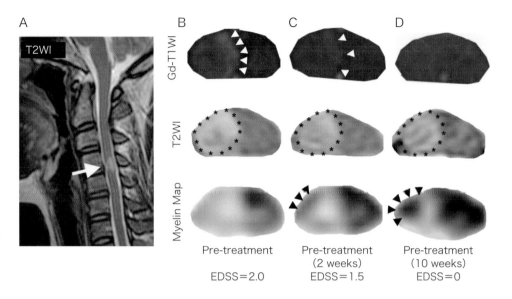

図5　43歳再発寛解型多発性硬化症患者における再発時のステロイドパルス前後でのqMMによる評価
A) 再発時ステロイドパルス前のT2WI矢状断．B) 再発時ステロイドパルス前のGd-T1WI, T2WIおよびqMMの水平断とEDSS．C) ステロイドパルス後2週間時のGd-T1WI, T2WIおよびqMMの水平断．D) ステロイドパルス後10週間時のGd-T1WI, T2WIおよびqMMの水平断．造影効果は急性期とIVMP後2週間は残存したが（白矢頭）その後消失した．T2病変としては経過を通して変化を認めなかったが（*），qMMでは経時的に髄鞘の信号が表れており（黒矢頭），EDSSの変化と同調していることからも髄鞘の再生の描出と考えて矛盾しない．T2WI：T2-weighted images, Gd-T1WI：T2-weighted images enhanced with gadolinium-based contrast agents, qMM：q-space myelin map, EDSS：expanded disability status scale.（文献26より引用）

おわりに

近年のMS診療の動向と新しい画像評価の開発について述べた．MS診療は既存のMRI技術を超えた画像評価が必要となる局面に差しかかっており，髄鞘特異性を担保したqMMはMS診療において待望の画像技術であると考えられる．qMMによりDMDの正確な治療効果判定が可能となり，さらにRRMSと進行型MS，benign MSの脱髄や髄鞘再生様式の違いも明らかになればMSの原因究明の大きな助けとなる．こうした技術の進歩の積み重ねから，いつの日か「原因不明」なMSという疾患が根絶されることを願う．

文献

1) SCHUMACHER GA, et al：Ann N Y Acad Sci, 122：552-568, 1965
2) Lennon VA, et al：J Exp Med, 202：473-477, 2005
3) Ota K, et al：Nature, 346：183-187, 1990
4) 金子仁彦，中島一郎：脊椎脊髄ジャーナル，7：783-788, 2016
5) McDonald WI, et al：Ann Neurol, 50：121-127, 2001
6) Polman CH, et al：Ann Neurol, 58：840-846, 2005
7) Polman CH, et al：Ann Neurol, 69：292-302, 2011
8) Thompson AJ, et al：Lancet Neurol, 17：162-173, 2018
9) Giovannoni G, et al：Mult Scler Relat Disord, 4：329-333, 2015
10) Rotstein DL, et al：JAMA Neurol, 72：152-158, 2015
11) Cree BA, et al：Ann Neurol, 80：499-510, 2016
12) Damasceno A, et al：Mult Scler, 22：64-72, 2016
13) De Stefano N, et al：J Neurol Neurosurg Psychiatry, 87：93-99, 2016
14) Brown JWL, et al：JAMA, 321：175-187, 2019
15) Montalban X, et al：N Engl J Med, 376：209-220, 2017
16) Kappos L, et al：Lancet, 391：1263-1273, 2018
17) Cadavid D, et al：Lancet Neurol, 16：189-199, 2017
18) Tourbah A, et al：Mult Scler, 22：1719-1731, 2016
19) Mei F, et al：Nat Med, 20：954-960, 2014
20) Filippi M, et al：Neurology, 75：1988-1994, 2010
21) Kilsdonk ID, et al：J Neurol, 261：1356-1364, 2014
22) Collaghan PT, et al：Nature, 351：467-469, 1991
23) 谷川万里子，他：最新醫學，71：1123-1129, 2016
24) Jensen JH, et al：Magn Reson Med, 53：1432-1440, 2005
25) Yoshida M, et al：Jpn J Radiol, 31：50-55, 2013

26) Fujiyoshi K, et al：J Neurosci, 36：2796-2808, 2016
27) Barkhof F, et al：Arch Neurol, 60：1073-1081, 2003

＜筆頭著者プロフィール＞
久冨木原 健二：2011年3月に慶應義塾大学医学部医学科
を卒業し，神奈川県警友会けいゆう病院で2年間の初期研
修を修了し，'13年4月に慶應義塾大学医学部内科学教室に
入室した．2年間の一般内科研修を終え，'15年4月に慶應
義塾大学医学部神経内科に入局し，現在は同医局の助教の
任に就いている．

第3章 グリア細胞と疾患

4. 痛みと痒みの慢性化とグリア細胞

津田　誠

外界からの体性感覚情報は，一次求心性感覚神経を介して脊髄後角に入り，神経回路で適切に情報処理・統合され，脳へ伝達される．しかし，組織の炎症，神経系の傷害や機能変化により，体性感覚情報伝達システムは乱れ，慢性的な痛みや痒みを発症する．その慢性疼痛や掻痒は，急性の痛みや痒み信号の持続という単純なものではなく，神経系に生じる多種多様な構造・機能的変化の結果であることが基礎研究から示されている．その変化に重要な役割を担っているのが，脳や脊髄のグリア細胞である．本稿では，慢性疼痛・掻痒における脊髄後角と脳のミクログリアとアストロサイトの役割とそのメカニズムについて概説する．

はじめに

　皮膚等へ加わる外界からの体性感覚情報は，一次求心性感覚神経を介して脊髄後角に入り，神経回路で適切に情報処理・統合され，脳へ伝達され，その感覚情報を正しく認知し，外環境に対する適切な行動を発動する．しかし，組織の炎症，神経系の傷害や機能変化により，体性感覚情報伝達系の秩序は乱れ，感覚異常が起こる．その代表例として，モルヒネにも抵抗性を示す神経障害性疼痛やアトピー性皮膚炎などに伴う慢性掻痒があげられる．それらには有効な治療薬も少な

く，臨床上非常に大きな問題となっている．慢性的な痛みや痒みのメカニズムはまだ明らかになっていないが，神経細胞に加え，グリア細胞の変化が重要な役割を担うことが基礎研究から示されてきた．本稿では，慢性疼痛や慢性掻痒動物モデルを用いた研究から明らかになった，脊髄後角と脳のミクログリアとアストロサイトの役割と，現在想定されているメカニズムについて概説する．

【略語】

BDNF：brain-derived neurotrophic factor（脳由来神経栄養因子）

CSF：colony stimulating factor（コロニー刺激因子）

GRP：gastrin releasing peptide（ガストリン放出ペプチド）

iMG cells：induced microglia-like cells（ミクログリア様細胞）

PAF：platelet activating factor（血小板活性化因子）

TLR：Toll-like receptor（Toll様受容体）

Chronicity of pain and itch by glial cells
Makoto Tsuda：Department of Life Innovation, Graduate School of Pharmaceutical Sciences, Kyushu University（九州大学大学院薬学研究院ライフイノベーション分野）

1 神経障害性疼痛

神経障害性疼痛は，がんや糖尿病，帯状疱疹，脳梗塞などで発症する慢性疼痛で，自発痛や痛覚過敏，そして軽微な触刺激で痛みが誘発されるアロディニアが主な症状である．それらの発症維持メカニズムは不明で，根本的な治療法もない．神経障害性疼痛の基礎研究では，一次求心性神経などを直接損傷させた動物モデルなどが汎用されている．1970年代に神経損傷によって脊髄後角のグリア細胞が活性化することがはじめて報告され[1]，その後，複数の神経障害性疼痛動物モデルの確立に伴って疼痛との関連性について研究が進み，2003年にはじめて神経障害性疼痛におけるグリア細胞の因果性が示された[2]．その後の遺伝子改変動物やイメージング技術の発展に伴い，そのメカニズムが徐々に明らかになってきている[1]．

1）ミクログリア

神経損傷による脊髄後角ミクログリアの著明な活性化は，損傷した一次求心性神経で発現誘導されるコロニー刺激因子1（CSF1）に起因する[3]．神経損傷後，血液脊髄関門の一時的な機能低下が起こるものの，末梢血由来単球の脊髄後角内への浸潤は認められないため[4]，脊髄後角で活性化するのは組織常在型ミクログリアであると言える．活性化ミクログリアでは細胞膜受容体や細胞内リン酸化酵素，液性因子などの発現が増加する[1]．その代表的な分子として，ATPなどの細胞外ヌクレオチドに対する受容体（P2受容体）があげられる．神経損傷後の脊髄では主にイオンチャネル型のP2X4やP2X7受容体，Gタンパク質共役型のP2Y12受容体の発現がミクログリア特異的に増加し，その機能や発現の阻害でアロディニアが著明に抑制される[1,2]．P2X4受容体の発現増加は，転写因子IRF8とIRF5で誘導される[5,6]（図1）．同受容体は，脊髄後角介在神経から放出されるATPで活性化し[7]，脳由来神経栄養因子（BDNF）などの液性因子を産生放出する[8]．それが抑制性の脊髄後角介在神経のKCC2の発現を低下させ，細胞内外のCl⁻濃度勾配を乱し，GABAやグリシンの作用を興奮性に転じさせ，それがNMDA受容体の活性化も導き，最終的に脳へ痛みを伝達する神経の異常興奮を引き起こす[1]（図1）．

ミクログリアの炎症性サイトカインIL-1βやTNFαなども神経活動を変調させる（図2）．ミクログリアか

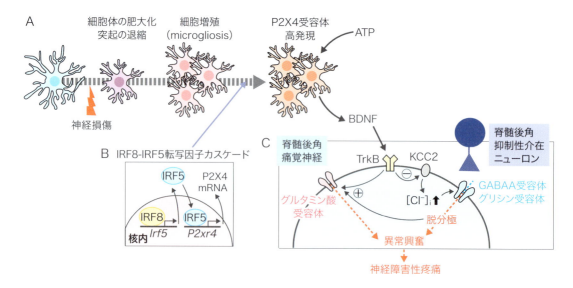

図1　P2X4受容体陽性ミクログリアによる脊髄後角神経の機能異常のメカニズム
末梢神経の損傷後に，脊髄後角ミクログリアは形態変化，細胞増殖，遺伝子発現を伴い活性化状態となる．活性化したミクログリアでは，IRF8-IRF5転写因子カスケードを介してP2X4受容体が発現増加する．脊髄後角介在神経から放出されたATPがP2X4受容体を刺激し，ミクログリアからBDNFなどの液性因子が放出される．BDNFは脊髄後角痛覚神経のTrkBに作用し，KCC2を発現低下させ，陰イオン濃度勾配を変化させる．その結果，抑制性神経伝達物質GABAの作用が興奮性へと転換し，脊髄後角神経の異常興奮が起こる．

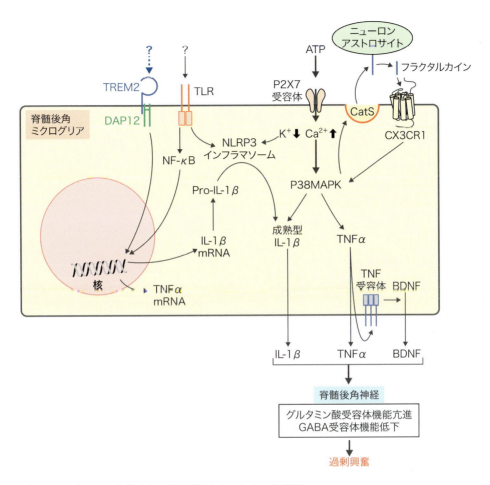

図2　活性化ミクログリアで産生される炎症性サイトカインと疼痛
　TREM2/DAP12やTLRなどのシグナルとNLRP3インフラマソームを介してIL-1βが産生される．P2X7受容体はp38MAPKを活性化させ，その後，カテプシンS（CatS）が放出され，フラクタルカイン産生を促し，それがミクログリアのCX3CR1を刺激し，さらにp38MAPKの活性化を導く．TNFαの産生放出にもp38MAPKが関与する．TNFαはミクログリアのTNF受容体に作用しBDNFも放出する．ミクログリアから放出されたこれらの因子は，脊髄後角神経に作用し，グルタミン酸受容体機能を亢進させ，GABA受容体やグリシン受容体機能を抑制する．

らのIL-1βの産生にはToll様受容体（TLR2やTLR4）やIRF8–IRF1，NLRP3インフラマソームが，その放出にはP2X7受容体やCX3CR1がそれぞれ関与する[1]．IL-1βは脊髄後角神経のグルタミン酸受容体機能を亢進し，GABAやグリシン受容体機能を抑制する．TNFαは脊髄後角神経のグルタミン酸受容体を介するシナプス応答を増強する．また，同因子はアストロサイトや血管内皮細胞，そしてミクログリア自身を介して間接的に神経の興奮性を高める．TNFαのミクログリアへのオートクライン的な作用はBDNF発現を亢進し，それが痛覚伝達神経のスパイン構造やシナプス結合の増加を起こす[9]．ミクログリアは血小板活性化因子（PAF）などの脂質メディエーターも産生放出する．PAFはミクログリアのPAF受容体に作用して，さらなるPAF産生を誘導するという，ミクログリアでのポジティブフィードバックループを形成し，神経障害性疼痛に関与する[10]．

　神経損傷後のミクログリアではリソソームマーカーであるCD68を多く含んでおり，損傷した一次求心性神経線維の貪食もみられる[1]．また，神経損傷後の脊髄後角GABA神経の減少が，ミクログリアの貪食に関与するとされるTMEM16Fの欠損により抑制される[11]．

しかし，ミクログリアの細胞貪食作用と神経障害性疼痛における直接的な関連性はいまだ不明である．

神経障害性疼痛モデル動物でのミクログリアの形態変化は脳でも認められる．報酬系に関与する腹側被蓋野で活性化したミクログリアを抑制することで，神経損傷による中脳辺縁系ドパミン神経の機能低下が改善することから[12]，慢性疼痛に伴う脳内報酬系の低下に関与することが示唆される．また，海馬でもミクログリアは活性化し，神経損傷後のCA1神経のスパイン密度の低下や記憶障害に対する関与が報告されている[9]．さらに，扁桃体中心核では神経損傷後に単球が実質内に浸潤し，放出されたIL-1βによって神経のNMDA受容体がリン酸化され，神経障害後の不安行動を誘発する[13]．脳のミクログリアは，神経障害性疼痛の情動的側面に関与している可能性がある．

さらに最近，線維筋痛症患者の末梢血単球から作製したミクログリア様細胞（induced microglia-like cells：iMG細胞）ではTNFα放出能が高く，それが痛みの程度と相関していることが報告された[14]．詳しいメカニズムは今後の重要な課題であるが，iMGが慢性疼痛の有効な診断法となることが期待できる．

2）アストロサイト

ミクログリアは神経損傷後早期から活性化するが，アストロサイトの活性化はそれと比較して遅い[15]．その時系列的活性化様式には，ミクログリア由来のIL-18によるアストロサイトの活性化が想定されている[16]．アストロサイトにおける疼痛関連分子として，MAPキナーゼ（JNKやERK）[17]と転写因子STAT3[15]がある．興味深い点は，それらの阻害薬は神経損傷後にいったん形成した疼痛を抑制することであり[15][18]，活性化アストロサイトは神経障害性疼痛の維持に重要であると考えられている．また最近，アストロサイトからのATP放出にグルココルチコイド依存的な日内変動が認められ，それが神経損傷モデル動物のアロディニアの時間依存的な変動に関与することが示されている[19]．

大脳皮質の一次体性感覚野では，神経損傷後，アストロサイトでGタンパク質共役型グルタミン酸受容体mGluR5を介した細胞内Ca^{2+}濃度上昇が起こる．そのシグナルでトロンボスポンジン-1の産生放出が誘導され，それが神経に作用することでスパイン形成が高まり，大脳皮質での痛覚と触覚の情報処理異常を起こす

ことが報告されている[20]．

2 慢性掻痒

痒みは，掻きたいという欲望を起こさせる不快な感覚で，皮膚に付着・侵入する外敵を引っ掻き行動で除去するといった生体防御的な役割がある．一方，アトピー性皮膚炎などの皮膚疾患では，痒みは慢性化し，反復的な引っ掻きにより皮膚炎が悪化し，その結果，さらなる痒みを生むという悪循環に陥ってしまう（痒みと掻破の悪循環）．その悪循環のメカニズムはこれまで皮膚での免疫細胞とそのシグナルによって説明されてきたが，最近，脊髄後角のアストロサイトが重要な役割を担うことが明らかになり，痒みの神経伝達経路とグリアとの相互作用の役割に注目が集まっている[21]．

1）痒みの神経伝達経路

従来，痒みは単なる弱い痛み信号で起こるとされ，痒みの神経化学的理解は非常に遅れていた．しかし，脊髄後角のガストリン放出ペプチド（GRP）受容体陽性神経が痒み伝達に選択的であるという発見を契機に[22][23]，痒み選択的な脊髄後角神経回路が徐々に明らかになっている（**図3**）．皮膚からの痒み信号はB型ナトリウム利尿ペプチド（Nppb）およびMrgprA3陽性の一次求心性神経を介し，GRP陽性やGRP受容体陽性神経へ入力する[24][25]．また，胎生期に転写因子Bhlhb5で規定される介在神経サブポピュレーションは，GRP受容体陽性神経を抑制性に制御する[26]．小胞型GABAトランスポーターVGATを発現する脊髄後角抑制性介在神経と[27]，α2とα3サブユニットを含む$GABA_A$受容体は痒みを抑制性に調節している[28]．一方で，通常痒みを起こさない触刺激などで起こる痒み「アロネーシス」は，上記とは別の神経経路を介している．ニューロペプチドY（NPY）プロモーター制御下でCreを発現するトランスジェニックマウスから見出された脊髄後角のNPY-Cre陽性神経（抑制性介在神経）は，その機能抑制によりアロネーシスが発症する[29]．しかし，化学性の刺激による痒みには影響がない．すなわち，NPY-Cre陽性神経は機械刺激による痒みを選択的に抑制していると思われる．NPY-Cre陽性神経は，皮膚のメルケル細胞などから低閾値機械受容器を介する触覚神経シグナルで活性化するが，老齢マウスやドライス

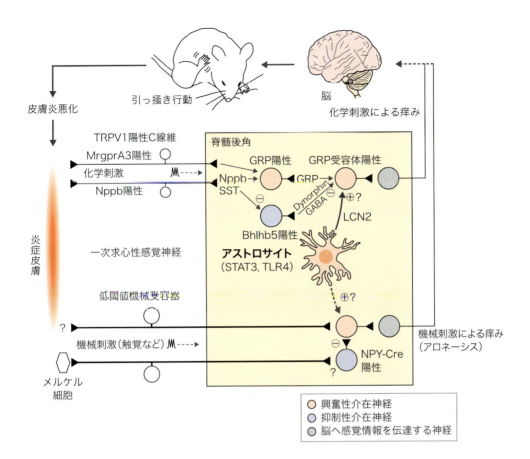

図3　痒みを伝達するニューロン経路と脊髄後角アストロサイト
皮膚での痒み刺激に応答した一次求心性感覚神経（Nppb陽性やMrgprA3陽性C線維）は脊髄後角でNppbやグルタミン酸を放出する．NppbはGPR陽性神経に作用しGRPを放出する．放出されたGRPはGRPR陽性神経に作用して，その情報が脳へ投射する神経に伝達される．Bhlhb5陽性神経からはGABAやダイノルフィンが放出され，GRPR陽性神経を抑制性に調節する．触刺激などの機械刺激はメルケル細胞で感受され，低閾値機械受容器を興奮させ，そのシグナルは上記とは別の神経回路を経て脳へと伝達される．その経路はNPY-Cre陽性神経によって抑制性に調節される．炎症皮膚からのシグナルがTRPV1陽性C線維を介して脊髄後角に入力し，STAT3依存的なアストロサイトの活性化を導き，同細胞より産生されたLCN2がGRP-GRP受容体シグナルを高める．増強された痒み信号が脳へ伝達され，引っ掻き行動が増加し，皮膚炎の悪化につながる．脊髄後角のアストロサイトは，アロネーシスにも関与する．

キンマウスではメルケル細胞数が減少しているため，その活性化シグナルが低下し，それが原因となり同マウスがアロネーシスを発症すると考えられている[30]．

2）慢性掻痒とアストロサイト

自然発症のアトピー性皮膚炎モデルマウスの脊髄後角では，アストロサイトが著明に活性化する[31]．この活性化は，他の慢性掻痒モデルでも認められる[31〜33]．アトピー性皮膚炎モデルマウスでのアストロサイトの活性化は主に頸髄で認められ，引掻き行動が多発する皮膚（顔面や上背部）の神経支配領域と一致する．また，そのタイムコースは痒みと掻破の悪循環形成期と相関する．炎症皮膚では，一次求心性神経C線維が表皮内へ侵入するが，TRPV1陽性C線維を減少させることでアストロサイトの活性化が抑制されることから[31]，皮膚の炎症や引っ掻きによる機械刺激による一次求心性神経シグナルがアストロサイトの活性化に重要であると思われる．その活性化はSTAT3依存的で[31]，最近，IL-33がSTAT3の活性化因子の候補として報告された[33]．また，アトピー性皮膚炎マウスではGRP受容体を介する痒みが増強するが，興味深いことにその現

象は活性化アストロサイトを抑制することで正常化する．アストロサイト由来の痒み増強因子としてリポカリン2（LCN2）が特定されている[31]．以上より，STAT3依存的にアストロサイトで発現増加するLCN2が，脊髄後角GRP–GRP受容体シグナルを介する痒みを増強し，慢性掻痒に重要な役割を果たしていると考えられる（図3）．また，ドライスキンモデルの脊髄後角アストロサイトではTLR4が発現増加し，自発的な痒みおよびアロネーシスにも関与することが示されている[32]．

3）慢性掻痒とミクログリア

脊髄後角におけるミクログリアの形態学的活性化が複数の慢性掻痒モデルで報告されている[34）35]．脊髄後角ミクログリアはCX3CR1を介してp38MAPキナーゼがリン酸化され，同酵素阻害剤で痒み行動が抑制されることから，慢性掻痒におけるミクログリアの関与が示唆されている．また，慢性的な痒み行動はミノサイクリンでも抑制される[34）35]．しかし，慢性掻痒モデルでのミクログリアの活性化とp38MAPキナーゼ阻害薬の抑制効果は，ある特定の時期のみで認められるため，ミクログリアの役割は痒みの慢性化プロセスのなかで限局的なものかもしれない．また，慢性掻痒モデルにおけるミクログリアの形態学的変化においても一致した見解は得られていない[31）32]．

おわりに

本稿では，脊髄と脳のグリア細胞がつくり出す痛みと痒みの慢性化メカニズムについて概説した．誌面の都合上，割愛した報告も多いがそれらについては他の総説をご参照いただきたい[1）36]．最近，脊髄後角介在神経のサブポピュレーションごとのシングルセル遺伝子解析や機能が次々と報告され，体性感覚情報処理メカニズムの理解が少しずつ深まっている．さらに，グリア細胞の脊髄や脳において部位間あるいは部位内における不均一性（heterogeneity）が続々と報告されている．したがって，それらの神経とグリアのサブポピュレーション選択的な相互作用が病態時にどのように変化するのかを，細胞種およびタイプ選択的なラベリングや機能制御，個体での可視化技術などを駆使して，分子・細胞レベルで明らかにすることが今後の重要な

課題であると思われる．それらの研究から，サブポピュレーションおよび時空間選択的な新しい神経—グリア相互作用の役割が明らかになれば，痛みや痒みの慢性化のしくみにおいて新しい考え方が創出され，慢性疼痛および慢性掻痒痛治療開発においても有望な標的の発見につながることが期待される．

文献

1）Inoue K & Tsuda M：Nat Rev Neurosci, 19：138–152, 2018
2）Tsuda M, et al：Nature, 424：778–783, 2003
3）Guan Z, et al：Nat Neurosci, 19：94–101, 2016
4）Tashima R, et al：Sci Rep, 6：23701, 2016
5）Masuda T, et al：Cell Rep, 1：334–340, 2012
6）Masuda T, et al：Nat Commun, 5：3771, 2014
7）Masuda T, et al：Nat Commun, 7：12529, 2016
8）Trang T, et al：J Neurosci, 29：3518–3528, 2009
9）Liu Y, et al：J Neurosci, 37：871–881, 2017
10）Shindou H, et al：FASEB J, 31：2973–2980, 2017
11）Batti L, et al：Cell Rep, 15：2608–2615, 2016
12）Taylor AM, et al：J Neurosci, 35：8442–8450, 2015
13）Sawada A, et al：Pain, 155：1762–1772, 2014
14）Ohgidani M, et al：Sci Rep, 7：11882, 2017
15）Tsuda M, et al：Brain, 134：1127–1139, 2011
16）Miyoshi K, et al：J Neurosci, 28：12775–12787, 2008
17）Zhuang ZY, et al：J Neurosci, 26：3551–3560, 2006
18）Kohro Y, et al：Sci Rep, 5：14306, 2015
19）Koyanagi S, et al：Nat Commun, 7：13102, 2016
20）Kim SK, et al：J Clin Invest, 126：1983–1997, 2016
21）Weidinger S, et al：Nat Rev Dis Primers, 4：1, 2018
22）Sun YG & Chen ZF：Nature, 448：700–703, 2007
23）Sun YG, et al：Science, 325：1531–1534, 2009
24）Mishra SK & Hoon MA：Science, 340：968–971, 2013
25）Sun S, et al：Neuron, 93：840–853.e5, 2017
26）Ross SE, et al：Neuron, 65：886–898, 2010
27）Kanehisa K, et al：J Dermatol Sci, 88：251–254, 2017
28）Ralvenius WT, et al：Nat Commun, 9：3230, 2018
29）Bourane S, et al：Science, 350：550–554, 2015
30）Feng J, et al：Science, 360：530–533, 2018
31）Shiratori-Hayashi M, et al：Nat Med, 21：927–931, 2015
32）Liu T, et al：Pain, 157：806–817, 2016
33）Du L, et al：Glia, 67：1680–1693, 2019
34）Torigoe K, et al：J Invest Dermatol, 136：879–881, 2016
35）Zhang Y, et al：Cell Physiol Biochem, 35：1023–1033, 2015
36）Tsuda M：Neurosci Res, 126：9–14, 2018

＜著者プロフィール＞
津田　誠：1998年星薬科大学大学院博士課程修了，'99年JST特別研究員（国立医薬品食品衛生研究所配属），2002年トロント小児病院博士研究員，'04年厚生労働省入省（国立医薬品食品衛生研究所配属），'05年九州大学大学院薬学研究院助手，'06年助教授（'07年より准教授），'14年より現職．グリア－ニューロン相互作用を切り口にした痛みや痒みなどの体性感覚情報伝達と制御のしくみとその破綻による慢性感覚異常メカニズムに関する研究を行っている．

第3章 グリア細胞と疾患

5. 自閉症におけるミクログリア依存的シナプス除去の不全とその回復

安藤めぐみ，池谷裕二，小山隆太

発達期の脳では，神経細胞による情報伝達の基盤となるシナプスが過剰に形成された後，不要なものが除去される．この現象はシナプス刈り込みとよばれ，神経回路の精緻化に重要であることが示唆されている．神経発達障害の1つである自閉症は，シナプス刈り込みの不全による余剰なシナプスの残存が発症原因であると長らく考えられてきた．そのため，シナプス刈り込みを担う脳内免疫細胞であるミクログリアと自閉症発症の関連に注目が集まっている．本稿ではまず，自閉症脳にみられるシナプスおよびミクログリアの変異を概説し，ミクログリアと自閉症との関連性を示唆する研究結果を紹介する．そして，ミクログリアによるシナプス除去の促進が自閉症症状を改善する可能性について考察する．

はじめに

ヒト大脳皮質のシナプス密度は，生後から発達初期にかけて急速に上昇した後，青年期に減少して壮年期にはほぼ一定となることが1970年代にすでに示されていた[1]．この発達期におけるシナプス密度の減少はシナプス除去とよばれている[2)3)]．シナプス除去によって不要なシナプスが消失し，残存したシナプスが形態

的・機能的に成熟することが，神経回路の精緻化ひいては正常な脳機能の発揮に重要であると考えられてきた．そして，自閉症や統合失調症の患者脳では，健常脳と比較してそれぞれシナプス密度の増加と減少が確認されてきた（**図1**）[4]．

グリアの一種であるミクログリアは脳内で免疫細胞としての役割を担い，異物および病原体の除去や炎症メディエーターの産生および放出を行う．近年，ミク

[略語]
BDNF：brain-derived neurotrophic factor（脳由来神経栄養因子）
CNO：clozapine N-oxide
CRP：C-reactive protein
DREADD：designer receptors exclusively activated by designer drugs
GAD：glutamic acid decarboxylase（グルタミン酸脱炭酸酵素）

GWAS：genome-wide association study（ゲノムワイド関連解析）
IGF：insulin-like growth factor（インスリン様成長因子）
LTD：long-term depression（長期抑圧）
LTP：long-term potentiation（長期増強）
MIA：maternal immune activation（母体免疫活性化）

Failure and recovery of synaptic pruning by microglia in autism spectrum disorders
Megumi Andoh/Yuji Ikegaya/Ryuta Koyama：Laboratory of Chemical Pharmacology, Graduate School of Pharmaceutical Sciences, The University of Tokyo（東京大学大学院薬学系研究科薬品作用学教室）

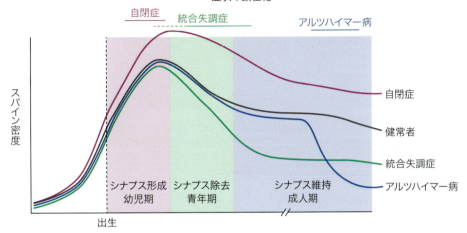

図1　スパイン密度の変遷と神経変性疾患発症時期との関連性
記憶やコミュニケーションなどの情報処理の基盤となる脳内のシナプスは，発達初期に過剰に形成され，青年期にその一部が除去される．このシナプス除去機構の破綻は，神経変性疾患の発症にかかわることが示唆されている．文献4を参考に作成．

ログリアは外傷や感染による炎症時だけではなく，正常脳においてもさまざまな役割を果たすことが明らかとなっている．その1つが発達期におけるシナプス除去であり，視覚情報伝達に重要な脳領域である外側膝状体では，補体分子であるC1qやC3による調節が示唆されている．また，外側膝状体においてミクログリアは相対的に活動の弱いシナプスを貪食する（シナプス貪食）．これらの研究結果から，活動の弱いシナプスにC1qが蓄積して補体経路が促進されることでC3が形成され，ミクログリアはCR3を介してC3を認識することでシナプスを貪食する，というメカニズムが提唱されている[3]．

このように発達期の神経回路形成にミクログリアが寄与することから，ミクログリアのシナプス除去機構の破綻が自閉症発症に関与する可能性が示唆される．以降の項では，自閉症とシナプス除去，そして，自閉症とミクログリアとの関連を調べた先行研究を紹介する．さらに，ミクログリアによるシナプス除去の促進が自閉症症状を改善させる可能性を，われわれの最近の研究成果を交えて論じる．

1 自閉症におけるシナプス機能異常

シナプス刈り込みが活発な発達期では，神経活動依存的なシナプス伝達が促進される一方，臨界期後には著しく抑制される[5) 6]．視覚皮質や聴覚皮質を含む感覚皮質では，感覚刺激に誘起された神経活動が神経回路の構築を促進する[7]．自閉症患者では，高次的な認知機能の不全がしばしば言及されるが，一次感覚情報処理機構の異常が認められるケースも多い[8]．感覚皮質における活動依存的な神経回路形成がシナプスの成熟によって調節を受けていることから，自閉症患者においては，神経活動依存的なシナプス伝達が正常に行われていない可能性が考えられる．発達期の神経回路形成において，ミクログリアが相対的に活動の弱いシナプスを積極的に貪食することを前提とした場合，自閉症脳では神経活動依存的なシナプス成熟が不全となりシナプス競合が起こらないために，シナプス除去が抑制されている可能性がある．

自閉症様行動を示すような遺伝子改変モデルマウスは，その多くが神経活動依存的なシグナル伝達を制御するシナプス関連遺伝子に変異を加えたものである（図2）[9]．例えば，プレシナプスに存在するneurexinは，ポストシナプスのneuroliginと物理的に結合すること

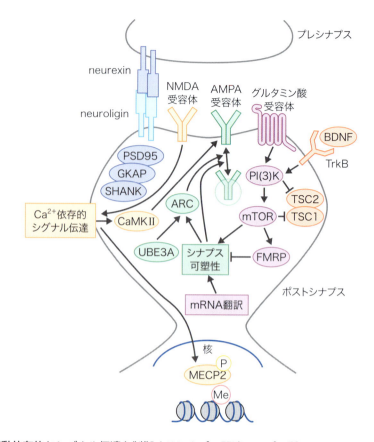

図2 神経活動依存的なシグナル伝達を制御するシナプス関連タンパク質
詳細は本文を参照．これらの遺伝子の変異は自閉症発症との関連が示唆されている．文献9を参考に作成．

で神経活動に応じたシナプス成熟を促進する[10) 11)]．neurexinファミリーの1つであるNRX1αのノックアウトマウスでは社会性の低下が確認されている[12)]．また，ポストシナプスの足場タンパク質であり，長期増強（long-term potentiation：LTP）および長期抑圧（long-term depression：LTD）に必須であるSHANK2をノックアウトしたマウスにおいても，社会性が低下する[13)]．別のSHANKファミリータンパク質であるSHANK3の変異により，皮質線条体路シナプスにおける興奮性神経伝達が減弱する[14)]．また，自閉症リスク遺伝子であり，それぞれ脆弱X症候群とRett症候群の責任遺伝子であるfmr1やMECP2も神経活動依存的なシナプス修飾に関与する[15) 16)]．そして近年，fmr1のノックアウトマウスではミクログリアによるシナプス貪食が不全となることが示された[17)]．さらに，別の自閉症リスク遺伝子であるPTENのノックアウトによってもシナプス除去が不全となることが報告されている[18)]．なお，PTENの下流タンパク質をコードするTSC1/2（結節硬化症の責任遺伝子）の変異は，神経活動依存的な遺伝子発現やシナプス可塑性を阻害する[19)]．

2 自閉症脳にみられるミクログリアの変異

自閉症患者の死後脳では，前頭前皮質や小脳など自閉症との関連性が示唆される脳領域において，ミクログリアの密度上昇や，形態の活性化（細胞体や突起の肥大化）が報告されている[20) 21)]．さらに，自閉症患者の血清中における補体C1q量が上昇しており，C1qに結合することで炎症反応を媒介するCRP（C-reactive protein）が高い値を示すことが報告されている[22) 23)]．

補体分子量の増加はミクログリアによるシナプス除去を促進する可能性がある一方，補体分子の存在領域特異性や発現強度差を覆い隠し，正常なシナプス除去を阻害する可能性もある．

自閉症モデルマウスの脳においても，ミクログリアのさまざまな変異が確認されている．自閉症発症リスクを高めることが示唆されている母体免疫活性化（maternal immune activation：MIA）を誘導したモデルマウスでは，皮質や海馬においてミクログリア密度および炎症性サイトカイン発現量が上昇する[24) 25)]．また，MIAにより，シナプス除去に関与することが示唆されるCX3CR1の発現が海馬において低下するとともに，海馬歯状回顆粒細胞のスパイン密度が増加することも報告されている[26)]．さらに，fmr1ノックアウトマウスの海馬においても，ミクログリアによるポストシナプスタンパク質（PSD95）の貪食量が減少する[27)]．

3 ミクログリアの機能異常による自閉症発症の可能性

逆に，ミクログリアの機能異常が自閉症様行動や自閉症患者脳と同様の病理学的変化を引き起こすことも報告されている．例えば，ミクログリアのオートファジー機能を抑制するとシナプス貪食が不全となり，体性感覚皮質におけるスパイン密度増加と社会性低下がみられる[28) 29)]．また，CX3CR1のノックアウトにより自閉症関連領域間の機能的結合性の低下や社会性低下，常同行動※が顕在化する[30)]．近年，アルツハイマー病のリスク遺伝子であるTREM2が発達期のミクログリアによるシナプス貪食に必要であり，そのノックアウトによって脳領域間の機能的結合性低下や，社会性低下や常同行動といった行動異常が引き起こされることも明らかとなった[31)]．自閉症患者の男女比は約4：1であり，男児の方が自閉症を発症しやすいと長年考えられてきたが，この性差を生み出す要因としてミクログリアが有力視されている．ゲノムワイド関連解析（genome-wide association study：GWAS）によると，胎生期の男児において発現が増加する遺伝子群が，

※　**常同行動**
同じ運動や行動，言葉を何度も繰り返す状態を指す．

自閉症患者の死後脳においても発現が増加しており，そのなかにはミクログリアマーカーが含まれていた[32)]．また，発達期マウスの海馬CA1野のミクログリアにおけるCD68（リソソーム関連タンパク質でありシナプス貪食に必要）発現が雌でより高いという結果から，発達期のシナプス除去の程度に性差がある可能性が考えられる[33)]．

4 シナプス除去の促進による自閉症治療の可能性

前述の先行研究結果から，ミクログリアによるシナプス除去機構の破綻が自閉症発症を引き起こす一因となることが示唆される．発達期以降はシナプス可塑性が著しく低下し，神経回路が再編されにくくなることから，自閉症発症後の介入による自閉症症状の根治は困難であると考えられてきた．

近年ヒトにおいて，自閉症における社会性低下や常同行動といった症状が，運動によって緩和される可能性が示されてきた[34) 35)]．そこでわれわれは，自閉症様行動を呈する母体免疫活性化モデルマウス（MIAマウス：MIA誘導した母から生まれた仔マウス）を利用し，マウスの自発的な運動がミクログリアによるシナプス除去を誘導し，自閉症発症後の成体期であってもシナプス密度を正常レベルに戻す可能性を検証した[36)]．

まず，自閉症様行動が成体期においても改善する可能性を検証した．生後30日齢（P30）から30日間ケージにランニングホイールを入れ，マウスを自由に運動させたところ，MIA群で低下した社会性行動や増加した常同行動がコントロールレベルに戻った．次に，自閉症において機能変化を示す脳領域であり，ランニングホイール運動によって他の脳領域よりも神経活動が強く上昇する領域でもある海馬やその周辺領域である歯状回に着目した．なかでも，運動によって神経活動が特に強く上昇した歯状回顆粒細胞に着目し，その軸索である苔状線維がCA3野の錐体細胞に形成するシナプス（苔状線維シナプス）の変化を検証した．すると，コントロール群では苔状線維シナプス密度がP15からP30にかけて減少した一方，MIA群では苔状線維シナプス密度が減少せず，P30およびP60ではシナプス密度がコントロール群と比べ増加していた（**図3A**）．さ

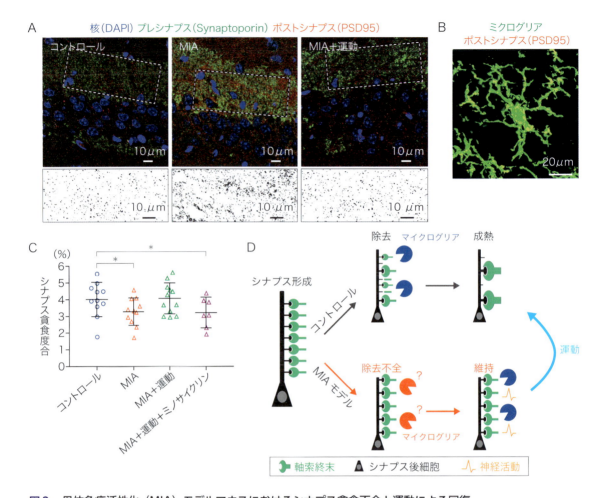

図3 母体免疫活性化（MIA）モデルマウスにおけるシナプス貪食不全と運動による回復
A）（上段）60日齢における海馬CA3野透明層のシナプスの免疫染色画像．（下段）上段画像中の白点線枠内におけるプレシナプスマーカーとポストシナプスマーカーの共局在部分．B）ミクログリアとポストシナプスの免疫染色画像．ミクログリアの中にポストシナプスが取り込まれている．C）60日齢における海馬CA3野でのミクログリアによるシナプス貪食量．ミクログリア内のシナプス体積をミクログリアの体積で割った値を貪食度合とした．

らに，成体期の運動により，MIA群においてシナプス密度がコントロールレベルまで減少した．最後に，MIA群において，発達期にシナプス除去が不全となるメカニズムおよび成体期の運動によりシナプス除去が誘導されるメカニズムとして，マイクログリアによるシナプス貪食の関与を検証した（**図3B**）．その結果，発達期のMIA群ではマイクログリアによるシナプスの貪食度合が低下していた（**図3C**）．また，成体期の運動はシナプスの貪食度合を増加させた．さらに，運動と同時期に，マイクログリア活性化を抑制するミノサイクリンを投与したところ，運動によるシナプス密度の減少が抑制された．以上の結果より，MIAマウスにおい

て，発達期のマイクログリアによるシナプス貪食が不全となっていることが示された（**図3C**）．

発達期のシナプス刈り込みにおいて，マイクログリアは神経活動が相対的に弱いシナプスを貪食することが示唆されている[3]．そこで，顆粒神経細胞の活動上昇がシナプス貪食を促進させる可能性を検証した．本研究では，DREADD（designer receptors exclusively activated by designer drugs）システムを用いた．このシステムは，遺伝子改変型Gタンパク質共役型受容体を外在性の基質であるCNO（clozapine N-oxide）によって特異的に活性化させるものである．マウスの顆粒神経細胞の一部に興奮性DREADDである

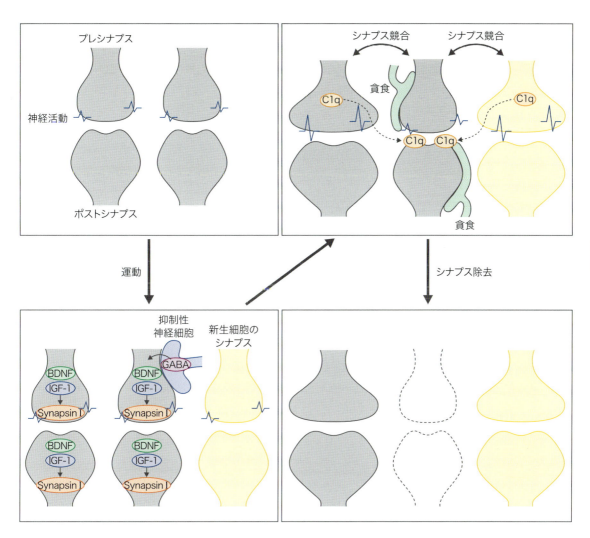

図4　運動がミクログリアによるシナプス除去を促進するメカニズムの考察
運動により，神経栄養因子やシナプス関連タンパク質の発現増加，抑制性神経伝達の促進，神経新生の増加が生じる．これらにより一部の神経細胞の活動が増強，もしくは減弱する（シナプス競合）．そして活動の強いシナプスから放出された補体が活動の弱いシナプスに付着すると，ミクログリアが補体を受容し貪食によるシナプス除去を行う．

hM3Dqを強制発現させ，CNO投与により神経活動を上昇させたところ，マイクログリアによる苔状線維シナプスの貪食が促進した．この結果から，一部の顆粒神経細胞の活動が上昇したことで，シナプス活動にコントラストが生じ，マイクログリアが相対的に活動の弱いシナプスを貪食した可能性が考えられる（**図3D**）．

5 運動がシナプス除去を促進するメカニズムの仮説（図4）

では，運動はどのようにシナプス除去を促進するのだろうか？前項までで紹介した研究結果から，自閉症モデルマウスではシナプス間の活動のコントラストが低く，ミクログリアは貪食すべきシナプスを選定することができなくなっている可能性が考えられる．そこで本項では，運動が一部の神経細胞の活動を上昇させることで，活動のコントラストを生み出すメカニズム

について議論したい.

自閉症のターゲット領域である前頭前皮質や海馬では，運動により神経活動が促進するとともに，脳由来神経栄養因子（brain-derived neurotrophic factor：BDNF）やインスリン様成長因子1（insulin-like growth factor-1：IGF-1）の発現が増加する[37) 38)].BDNFは神経活動に応じて分泌され，シナプスの成熟を制御することが知られている[39)].また，IGF-1はSynapsin I やPSD95などのシナプス関連タンパク質の発現を増加させシナプスの安定化に寄与する[40) 41)].よって，運動はこれらのメカニズムによって神経活動依存的にシナプスを成熟させる可能性がある.

もう1つの運動の主要な効果に，海馬における成体神経新生がある.新生顆粒細胞は既存の成熟顆粒細胞と比較して高い神経活動を有するため，神経新生の促進が新生細胞と既存の細胞との間のシナプス競合を活発化させる可能性がある[42)].MIAによる自閉症モデルマウスでは，発達期および成体期での神経新生が低下しており，新生顆粒細胞の成熟が抑制されている[43)].このことから，神経新生の不全が自閉症の発症原因である可能性が考えられる.さらに，神経前駆細胞の活動は運動により促進され，この過程にCX3CL1-CX3CR1シグナルが関与することが示されている[44)].CX3CL1-CX3CR1シグナルはミクログリアと神経細胞の相互作用を制御するため，運動依存的な新生細胞の活動上昇をミクログリアが促進する可能性が考えられる.

神経活動のコントラストを生み出すには，抑制性神経伝達物質の存在も重要である.例えば，神経活動依存的なシナプス除去が行われる小脳において，GABAシグナルがシナプス除去を制御することが示されている[45)].また，複数の自閉症モデル動物において，抑制性神経伝達物質の放出の不全が報告されている[46) ～48)].さらに，自閉症患者においてグルタミン酸脱炭酸酵素（glutamate decarboxylase, glutamic acid decarboxylase：GAD）やGABA受容体の発現が低下していることからも，抑制性神経伝達の不全と自閉症との関連性がうかがえる[49) ～51)].運動は，抑制性インターニューロンや抑制性シナプスを増加させてGABAの放出を促進させるため，運動が興奮性および抑制性の神経伝達を制御することでシナプス競合を誘導する可能性が考えられる[52) 53)].

神経活動はミクログリアの突起のダイナミクスを促進する[54)].そのため，運動による神経活動の促進がミクログリアによるシナプスへの接触を増加させ，活動の弱いシナプスの貪食を促進するのかもしれない.一方で，運動によりミクログリア活性化マーカーであるMHC-II やCD68の発現が低下することが示されており，運動がミクログリアの過剰活性化を伴うことなくシナプス除去を促進する有効な手段であることが期待される[55) 56)].

おわりに

本稿では，シナプス除去の観点からミクログリアが自閉症の発症および治療に関与する可能性を議論した.多くの自閉症患者や自閉症モデル動物において，シナプス密度の増加とミクログリアの形質的変化が認められることから，ミクログリアによるシナプス除去機構の破綻が自閉症発症に深く関与することはほぼ間違いないようである.現在，自閉症治療薬として有力視されているのはシナプス機能を調節するものが多い.しかしながら，投薬治療は対症療法であり半永久的に行われるため，副作用の表出は避けられないであろう.また，そもそも投薬治療を行うか否かの判断基準も難しい.一般的には，多動や自傷行為といった日常生活に支障をきたす行動がみられる場合に投薬治療が行われる.しかしながら，そのような症状がなくとも，コミュニケーションに不自由を感じている患者やその家族も投薬治療を望むかもしれない.これらの制約は，新たな治療法の必要性を感じさせるものである.

本稿の後半で紹介したわれわれの研究成果から，運動が自閉症治療法として有効であることが示唆された.運動は，ミクログリアによるシナプス除去を介して神経回路の再編成を促し，自閉症症状の根治につながることが期待される.このように，神経細胞自体ではなく，神経細胞の機能を修飾および制御するグリアをターゲットとした治療法は大きな可能性を秘めていると考える.

文献

1) Huttenlocher PR：Neuropsychologia, 28：517-527, 1990
2) Paolicelli RC, et al：Science, 333：1456-1458, 2011
3) Schafer DP, et al：Neuron, 74：691-705, 2012
4) Penzes P, et al：Nat Neurosci, 14：285-293, 2011
5) Rice D & Barone S Jr：Environ Health Perspect, 108 Suppl 3：511-533, 2000
6) Hensch TK：Annu Rev Neurosci, 27：549-579, 2004
7) Doll CA & Broadie K：Front Cell Neurosci, 8：30, 2014
8) Marco EJ, et al：Pediatr Res, 69：48R-54R, 2011
9) Ebert DH & Greenberg ME：Nature, 493：327-337, 2013
10) Chubykin AA, et al：Neuron, 54：919-931, 2007
11) Choi YB, et al：Neuron, 70：468-481, 2011
12) Grayton HM, et al：PLoS One, 8：e67114, 2013
13) Won H, et al：Nature, 486：261-265, 2012
14) Peça J, et al：Nature, 472：437-442, 2011
15) Harlow EG, et al：Neuron, 65：385-398, 2010
16) Cohen S, et al：Neuron, 72：72-85, 2011
17) Bhattacharya A, et al：Neuron, 76：325-337, 2012
18) Kwon CH, et al：Neuron, 50：377-388, 2006
19) Auerbach BD, et al：Nature, 480：63-68, 2011
20) Morgan JT, et al：Biol Psychiatry, 68：368-376, 2010
21) Tetreault NA, et al：J Autism Dev Disord, 42：2569-2584, 2012
22) Corbett BA, et al：Mol Psychiatry, 12：292-306, 2007
23) Singh VK, et al：Journal of Special Education & Rehabilitation, 6:117-125, 2005
24) Zhu F, et al：Psychiatry Res, 219：680-686, 2014
25) Hui CW, et al：Front Mol Neurosci, 11：13, 2018
26) Fernández de Cossío L, et al：Brain Behav Immun, 63：88-98, 2017
27) Jawaid S, et al：Glia, 66：789-800, 2018
28) Tang G, et al：Neuron, 83：1131-1143, 2014
29) Kim HJ, et al：Mol Psychiatry, 22：1576-1584, 2017
30) Zhan Y, et al：Nat Neurosci, 17：400-406, 2014
31) Filipello F, et al：Immunity, 48：979-991.e8, 2018
32) Werling DM, et al：Nat Commun, 7：10717, 2016
33) Weinhard L, et al：Dev Neurobiol, 78：618-626, 2018
34) Anderson-Hanley C, et al：Psychol Res Behav Manag, 4：129-137, 2011
35) Dillon SR, et al：Front Public Health, 4：290, 2016
36) Andoh M, et al：Cell Rep, 27：2817-2825.e5, 2019
37) Inoue T, et al：Neurol Res, 40：18-25, 2018
38) Uysal N, et al：J Chem Neuroanat, 81：27-33, 2017
39) Yoshii A & Constantine-Paton M：Dev Neurobiol, 70：304-322, 2010
40) Shcheglovitov A, et al：Nature, 503：267-271, 2013
41) Griesi-Oliveira K, et al：Mol Psychiatry, 20：1350-1365, 2015
42) Danielson NB, et al：Neuron, 90：101-112, 2016
43) Zhang Z & van Praag H：Brain Behav Immun, 45：60-70, 2015
44) Vukovic J, et al：J Neurosci, 32：6435-6443, 2012
45) Nakayama H, et al：Neuron, 74：384-396, 2012
46) Peñagarikano O, et al：Cell, 147：235-246, 2011
47) Han S, et al：Neuron, 81：1282-1289, 2014
48) Mao W, et al：Eur J Neurosci, 41：1025-1035, 2015
49) Fatemi SH, et al：Biol Psychiatry, 52：805-810, 2002
50) Fatemi SH, et al：J Autism Dev Disord, 39：223-230, 2009
51) Fatemi SH, et al：Cerebellum, 8：64-69, 2009
52) Gomes da Silva S, et al：Brain Dev, 32：137-142, 2010
53) Schoenfeld TJ, et al：J Neurosci, 33：7770-7777, 2013
54) Wu Y, et al：Trends Immunol, 36：605-613, 2015
55) Jiang T, et al：Front Cell Neurosci, 11：404, 2017
56) Kohman RA, et al：J Neuroinflammation, 10：114, 2013

＜筆頭著者プロフィール＞
安藤めぐみ：東京大学大学院薬学系研究科・修士課程修了後，現在は同博士課程学生および日本学術振興会・特別研究員として脳発達と疾患の研究に従事．

第3章　グリア細胞と疾患

6. ミクログリアの機能破綻を原因とする一次性ミクログリオパチー

池内　健，朱　斌

> ミクログリアの機能に必須な分子をコードする遺伝子変異を原因とする大脳白質変性症が同定されており，一次性ミクログリオパチーとして注目されている．ALSP（adult-onset leukoencephalopathy with axonal spheroids and pigmented glia）は*CSF1R*変異（ヘテロ接合体）を原因とする一次性ミクログリオパチーである．ASLPは成人期に発症する大脳白質変性症であり，脳内ではミクログリアの減少と形態変化が生じる．*CSF1R*変異ホモ接合体は，ASLPよりも重症かつ早発化した表現型を呈し，脳内のミクログリアがほぼ消失する．造血幹細胞移植が奏効したALSP症例が報告されており，ミクログリアを標的とした新たな治療法が探索されている．

はじめに

　ミクログリアはyolk sac（卵黄嚢）を起源とする組織常在性マクロファージであり，定常状態では骨髄から単球系細胞の補充を受けることなく脳内で自己複製する．ミクログリアの多彩な生理的機能が明らかにされるとともに，ミクログリアの異常がさまざまな精神神経疾患の病態に関与していることが明らかにされている．発達期におけるミクログリアの機能障害が自閉スペクトラム症と関係するという知見や，多発性硬化症，アルツハイマー病，筋萎縮性側索硬化症の病態を活性化したミクログリアが修飾しているとの知見が報告されている[1]．さらに，ミクログリアの機能に必須な分子をコードする遺伝子の変異を原因とする大脳白質脳症が同定されており，一次性ミクログリオパチーという概念が提唱されている．本稿では，ミクログリアの脳内での生理機能の破綻を原因とする一次性ミクログリオパチーについて概説する．

[略語]

ALSP：adult onset leukoencephalopathy with axonal spheroids and pigmented glia（神経軸索スフェロイドと色素性グリアを伴う成人発症大脳白質脳症）
CSF1R：colony stimulating factor 1 receptor（コロニー刺激因子1受容体）

EDSS：expanded disability status scale
HDLS：hereditary diffuse leukoencephalopathy with axonal spheroids（神経軸索スフェロイドを伴う遺伝性びまん性白質脳症）
NHD：Nasu–Hakola disease（那須・ハコラ病）

Primary microgliopathy due to dysfunction of microglia
Takeshi Ikeuchi/Bin Zhu：Brain Research Institute, Niigata University（新潟大学脳研究所生命科学リソース研究センター）

1 ミクログリアの生理的機能

中枢神経系の発達過程においてミクログリアはアポトーシスを起こした神経細胞や神経幹細胞を貪食によって除去し，不要なシナプスの刈り込みを行い，脳血管の分枝形成に関与する．成人期においても，神経シナプスの新生，余剰な神経シナプスの除去，シナプス伝達の制御を行うなど，ミクログリアは脳内で生理的に活発な細胞である．

CSF1R（colony stimulating factor 1 receptor）は中枢神経ではミクログリアに強く発現しており，ミクログリアの機能に重要な役割を果たしている[2]．Greenらは，経口投与可能なCSF1R/Kitチロシンキナーゼ阻害剤PLX3397をマウスに投与すると，脳内ミクログリアが著減することを見出した[3]．投与3日目でミクログリアは半減し，投与21日目でミクログリアはほぼ消失した．この知見は，CSF1Rを介したシグナル伝達が，ミクログリアの生存維持に必須であることを示している．PLX3397の投与を中止すると，2週間後にはミクログリアの数が可逆的に回復した．つまりCSF1Rシグナル伝達が停止すると，ミクログリアは分裂を休止し静止状態に入るものの，シグナルが再開するとミクログリア分裂も回復するというCSF1Rシグナル依存性の調節を受けている．

2 一次性ミクログリオパチー

ミクログリア関連遺伝子変異を原因とする疾患は，ミクログリアの本質的な機能異常が疾患の自律的な原因となることから，一次性ミクログリオパチーとよばれている．一次性ミクログリオパチーの例としては，那須・ハコラ病（Nasu-Hakola disease：NHD）とALSP（adult-onset leukoencephalopathy with axonal spheroids and pigmented glia）があげられる．NHDは，PLOSL（polycystic lipomembranous osteodysplasia with sclerosing leukoencephalopathy）ともよばれ，DAP12/TREM2の遺伝子変異により大脳白質脳症，脳内石灰化，骨嚢胞変化をきたす[4]．TREM2とDAP12はミクログリア，マクロファージ，破骨細胞の細胞表面において複合体を形成する．NHDではミクログリアの機能異常により大脳白質変性が生じ，破骨細胞の機能異常により骨嚢胞が生じる．

ALSPは，CSF1R遺伝子変異を原因とする大脳白質脳症である．ALSPは，HDLS（hereditary diffuse leukoencephalopathy with spheroids）とPOLD（pigmented orthochromatic leukodystrophy）という別の名称でよばれていた疾患がCSF1R変異を共通して原因とする同一疾患であることが判明し，同じ名称となったものである．ALSPとNHDは両者ともに一次性ミクログリオパチーに属するが，その病理学的な特徴は必ずしも同一ではない[5]．

3 ALSP：CSF1R変異とミクログリア

ALSP患者において報告されている既報のCSF1Rのミスセンス変異は，すべてチロシンキナーゼ領域に存在する．チロシンキナーゼ領域のミスセンス変異は，リガンド依存性に誘導されるCSF1Rの自己リン酸化を消失させることから，CSF1Rシグナル伝達不全がALSPの病態として関与している[6]．機能喪失が生じるナンセンス変異やフレームシフト変異は，チロシンキナーゼ領域とそれ以外の部位にも同定されており，未成熟終止コドンに起因するナンセンス介在mRNA分解[※]が生じるため，CSF1Rのハプロ不全が病態となる（**図1**）[7] [8]．

ALSPの神経病理学的特徴は，神経軸索とミエリン脱落を伴う大脳白質変化である．変性した大脳白質には，軸索が腫大したスフェロイドが認められる．大脳白質変性が生じる前からスフェロイド形成がみられ，大脳白質変性が進むにつれて，スフェロイドの数は減少する．この知見からは，軸索変性が初期イベントであり，ミエリン変性が続発することを示唆している[9]．われわれはALSP剖検6例の解析を行い，ALSP脳ではミクログリアの密度の減少と形態異常が生じることを報告した[10]．ミクログリアは偏在してALSP脳に集簇しており，形態的には胞体が狭小化し，細胞突起が起始部から細く，多数の結節状の径不同を認める等の変

※ ナンセンス介在mRNA分解

真核生物がもつmRNA品質管理機構の一つで，ナンセンス変異やフレームシフト変異によって，本来の終止コドンではない場所に未成熟終止コドンがゲノムDNA上に生じた場合，最初の翻訳段階で認識され，その異常mRNAが翻訳される前に選択的に分解処理される機構のこと．

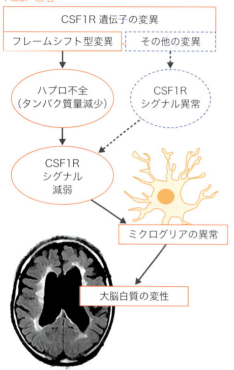

図1 CSF1R変異によるミクログリア病態メカニズム（仮説）

化を呈した[9]．

これらの分子遺伝学および神経病理学的所見を考え合わせると，ALSPでは次のような病態が生じていると筆者は考えている（図2）．ALSP患者は生来CSF1R変異を保有しているものの，成人期に至るまではミクログリアは代償的に機能し，臨床症状を呈さない．成人期のある時点で，ミクログリアの代償機能が臨界に達し，大脳白質変性による臨床症状が顕在化する．いったん発症すると，ミクログリアの機能破綻は不可逆的に進行し，症状も急速に悪化し，数年の経過で死亡転帰をとる．

最近になり*CSF1R*変異のホモ接合体もしくは複合ヘテロ接合体を呈する小児期発症の脳症が報告された[11][12]．OosterhofらはCSF1Rのスプライスサイト変異（c.1754-1G＞C）とナンセンス変異（p.H643Q）のホモ接合体例を，Guoらはフレームシフト変異（p.P658Sfs*24）のホモ接合体例とp.P132L/p.Gln481*とp.L627del/p.S620delins40の複合ヘテロ接合体例を報告した．これらの例はALSPと比較して重症であり，なかには胎児期から脳形態異常を呈し，脳室周囲

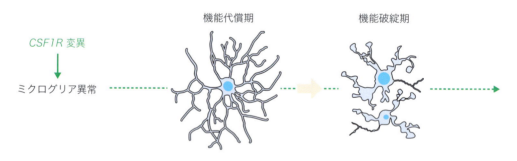

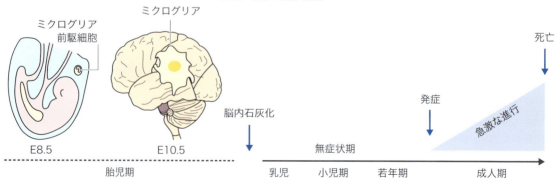

図2 ミクログリアの機能破綻からみたALSP発症機序（仮説）

表1　*CSF1R*変異：ヘテロ接合体とホモ接合体の比較

	CSF1R 変異 ヘテロ接合体	*CSF1R* 変異 ホモ接合体/複合ヘテロ接合体
遺伝形式	常染色体優性	常染色体劣性
発症年齢	成人期（平均44歳：18～78歳）	胎児期～若年期（0～37歳）
症状	認知機能低下，精神症状，運動症状，けいれん	精神運動発達遅滞，けいれん，骨折
骨変化	なし	頭蓋骨・脊椎硬化，大理石病様変化
脳画像所見	大脳白質変化，脳梁菲薄化，微小石灰化	水頭症，脳室表面石灰化，大脳白質変化
神経病理	大脳白質変性，スフェロイド形成	脳発達異常，大脳白質変性，スフェロイド形成
ミクログリア	密度減少，形態異常	ほぼ消失

表2　ALSP患者と*CSF1R*関連遺伝子組換えマウスとの比較

	ALSP患者（ヒト）	マウス		
		Csf1r−/−	*Csf1r*−/+	*Csf1*op/op
ミクログリアの数	23～47%減少	ほぼ消失	増加	20～37%減少
ミクログリアの形態変化	あり	あり	不明	あり
オリゴデンドロサイトの変化	減少	減少	不明	減少
側脳室の拡大	あり	あり	あり	なし
脳梁の異常	あり	あり	あり	あり

（文献10から引用）

の石灰化と水頭症を合併した例も含まれている（**表1**）．ALSPでは認められない骨変化として，骨硬化変化と大理石病様変化を呈する．フレームシフト変異例（c.1754−1G＞C）に対して剖検検索がなされ，スフェロイド形成を伴う大脳白質変性が認められ，ミクログリアは全く認められなかった[11]．

4 CSF1RノックアウトマウスとALSP患者の比較

CSF1Rに関連する遺伝子改変マウスの特徴とALSP患者との比較を**表2**に示した．*Csf1r*−/−ノックアウトマウスでは，脳内ミクログリアはほぼ完全に消失し，嗅球の萎縮，側脳室の拡大，大脳皮質の菲薄化が生じる[13]．ASLP患者の病態メカニズムとしてハプロ不全が想定されていることから，ALSPのモデルマウスとなりうる*Csf1r*+/−が作製された[14]．*Csf1r*+/−マウスは，ALSP患者と類似した臨床徴候として認知機能低下，行動異常，運動症状を呈した．12カ月齢までには，大脳白質病変，側脳室拡大，脳梁の菲薄化が認め

られた．*Csf1r*+/−マウスとヒトALSP患者において共通した所見が生じることは，CSF1Rハプロ不全が大脳白質病変を惹起するのに十分であることを示している[15]．一方で，*Csf1r*+/−マウスとヒトALSP患者とに相違点もある．モデルマウスではミクログリアの密度は増加しており，ミクログリア誘導性の炎症を引き起こしている可能性が示されている．このような所見はALPS剖検脳では認められない．

5 ミクログリアを介した治療介入方法

ALSPに対する系統だった治療法は確立していない[15]．最近になり，ALSPに対して同種造血幹細胞移植が奏効した症例が報告された．症例1は35歳時に行動異常，認知機能障害，歩行障害で発症し，翌年には歩行不能となる経過を呈した[16]．異染性白質ジストロフィーの暫定診断（後にALSPと確定診断された）のもと，未発症の同胞から造血幹細胞移植を受けた．移植後6カ月で病状の進行が止まり，以後15年にわたり神経症状の悪化が認められていない．症例2は30歳代

の女性，発症18カ月後に造血幹細胞移植が行われた[17]．移植6カ月以降30カ月に至るまでEDSS（Expanded Disability Status Scale）で評価された神経症状は悪化を認めなかった．また脳MRIでは，拡散強調画像で検出された高信号域が移植後に退縮していることが示された．これら2症例の経過は，発症後急速に進行するALSPの自然歴では説明できない．移植されたドナーの骨髄由来細胞がALSP患者の脳内に到達し，減弱したミクログリアの機能を補完している可能性が考えられる．ALSPに対する造血幹細胞移植の有効性を2例のみで結論づけることはできないが，今後，治験を含め検討すべき治療アプローチであると思われる．

おわりに

胎児・小児期における脳の分化発達や成人期における脳内恒常性の維持にミクログリアが本質的な役割を果たしていることが注目されている．本稿で紹介したように，本質的なミクログリアの機能破綻が神経疾患の自律的な原因となることがわかってきた．加齢に伴うミクログリアの機能低下の観点から脳老化を解明するアプローチもはじまっている．ミクログリアの質的および量的な機能調節機構を解明し，その制御を介して神経疾患の治療に応用する試みが期待される．

文献

1） Prinz M & Priller J：Nat Rev Neurosci, 15：300-312, 2014
2） Chitu V, et al：Trends Neurosci, 39：378-393, 2016
3） Elmore MR, et al：Neuron, 82：380-397, 2014
4） Bianchin MM, et al：Nat Rev Neurol, 6：2 p following 523, 2010
5） Sasaki A, et al：Neurogenetics, 16：265-276, 2015
6） Konno T, et al：Neurology, 82：139-148, 2014
7） Konno T, et al：Eur J Neurol, 24：37-45, 2017
8） Miura T, et al：J Neurol, 265：2415-2424, 2018
9） Alturkustani M, et al：J Neuropathol Exp Neurol, 74：233-240, 2015
10） Tada M, et al：Ann Neurol, 80：554-565, 2016
11） Oosterhof N, et al：Am J Hum Genet, 104：936-947, 2019
12） Guo L, et al：Am J Hum Genet, 104：925-935, 2019
13） Erblich B, et al：PLoS One, 6：e26317, 2011
14） Chitu V, et al：Neurobiol Dis, 74：219-228, 2015
15） Konno T, et al：Neurology, 91：1092-1104, 2018
16） Eichler FS, et al：Brain, 139：1666-1672, 2016
17） Mochel F, et al：J Neurol Neurosurg Psychiatry：doi:10.1136/jnnp-2019-320701, 2019

＜筆頭著者プロフィール＞

池内　健：1991年，新潟大学医学部卒業．脳神経内科のレジデントを終了後，'96年から新潟大学大学院医学研究科博士課程に進み神経分子遺伝学で学位所得（医学博士）．2000年からシカゴ大学（Sisodia研究室）においてアルツハイマー病の基礎病態研究に従事．'03年に帰国し，認知症を対象としたトランスレーショナル研究を行う．ALSPの患者さんとの出会いからミクログリア研究に参画．Mayo Clinic Florida校との共同研究によりALSPの治療法の開発を展開中．

第3章 グリア細胞と疾患

7. グリアを狙うてんかん創薬

井上 剛, 佐田 渚

> 脳は, 電気信号（活動電位・シナプス電位）を発することで, 正常に機能する. しかし, その電気活動が過剰になると, てんかんを発症する. 従来のてんかん治療薬は, 「ニューロン」を狙い, イオンチャネル等の「電気制御分子」を作用標的とすることで, 過剰な電気活動を抑えてきた. しかし, これら既存の治療薬は, 約3割のてんかん患者には奏功しない. われわれは, ケトン食療法の作用機構解析という基礎研究を通じ, 活動電位を発さない「グリア」を狙い, 電気を発さない「代謝酵素」を作用標的とする, 新しいてんかん創薬を展開している.

はじめに

　てんかんは, 脳の電気活動の過剰興奮によって生じる神経疾患である. 脳の電気活動は「ニューロン」で生じ, イオンチャネルやシナプス受容体といった「電気制御分子」が発生する. ゆえに既存の治療薬は, 「ニューロンの電気制御分子」に作用し, 過剰な電気活動を抑えるようにつくられてきた.

　この治療戦略は, 非常に理にかなっている. そのため, 100年近くのてんかん創薬の歴史において, いわば常識として信じられてきた. しかし, 問題点がある. これらの治療薬は, てんかん患者の約3割には効かないのである. この「難治性てんかん」に対する治療薬開発が, 世の中で必要とされている.

　アカデミアが得意とする「基礎研究」で, どのように医療に貢献できるのか, それがわれわれのmotive forceである. われわれは2009年より本問題に取り組み, 6年間の基礎研究を経て, 2015年に「グリアの代謝酵素（非電気制御分子）」を狙うてんかん創薬を提唱してScience誌に発表した[1][2]. さらに, 提唱した創薬戦略に沿って治療薬候補化合物を同定・特許出願し, 現在は治療薬開発を進めている.

　グリアは電気信号を発さず, 代謝酵素はそもそも電気を発さない. 過剰な電気活動（てんかん）を抑えるために, あえて電気制御分子を狙わない「グリアを狙うてんかん創薬」が実現すれば, てんかん創薬のパラ

[略語]

AMPA : α–amino–3–hydroxy–5–methyl–4–isoxazolepropionic acid

EPSC : excitatory postsynaptic current（興奮性シナプス電流）

GABA : γ–aminobutyric acid（γ–アミノ酪酸）

GAT-1 : GABA transporter 1

LDH : lactate dehydrogenase（乳酸脱水素酵素）

SV2A : synaptic vesicle glycoprotein 2A

Glia-targeting drug discovery for epilepsy
Tsuyoshi Inoue/Nagisa Sada : Graduate School of Medicine, Dentistry, and Pharmaceutical Sciences, Okayama University（岡山大学大学院医歯薬学総合研究科）

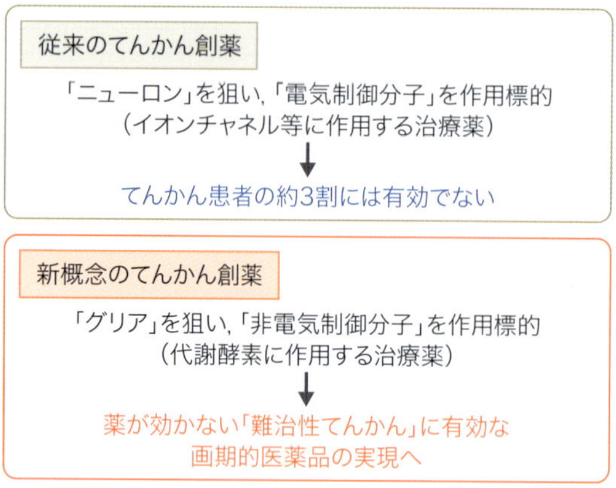

図1 われわれがめざすてんかん創薬
「従来のてんかん創薬」と，われわれがめざす「新概念のてんかん創薬」．

ダイムシフトとなる（**図1**）．本稿では，てんかん創薬研究の背景を概説した後，われわれが進めてきた研究について紹介する．

1 従来のてんかん治療薬

脳の電気活動は，ニューロンで発生する．ゆえに，従来のてんかん治療薬は，ニューロンの電気発生に関与する分子（電気制御分子）に作用するようにつくられてきた．具体的には，「イオンチャネル」「シナプス受容体」「神経伝達物質関連分子」の3つに大別される（**図2**）[3]．これらに作用するてんかん治療薬として，以下が知られている．

1）イオンチャネル

ニューロンにおける活動電位発生を担うのは，電位依存性Na^+チャネルに代表されるイオンチャネルである．また，活動電位により神経伝達物質が放出される際には，電位依存性Ca^{2+}チャネルが活性化される．電位依存性Na^+チャネルに作用するてんかん治療薬は最も多く，部分てんかんの第一選択薬であるカルバマゼピン（テグレトール），ラモトリギン（ラミクタール），ゾニサミド（エクセグラン）などがあげられる．また，電位依存性Ca^{2+}チャネルに作用する治療薬としては，ガバペンチン（ガバペン）が知られている．

2）シナプス受容体

脳におけるシナプス伝達は，興奮性を担うグルタミ

ン酸受容体と，抑制性を担うGABA受容体に大別できる．GABA受容体を活性化する治療薬は古くより知られており，バルビツール系のフェノバルビタール（フェノバール）やベンゾジアゼピン系のクロバザム（マイスタン）などが使われている．また最近，AMPA型グルタミン酸受容体を阻害する治療薬として，ペランパネル（フィコンパ）が開発されている．

3）神経伝達物質関連分子

神経伝達物質は，細胞膜上のトランスポーターによって細胞内に取り込まれ，神経終末シナプス小胞膜上のトランスポーターによってシナプス小胞内に蓄積される．シナプス小胞膜に存在するSV2A（synaptic vesicle glycoprotein 2A）に作用する治療薬として，レベチラセタム（イーケプラ）が用いられている．また日本では未承認ではあるが，チアガビンは細胞膜のGAT-1（GABA transporter 1）を阻害し，細胞外GABA濃度を高める治療薬である．

2 難治性てんかんとケトン食療法

前述以外にも，全般てんかんの第一選択薬であるバルプロ酸（デパケン）のように，複数の作用点をもつ治療薬もある．しかしながら，すべてのてんかん治療薬がニューロンに作用し，電気制御分子（イオンチャネル・シナプス受容体等）に作用する．留意すべきは，これらの治療薬の種類をいくら替えても，約3割の患者には効かない点である[4]．一方で，この難治性てんかん（薬剤抵抗性てんかん）に，「ケトン食療法※」とよばれる食事療法が有効であることが知られている[5][6]．

1）ケトン食療法の歴史

ケトン食療法の歴史は古く，1921年にアメリカのMayo Clinicで開発された[7]．極端な高脂肪と低炭水化物からなる食事を継続することで，抗てんかん作用が得られる．ケトン食療法は1920〜30年代は広く使われたが，1938年に誕生した抗てんかん薬フェニトインの普及により，しだいに使われなくなっていった．

> **※ ケトン食療法**
> 高脂質・低炭水化物の食事（ケトン食）を摂取し続けることで，てんかん発作を抑える食事療法．血中のグルコース濃度が下がる一方で，代替エネルギー源となるケトン体濃度が上昇する．

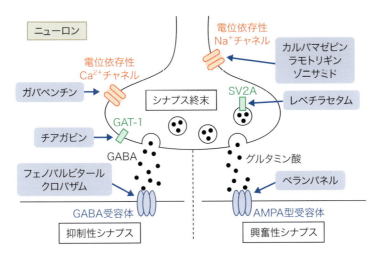

図2 てんかん治療薬の作用分子
既存のてんかん治療薬は，ニューロンに作用し，電気制御分子に作用する．電気制御分子として，イオンチャネルは赤色，シナプス受容体は青色，神経伝達物質関連分子は緑色で示している．また，青地はてんかん治療薬を示す．
（文献3をもとに作成）

しかし1990年代，治療薬が効かずに発作をくり返す男児が，ケトン食により劇的に改善されるTV番組が放映され，「難治性てんかん」に対する有用性が注目されるようになった．

2）ケトン食療法の有効性

実際，難治性てんかんに対する有効性は，複数の臨床研究によって実証されている．難治性てんかんを患う小児患者（2剤以上の治療薬を使っても発作がコントロールできなかった患者）の約4割が，ケトン食により改善されたと報告されている[5]．また，ケトン食療法は一般に小児に適用されるが，成人の難治性てんかん患者にも有効であることが報告されている[6]．

3 ケトン食の作用メカニズム

ケトン食が難治性てんかんに効くという事実は，既存の治療薬にはない未知の作用メカニズムをもつことを意味している．しかし問題は，臨床適用が難しい点である．ケトン食療法では，炭水化物摂取が厳しく制限されるため，実際の適用は小児患者の一部に限られている．成人患者にも有効ではあるが，実際には使われていない．抗てんかん薬フェニトインの登場により，ケトン食療法が使われなくなった歴史的背景をかんがみても，治療薬内服での寛解を患者が望んでいるのは間違いない．

すなわち，ケトン食の作用メカニズムを明らかにし，それに基づく「難治性てんかん治療薬」の誕生が期待されている．このような臨床背景のもと，基礎科学者がケトン食の作用機構解明に取り組み，以下の作用分子が明らかにされている（図3）[8]．

1）ATP感受性K⁺チャネル

高脂質・低炭水化物のケトン食摂取により，血中ではグルコースが減少し，ケトン体（βヒドロキシ酪酸・アセト酢酸）が増加する．ハーバード大学のYellenらは，ケトン体が抑制性イオンチャネルであるATP感受性K⁺チャネルを活性化し，神経抑制を引き起こすことを報告している[9]．また同グループにより，BAD（BCL-2-associated agonist of cell death）をノックアウトするとケトン食様の代謝変化が生じ，ATP感受性K⁺チャネルが活性化され，抗てんかん作用が生じると報告されている[10]．

2）電位依存性Ca²⁺チャネル

われわれは2017年に，ケトン体であるアセト酢酸が，電位依存性Ca²⁺チャネルを阻害することを報告している[11]．アセト酢酸は，電位依存性Ca²⁺チャネルを介してEPSCを弱めるだけでなく，慢性てんかんモデルマウスの発作を*in vivo*でも抑える．興味深いのは，このEPSC減弱が通常状態は観察されず，てんか

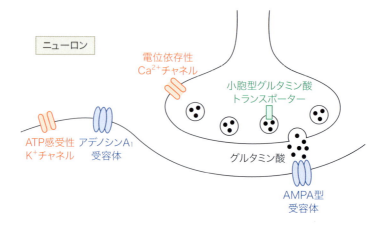

図3 ケトン食の作用分子
これまで報告されてきたケトン食の作用分子も，ニューロンの電気制御分子である（イオンチャネル［赤］，シナプス受容体［青］，神経伝達物質関連分子［緑］）．（文献8をもとに作成）

ん様活動を示す脳スライス標本において顕著に観察される点である．すなわち，通常の脳神経活動には影響せず，てんかん焦点に強く作用すると期待される．

3）小胞型グルタミン酸トランスポーター

神経伝達物質であるグルタミン酸をシナプス小胞に充填する分子が，小胞型グルタミン酸トランスポーターである．この分子の活性が弱まると，シナプス小胞内のグルタミン酸量が減少することでEPSCが弱まり，神経抑制が引き起こされる．岡山大学の森山らは，ケトン体であるアセト酢酸が小胞型グルタミン酸トランスポーターを阻害し，神経抑制・抗てんかん作用が生じることを報告している[12]．

4）AMPA型グルタミン酸受容体

中鎖脂肪酸トリグリセリド（medium-chain triglyceride：MCT）からなるケトン食は，MCTケトン食とよばれる．MCTケトン食を摂取すると，ケトン体だけでなく複数の中鎖脂肪酸（オクタン酸・デカン酸）の血中濃度が上昇することが知られている．このなかのデカン酸が，AMPA型グルタミン酸受容体に作用してEPSCを減弱させることを，ロンドン大学のWalkerとWilliamsらが明らかにしている[13]．

5）アデノシンA₁受容体

アデノシンは抑制性の神経修飾物質であり，その受容体は4種類知られている．MasinoとBoisonらは，マウスを用いた動物実験により，ケトン食投与はアデノシンA₁受容体の活性化を介して，てんかん発作を抑えることを報告している[14]．さらにその神経抑制メカニズムとして，グルコース減少によるアデノシンA₁受容体の活性化とATP感受性K⁺チャネルの関与が示唆されている[15]．

4 代謝を狙うてんかん創薬

このように，ケトン食の作用メカニズム研究は，この10年間で格段に進展した．これらの基礎研究が進むことで，AMPA型グルタミン酸受容体[13]や電位依存性Ca²⁺チャネル[11]等，既存薬の作用標的とのオーバーラップも明らかとなった．しかしながら，これらの治療薬で難治性てんかんが劇的に克服されたわけではなく，ケトン食の作用標的の核心にはいまだ遠いと想定される．問題点はおそらく，見出されたケトン食の作用分子が，結局は「電気制御分子」な点にある．そこでわれわれは，「ニューロンの電気制御分子」を狙うという既成概念を捨て，ゼロベースでケトン食の作用メカニズムを研究した．その取り組みが実り，「グリアの代謝酵素（非電気制御分子）」を狙うてんかん創薬を提唱するに至ったわれわれの研究[1,2]に関し，以下概説する（図4）．

1）ケトン食の代謝変化による神経抑制

ケトン食を摂取すると，血中のグルコースが減少し，ケトン体が増加する．そこでまず，このケトン食様の代謝変化により，神経電気活動がどのように変化する

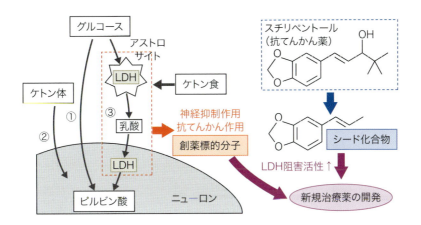

図4 われわれの研究成果
ケトン食は，アストロサイト-ニューロン乳酸シャトル（赤破線）を介し，神経抑制・抗てんかん作用を示す．また，抗てんかん薬スチリペントール（青破線）は，乳酸脱水素酵素（LDH）の阻害作用を示す．乳酸シャトル上の乳酸脱水素酵素を創薬標的分子とし，スチリペントールの部分構造をシード化合物とすることで，乳酸脱水素酵素を標的とする新薬開発が可能である．（文献1より引用）

か調べた[1]．マウス脳スライス標本からパッチクランプ測定を行い，このケトン食様の代謝変化を与えたところ，ニューロンが過分極することを見出した．

このケトン食様の代謝変化は，**図4**の代謝経路①と③を弱め，代謝経路②を強めることを意味している．そこで，ケトン食様の代謝変化により過分極させた状態で，乳酸投与により代謝経路③を強めたところ，過分極は完全に回復した．すなわち，乳酸を介する代謝経路③は，ケトン食による神経抑制を担う代謝経路である．さらに，ケトン食を摂取し続けたマウスでは，海馬の乳酸量が減少したことから，ケトン食により代謝経路③が弱められることが強く支持された．

2）創薬標的分子としての乳酸脱水素酵素

この代謝経路③は，アストロサイト-ニューロン乳酸シャトルとよばれ，脳内のエネルギー代謝経路の1つであるが[16]，神経電気活動に影響することも知られている[17][18]．そこで，乳酸シャトルの関与を検証するために，乳酸シャトル上の代謝酵素である「乳酸脱水素酵素」を阻害した（**図4**）[1]．その結果，ニューロンの乳酸脱水素酵素を阻害すると神経抑制が生じるだけでなく，近隣のグリア細胞（アストロサイト）の乳酸脱水素酵素を阻害しても神経抑制が生じた．すなわち，ケトン食の神経抑制を担う「代謝経路・代謝酵素」を同定した．

そこで次に，脳内の乳酸脱水素酵素を阻害すると，*in vivo*でも抗てんかん作用を示すか評価した．海馬硬化症を伴う側頭葉てんかんは，代表的な成人の薬剤抵抗性てんかんとして知られている．そこで，この難治性てんかんのモデルマウス[19]に対し，脳内の乳酸脱水素酵素を阻害したところ，自発的なてんかん発作が抑えられることがわかった[1]．すなわち，乳酸脱水素酵素はケトン食の作用分子としてはじめて見出された「代謝酵素」である（**図4**）．

3）シード化合物としてのスチリペントール部分構造

てんかん治療薬は「化合物」である．治療薬を開発するには，てんかん発作を抑える生体内分子（創薬標的分子）を見出すだけでなく，その標的分子に作用する「薬の原型となる化合物」（シード化合物）も見出す必要がある．創薬標的分子とシード化合物を用いて，化合物ライブラリーからスクリーニングすることで，てんかん治療薬候補化合物が同定できる．そこで次に，乳酸脱水素酵素阻害作用を有し，てんかん発作も抑える「シード化合物」を探索した．

シード化合物の同定に向け，われわれは臨床使用されているてんかん治療薬に着目した．てんかん治療薬は，血液脳関門を通過する必要があるため，分子量が小さくデザインされている．トレードオフとして標的選択性は低く，複数の分子に作用するものが多い．そこでわれわれは，既存てんかん治療薬のなかに，じつは乳酸脱水素酵素を阻害するものがあるのではと予想

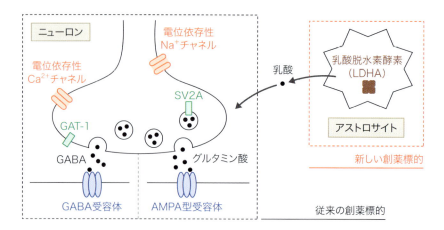

図5 グリアを狙うてんかん創薬
従来のてんかん創薬では,「ニューロンの電気制御分子」を標的とする(黒破線).一方,われわれが提唱する創薬では,「グリアの代謝酵素」を標的とする(赤破線).図中には,既存薬の作用標的(赤・青・緑)と,われわれが標的とする代謝酵素(茶)を示している.

した.酵素活性評価の結果,スチリペントール(ディアコミット)に乳酸脱水素酵素阻害作用があることを見出した(**図4**)[1].

スチリペントールは,死亡率の高いDravet症候群に効くため[20],2012年に国内承認されたてんかん治療薬である.その作用標的は,電気制御分子GABA_A受容体であると考えられてきたが[21],われわれの研究により乳酸脱水素酵素も阻害することがわかった[1].一方でスチリペントールは,そもそも乳酸脱水素酵素阻害剤としてつくられたものではない.そこで,乳酸脱水素酵素阻害作用と抗てんかん作用を併せもつ最小構造を探索し,スチリペントールの部分構造(イソサフロール)を見出すに至った[1].このスチリペントール部分構造は,治療薬候補化合物スクリーニングのための「シード化合物」として有用である(**図4**).

4)乳酸脱水素酵素を標的とする治療薬開発

創薬標的分子として「乳酸脱水素酵素」,シード化合物として「スチリペントール部分構造」を用いることで,「代謝を狙うてんかん創薬」をScience誌に提唱したのが2015年である[1,2].それから現在まで,提唱した創薬戦略に沿って,てんかん治療薬の開発を進めている.特に,乳酸脱水素酵素を構成するサブユニットのなかで,LDHAはアストロサイトには存在するがニューロンにはないため[22],LDHAを創薬標的分子とすれば「グリアの代謝酵素を狙うてんかん創薬」が実現できる.そこで,この創薬標的分子とシード化合物を用いて,化合物ライブラリー等からスクリーニングを行い,多数のLDHA阻害剤の同定に成功した.これらを国際特許出願するとともに,そのなかから開発候補化合物を絞って治療薬開発(薬効・薬物動態・安全性等)を進めている.

おわりに

てんかんは,脳神経の過剰な電気活動で生じるため,その治療薬は「ニューロンの電気制御分子」に作用するようにつくられてきた.しかし,てんかん患者の約3割には既存の治療薬が効かないため,新たな取り組みが必要とされていた.われわれは,ケトン食療法の作用メカニズム解明という基礎研究を進めた結果,「グリアの代謝酵素」を狙うてんかん創薬を提唱し,実際に治療薬開発を進めている(**図5**).新ジャンルの治療薬(first-in-class)が誕生すれば,難治性てんかん患者には福音となるであろう.

基礎研究成果を医療応用する流れは,今後ますます重要になると考えられる.画期的治療薬の開発には,優れた基礎研究が不可欠である.そのためには,医療貢献というゴールを見据えながら,基礎研究を進める長期的視野が武器となる.基礎研究と創薬開発を連動できる若手研究者が,数多く育つことを願っている.

文献

1) Sada N, et al：Science, 347：1362-1367, 2015
2) Scharfman HE：Science, 347：1312-1313, 2015
3) Löscher W & Schmidt D：Nat Rev Neurol, 8：661-662, 2012
4) Kwan P & Brodie MJ：N Engl J Med, 342：314-319, 2000
5) Neal EG, et al：Lancet Neurol, 7：500-506, 2008
6) Klein P, et al：Neurology, 83：1978-1985, 2014
7) Wheless JW：Epilepsia, 49 Suppl 8：3-5, 2008
8) Sada N & Inoue T：Front Cell Neurosci, 12：208, 2018
9) Ma W, et al：J Neurosci, 27：3618-3625, 2007
10) Giménez-Cassina A, et al：Neuron, 74：719-730, 2012
11) Kadowaki A, et al：Epilepsia, 58：845-857, 2017
12) Juge N, et al：Neuron, 68：99-112, 2010
13) Chang P, et al：Brain, 139：431-443, 2016
14) Masino SA, et al：J Clin Invest, 121：2679-2683, 2011
15) Kawamura M Jr, et al：J Neurosci, 30：3886-3895, 2010
16) Bélanger M, et al：Cell Metab, 14：724-738, 2011
17) Rouach N, et al：Science, 322：1551-1555, 2008
18) Parsons MP & Hirasawa M：J Neurosci, 30：8061-8070, 2010
19) Riban V, et al：Neuroscience, 112：101-111, 2002
20) Chiron C, et al：Lancet, 356：1638-1642, 2000
21) Quilichini PP, et al：Epilepsia, 47：704-716, 2006
22) Bittar PG, et al：J Cereb Blood Flow Metab, 16：1079-1089, 1996

＜筆頭著者プロフィール＞

井上　剛：1996年，東京大学薬学部卒業．2001年，同大学院薬学系研究科博士課程修了．桐野豊教授の元，生物物理学を学ぶ．2年間の米国留学を経て，'03年より生理学研究所助手，'07年より助教．井本敬二教授の元，神経生理学（電気生理学）の研鑽を積む．'08年より現職．研究テーマは「電気生理学による神経創薬」．医療につながる基礎研究を信条とし，治療薬のない難治性神経疾患に効く「新薬開発」に本気で取り組んでいる．

第4章 グリア―神経の機能連関

1. アストロサイトによるシナプス伝達チューニング機構

合田裕紀子

> シナプスは，2つの神経細胞の接点にある特殊な部位で，神経細胞間のシグナル伝達を担う．シナプス伝達は，脳機能を制御するあらゆる神経回路の働きに必須であり，その不具合は，神経発達症候群から認知症に至るまで，さまざまな脳疾患にかかわる．最近の研究では，グリア細胞の一種であるアストロサイトがシナプス伝達を制御することが明らかになってきた．

はじめに

1）シナプス伝達のしくみ

　シナプスは，神経伝達物質の放出を伴う化学シナプスと，ギャップ結合からなる電気シナプスの，2タイプに分かれる．一般的に称されるシナプスは，たいていは前者を示す．化学シナプスを介するシグナル伝達は方向性をもち，情報を発出する側の神経細胞が形成するシナプス前部と，情報を受けとる側の神経細胞にあるシナプス後部では，その構造も非対称的である．シナプス前部には神経伝達物質を含んだ数多くのシナプス小胞が局在し，シナプス前部の神経細胞が発火して電気信号がシナプス前部へ達すると，シナプス小胞が細胞膜と融合し，神経伝達物質が放出される（開口放出：**図1**）．放出された伝達物質はシナプス間隙を渡り，シナプス後部の細胞膜上にある神経伝達物質受容体に結合し，その結果，シナプス後部の膜電位が変化し，シナプス伝達が完了する．このように，マルチステップを要するシナプス伝達は，それぞれの過程で細かくチューニングされる．

2）シナプス強度とその可塑性

　シナプス伝達効率はシナプス強度といわれ，神経回路の活動に応じて個々のシナプスでダイナミックに変化する．入力する刺激のパターンとシナプスの状態により，一時的にシナプス伝達が強くなったり，弱くなったりする短期的なシナプス可塑性から，シナプス強度変化が長期間持続される長期的なシナプス可塑性まで，さまざまなタイムスケールでシナプス強度変化が起こる[1]．こうした活動依存的なシナプス可塑性は，脳内の情報処理や学習と記憶に重要な役割をもつ[2][3]．

　シナプス可塑性に決定的なシナプス強度設定とその変遷へは，シナプス前部とシナプス後部双方のメカニズムが作動する．シナプス前部強度は，神経細胞発火がトリガーする開口放出の確率としてあらわされる．すなわち，個々のシナプスでは，神経細胞が発火する

> **［略語］**
> **CA1**：cornu ammonis 1（CA1海馬領域）
> **CA3**：cornu ammonis 3（CA3海馬領域）
> **NMDA**：N–methyl–D–aspartate（NメチルDアスパラギン酸）

Mechanisms of astrocyte-dependent tuning of synaptic strength
Yukiko Goda：RIKEN Center for Brain Science, Laboratory for Synaptic Plasticity and Connectivity（理化学研究所脳神経科学研究センターシナプス可塑性・回路制御研究チーム）

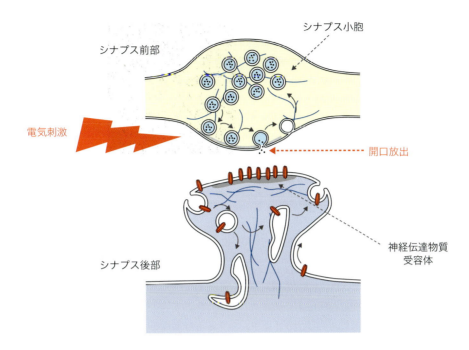

図1　シナプス伝達
電気刺激がシナプス前部に達すると，シナプス小胞内の神経伝達物質が開口放出される．リリースされた神経伝達物質はシナプス後部の神経伝達物質受容体に結合し，受容体が活性化し，新たな電気信号が発生する．開口放出したシナプス小胞はリサイクルされ，シナプス後部の受容体数は膜輸送で制御される．

たびに，必ず伝達物質が放出されるわけではない[4]．基底状態の神経回路では，10回ほど神経細胞を刺激すると，そのうち1～3回の割合で，シナプスから開口放出が起こる．このように，もともと開口放出の確率が比較的低いことで，シナプス前部強度の増加が可能となる．逆に，開口放出の確率がさらに低下すれば，シナプス伝達が抑制される．シナプス後部強度は，放出される神経伝達物質と結合する受容体のタイプとその数で決まる．

シナプス可塑性を導くシナプス強度変化は，シナプス伝達がマルチステップであるがゆえに，その制御にかかわる標的候補も豊富にある．シナプス前部では，開口放出を促すCa^{2+}チャネル機能や，シナプス小胞サイクルをコントロールする分子メカニズムの遷移が，最終的に開口放出確率の変化を引き起こすと考えられる．シナプス後部では，神経伝達物質受容体が活性化することで，細胞内シグナリングを誘導し，受容体の修飾やその複合体の変化，あるいは受容体の膜輸送を促進し，結果的にシナプス後部で機能する受容体数が増減する．これらのシナプス可塑性は，神経回路活動に依存し，これまでは，神経細胞が主導的に働くことにより，シナプス強度遷移が起こるとされてきた．しかしながら，ここ数年にわたり，神経細胞に限らず，アストロサイトもシナプス強度変化へ直接関与することが明らかになってきた．ただし，アストロサイトがどのようなしくみでシナプス前部とシナプス後部の強度変化を促し，また，アストロサイトによるシナプス制御の作動は個々の神経細胞の動態や神経ネットワークの活動とどのように連動するのかはまだよくわかっていない．

1 アストロサイトとシナプスのインタラクション

脳には神経細胞とほぼ同数のグリア細胞が存在する．そのグリア細胞の一種であるアストロサイトは，神経細胞への栄養補給，細胞外マトリクスのイオンバランス調整など，主に脳内環境を維持する恒常的な役割を担うとこれまでは考えられてきた．しかし近年では，さまざまな脳部位において，アストロサイトがシナプ

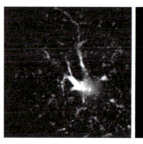
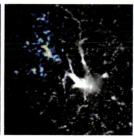

図2　アストロサイトのカルシウムイメージング
海馬急性切片のCA1領域のアストロサイトに，蛍光ラベル（Alexa Fluor® 594 色素）とCa^{2+}濃度上昇に反応する蛍光センサー（Oregon Green® 488 BAPTA-1 dextran）を注入した．左：基底状態のアストロサイト．右：アストロサイトの左上部分のシナプス群を電極で刺激すると，アストロサイト突起のCa^{2+}濃度が局所的に上昇した．カラーは濃度上昇度を青（低）から赤（高）へのヒートマップであらわしている．提供：Rudi Tong．

ス伝達を直接制御することが示唆されている[5]〜[8]．今まで定着してきた観念を覆し，神経回路活動へアストロサイトが直接干渉することの裏付けへは，カルシウムイメージング技術の進歩が大きく貢献している．神経細胞に発現するイオンチャネルや神経伝達物質受容体のほとんどはアストロサイトでも発現していることは以前から知られていた．しかし，アストロサイトは発火しないため，どのように神経回路活動がアストロサイトを活性化し，さらには活性化したアストロサイトが神経細胞を刺激するのか熱く議論されてきた．アストロサイト内のCa^{2+}濃度変化を高時空間解像度で観察すると，多種多様なシグナリングが確認された[9]．複数のアストロサイトへ広がる，グローバルなCa^{2+}濃度上昇が起こることもあれば，神経細胞の活性化に伴う局所的なCa^{2+}濃度上昇も起こった（**図2**）．また，アストロサイト内のCa^{2+}濃度上昇や，Ca^{2+}依存的なシグナリングを阻害すると，シナプス伝達に変化がみられ，さらにはシナプス前部で起こる開口放出と同様な分泌機構を，アストロサイト特異的に抑制すると，シナプス可塑性が妨げられた．これらの現象から，アストロサイトは，アストロサイトに発現する神経伝達物質受容体などを介して，神経回路活動に反応し，活性化したアストロサイトが伝達物質（グリオトランスミッター）を放出し，シナプス強度をチューニングしていると考えられる[10]．

アストロサイトはその名の由来のとおり（ギリシャ語でアストロンは星，サイトは細胞を意味する），星型の特異な形状をもち，その細胞体からは数多くの微細な突起が放射状に伸びる．アストロサイトの突起は緻密にシナプスと接触し[11]，場合によっては，アストロサイトの突起がシナプス間隙へ侵入することも見出されている[12]．そのような密接なシナプス前部，シナプス後部とアストロサイトの接触が形成する構造をtripartiteシナプスと称する[10]．tripartiteシナプスが，アストロサイトによる局所的なシナプス強度制御を可能にしていると想定される．1個のアストロサイトは十数万個ほどのシナプスと接点をもち，また，個々のアストロサイトは互いにギャップ結合して，100個ほどからなるアストロサイト合胞体を形成している[13]．したがって，アストロサイトは，それぞれの突起による局所的な個々のシナプス制御から，1個のアストロサイトと相互作用する複数のシナプスの統合的な制御，さらにはアストロサイト合胞体によるグローバルな神経回路制御へも適していて，時空間的に幅広い制御のレパートリーをもつ．しかしながら，いつ，どのような条件で，局所的，あるいは広範囲にわたるシナプス制御が起こるのか，ローカルとグローバルなシグナリングは協調するのか，またそれらの基盤となるメカニズムはどのように作動するのか，などは未解明である．

2 アストロサイトによるシナプス強度分布のチューニング

1個のアストロサイトが，十数万個のシナプスと接触するのは然ることながら，1個の神経細胞は，数万個のシナプスをもつ．その個々のシナプス強度はいか

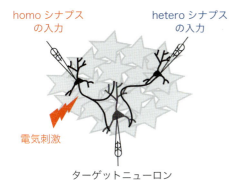

図3 海馬培養細胞を使った実験スキーム
2つの前方ニューロンからターゲットニューロンへの入力をモニタリングした．homoシナプスを刺激して長期可塑性を誘導した際，アストロサイト依存的にheteroシナプスで強度変化が起こった．

ないことを確かめた．2つの前方ニューロンからターゲットニューロンが受けるシナプス強度へ意図的に差をつけるため，2つのうち1つの前方ニューロンの入力を長期的に刺激して可塑性を誘導した．その後，刺激された入力（homoシナプス）の観察を続けると，あるときはシナプス強度が上昇し，またあるときはシナプス強度が低下した．上昇・低下とも，ほぼ3割ずつの確率でhomoシナプス強度変化が起こった．予期されなかったのは，刺激しなかった入力（heteroシナプス）のシナプス強度も変化し，その方向と度合いはhomoシナプス強度変化の方向と度合いと強く関連していなかった．しかしながら，homoシナプスとheteroシナプスの強度変化は，開口放出確率の変動によるシナプス前部機能の可塑性であり，興味深いことに，heteroシナプス前部強度変化は，刺激前の基底状態のhomoシナプス前部強度と反比例した．したがって，刺激によるhomoシナプスからの神経伝達物質放出が多いほど，刺激されなかったシナプス前部強度は抑制され，逆に，homoシナプス前部強度が弱いと，heteroシナプス前部強度が上昇することが確認された．

なるメカニズムで制御され，アストロサイトは，個々のシナプス強度チューニングにどのようにかかわるのであろうか．ちなみに，エピソード記憶などに必須な，海馬のCA1※錐体細胞も，1万個以上のシナプス入力を受ける．また，その数多いシナプス強度も不均一である．しかしながら，興味深いことに，同じCA1ニューロンでも，嗅内野から投射する入力と，シェッファー側枝※を通してCA3※ニューロンから投射する入力を比較すると，それぞれのシナプス形状とシナプス強度は，投射する神経細胞群に特徴的なことが報告されている[14]．すなわち，神経細胞間の特異性がシナプス強度を左右することを示している．では，同一神経細胞群から1個のターゲット神経細胞へ入力するシナプス強度の不均一性は，何に由来するのであろうか．

われわれは，海馬錐体細胞の初代培養を用いた実験のなかで，同じタイプの神経細胞をつなぐシナプス強度のバラツキに着目した[15]．特に，海馬急性切片では困難な，培養系の強みを生かした実験として，同定された2つのニューロンから1個のターゲットニューロンへの入力を電気生理の手法でモニタリングした（**図3**）．まずは2つの前方ニューロン同士は互いに入力し

3 シナプス強度分布のチューニングの作動原理

どのようなメカニズムで，homoシナプスの刺激によるシグナルが，heteroシナプス前部へ伝搬されるのであろうか．1つの可能性としては，刺激によるシナプス伝達で活性化したターゲットニューロンを通して，heteroシナプス前部へ，逆行性シグナリングが働くからかもしれない．もう1つの可能性としては，アストロサイトが，刺激により開口放出された神経伝達物質を感知して，シナプス前部強度を調整するからかもしれない．2つの可能性を探るため，まず，薬理学的な手法でアストロサイト機能を阻害し，シナプス可塑性を誘発する実験を試みた[15]．すると，heteroシナプス前部強度変化は起こらなかった．したがって，heteroシナプス前部強度制御はアストロサイトを必要とする．さらに，ターゲットニューロンからの逆行性シグナルの関与を調べるため，ターゲットニューロン内のCa^{2+}シグナリングを阻害し，homoシナプスへ可塑性の刺激を与えた．すると，Ca^{2+}シグナリングを阻害しない

※ **CA3／CA1／シェッファー側枝**
「CA1」と「CA3」はそれぞれ海馬の領域を指し，CA3領域の錐体細胞からCA1領域の錐体細胞へは，「シェッファー側枝」と称される軸索が投射をしてシナプスを形成する．

コントロール実験と同等の，heteroシナプス前部強度変化が観察された．これらの結果は，heteroシナプス前部強度のチューニングはシナプス後部ニューロンをバイパスして，アストロサイトを介した，シナプス前部細胞間のコミュニケーションによることを示している．

　次に，海馬培養細胞からの知見をもとに，海馬急性切片を使い，CA3錐体細胞からシェッファー側枝を通してCA1錐体細胞へ入力する，シナプス強度の不均一な分布に，アストロサイトが関与するかを探った[15]．特に，シナプス可塑性にかかわらず，アストロサイトが恒常的にシナプス前部強度を調整している可能性を調べるため，基底状態のシナプス強度分布に着目した．複数のCA3ニューロンが1個のCA1ニューロンへ形成する多くのシナプスの一部を，2つの群に分けて，それぞれの入力（シナプス群）のシナプス前部強度をモニタリングした．想定したとおり，シナプス前部強度は不均一で，2つのシナプス群の間では，シナプス前部強度の関連性はなかった．しかし，アストロサイト内のCa^{2+}シグナリングを阻害すると，2つのシナプス群のシナプス前部強度が類似化し，シナプス前部強度のバラツキが減った．また，アストロサイト内へL-型電位依存性Ca^{2+}チャネル拮抗剤やNMDA型グルタミン酸受容体拮抗剤を注入すると，同様なシナプス前部強度の類似化が起こった．さらに，アストロサイト特異的にNMDA受容体機能に必須なサブユニットの遺伝子発現を阻害すると，シナプス前部強度の類似化が確認された．これらの結果は，アストロサイトが，基底状態の個々のシナプス強度設定へ関与し，全体的な効果として，アストロサイトが，シナプス前部強度の分布を広げていることを示唆している．しかも，今まで全く予期されていなかった，アストロサイトNMDA受容体が，シナプス強度制御メカニズムに関与していることを見出した．

おわりに

　アストロサイトが，基底状態のシナプス強度のバラツキを増幅していることを，新たに突き止めた．このようなシナプス強度分布拡大は，ニューロンへ入力する情報統合に影響すると想定される．特に，学習パラ

ダイム実験において，刺激を与えたhomoシナプスの長期増強に伴い，刺激されなかったheteroシナプス可塑性に，アストロサイトCa^{2+}シグナリングが作用していることを確認した．基底状態のシナプス強度のバラツキの増幅と同様に，学習シグナルを受けた入力と，受けなかった入力とのシナプス強度差異を強調することで，アストロサイトは，学習ルートの安定化に寄与していると考えられる．海馬の記憶回路や，それに制御される行動へのかかわりも含めて，アストロサイトによるシナプス前部強度制御メカニズムは，今後，さらなる検討を必要とする．

　アストロサイトに発現するNMDA受容体についても今後の展開は興味深い．NMDA受容体は中枢神経系に広く発現するイオンチャネルで，脳発達から回路形成，シナプス可塑性まで，多くの脳機能に重要な役割を果たしている．今までは，神経細胞に局在するNMDA受容体を対象とした研究がほとんどで，アストロサイトにNMDA受容体が発現している報告はあるものの，その機能は全く知られていない．NMDA受容体の異常は癲癇，うつ病，統合失調症，神経発達障害，アルツハイマー病などさまざまな神経疾患に関与している[16] [17]．したがって，アストロサイトNMDA受容体の変化や，アストロサイトCa^{2+}シグナリング異常による神経疾患への影響も，視野に入れることが重要かと思われる．

　いくつかの脳領域間でアストロサイトを比較すると，その形状や遺伝子発現パターンなどが異なることが報告されている[18]．さらに各脳部位では，アストロサイトがどのような多様性をもち，どのようにして膨大な数のニューロンそれぞれにある数万個に及ぶシナプスと相互に作用するのであろうか．アストロサイト，ニューロンとシナプスの形態的かつ機能的相関関係を立体的な観点から明らかにし，ローカルからグローバルにわたる豊富なアストロサイトシグナリングは，いつ，どこで，どうやってシナプス回路へ作動するかを，突き止める必要がある．アストロサイトによるシナプス強度制御の理解へはまだ多くの課題が残る．

文献

1）Abbott LF & Regehr WG：Nature, 431：796-803, 2004
2）Nicoll RA：Neuron, 93：281-290, 2017
3）Bliss TV & Collingridge GL：Nature, 361：31-39, 1993
4）Goda Y & Südhof TC：Curr Opin Cell Biol, 9：513-

518, 1997
5) Cui Y, et al：Nature, 554：323–327, 2018
6) Martin-Fernandez M, et al：Nat Neurosci, 20：1540–1548, 2017
7) Kim SK, et al：J Clin Invest, 126：1983–1997, 2016
8) Martín R, et al：Science, 349：730–734, 2015
9) Rusakov DA：Nat Rev Neurosci, 16：226–233, 2015
10) Araque A, et al：Neuron, 81：728–739, 2014
11) Nishida H & Okabe S：J Neurosci, 27：331–340, 2007
12) Pannasch U, et al：Nat Neurosci, 17：549–558, 2014
13) Bushong EA, et al：J Neurosci, 22：183–192, 2002
14) Bloss EB, et al：Nat Neurosci, 21：353–363, 2018
15) Letelller M, et al：Proc Natl Acad Sci U S A, 113：E2685–E2694, 2016
16) Paoletti P, et al：Nat Rev Neurosci, 14：383–400, 2013

17) Yuan H, et al：Mol Pharmacol, 88：203–217, 2015
18) Ben Haim L & Rowitch DH：Nat Rev Neurosci, 18：31–41, 2017

＜著者プロフィール＞

合田裕紀子：トロント大学理学部卒業．スタンフォード大学生化学科大学院博士課程修了．カリフォルニア大学サンディエゴ校理学部助教授，英国MRC細胞生物学ユニット（ロンドン大学）シニアグループリーダーなどを経て，2011年より現職．'13年，「活動依存的シナプス強度調節機構の解明」により塚原仲晃記念賞を受賞．抱負はシナプス伝達のインバランスを個々の神経細胞の挙動から個体の表現まで理解すること．

第4章 グリア―神経の機能連関

2. アストロサイト活動光操作による脳機能制御

別府 薫, 松井 広

ヒトや動物がどのように行動するかは, 脳内神経細胞間を伝わる信号が決定しており, この信号の伝わり方が変化することで, 新たな記憶が形成され, 学習が成り立つと考えられている. 従来, グリア細胞の一種, アストロサイトは, 脳内の隙間を埋めているに過ぎず, こういった脳内情報処理には関与しないと考えられてきた. しかし, 近年, アストロサイト細胞内のCa^{2+}やpHは, 脳内局所環境の変化や神経活動に応じて変化し, 脳内情報を検知することが明らかになってきた. われわれは, 光遺伝学を用いて, アストロサイトの活動を誘発すると, アストロサイトからグルタミン酸が放出され, 神経活動に影響を与え, 動物の行動や学習が変化することを明らかにした. したがって, アストロサイトは神経情報を受けとるだけでなく, 神経情報網に介入する存在であることが示された.

はじめに

　脳内の特定の細胞活動を光で自在に操作する光遺伝学（オプトジェネティクス）技術は脳機能の細胞生理学的な基盤を明らかにするのに, 欠かせないツールとなってきた. この技術は, これまでは, もっぱら神経細胞の活動制御に用いられてきており, どの種類の神経細胞が, どのタイミングで発火することが, 動物の認知・行動といった脳機能にかかわるのかを明らかにしてきた[1]. 一方, 近年, 神経細胞とは異なる脳内グリア細胞の一種であるアストロサイトが, 神経細胞から情報を受けとって活動していることや[2], 病態時に急速に活動を変容させていることが報告されるようになってきた[3]. これらの報告を受けて, われわれは, グ

リア細胞の活動の意味を解き明かす課題に取り組むことにした. 神経細胞の活動だけを調べていたのではわからない, 脳内情報処理の隠れたしくみがある可能性がある. また, グリア–神経間の機能連関が破綻することこそが, さまざまな脳病態の背景にあるのかもしれない. これまで, グリア細胞機能操作のためには, ほとんど使われてこなかった光遺伝学技術を, アストロサイトの活動制御に応用することで研究を進めた.

1 脳内情報処理におけるアストロサイトの役割

1）光遺伝学によるアストロサイト活動操作法の確立

　果たして, アストロサイトの活動は, 神経細胞間の

Control of brain function by optogenetic manipulation of astrocyte activity
Kaoru Beppu[1] /Ko Matsui[2] : Wolfson Institute for Biomedical Research and Department of Neuroscience, Physiology and Pharmacology, University College London[1] /Super–network Brain Physiology, Graduate School of Life Sciences, Tohoku University[2] （ユニヴァーシティ・カレッジ・ロンドン[1] / 東北大学大学院生命科学研究科[2]）

情報伝達網に影響を与え，脳内情報の中身に介入する作用をもち得るのだろうか．この疑問に答えるには，脳細胞のうちアストロサイトだけを特異的に活性化する手法が必要となる．従来，アストロサイトを刺激する手段として，機械刺激，電気刺激，薬物刺激などが用いられてきた．しかし，これらの刺激方法では，特定の種類の細胞を特異的に刺激することは困難であり，神経細胞とグリア細胞の両方を刺激してしまう可能性が高い．たった1つのアストロサイトなら，例えば，標的としたアストロサイトにパッチ電極を刺すなどして，細胞内にケージドCa^{2+}などを導入することで，特異的に刺激することは可能である．しかし，生きている動物や脳組織標本の中で，ターゲットにする細胞の種類を1つに絞りつつ，多数の細胞を同時に刺激する方法がこれまでは存在しなかった．グリア細胞が脳内情報処理に果たす役割がわからなかったのは，この方法論の欠如が理由である．

近年，光遺伝学技術が生まれ，細胞の活動を人工的に操作できるようになった．光感受性のタンパク質であるチャネルロドプシン（channelrhodopsin-2：ChR2)[4]に光を照射すると，陽イオンを通すチャネルが開くことが知られている．したがって，ChR2を発現している細胞は，光照射により脱分極することがわかる．遺伝子操作技術を用いて，ChR2を神経細胞に発現させた場合，この細胞に光照射をすると，まず神経細胞は脱分極する．神経細胞には，電位依存性のNa^+チャネルが発現しているので，ChR2によって充分な脱分極が生じれば，活動電位が引き起こされる．活動電位が生じれば，神経細胞の出力線維である軸索の前シナプス終末部から，Ca^{2+}依存的に伝達物質が開口放出され，シナプス後細胞へと信号が伝わる．このようにして，神経細胞間のシナプス伝達を人工的に亢進させるツールとして光遺伝学は発展してきた．逆に，アーキロドプシン（archaerhodopsin：ArchT）やハロロドプシン（halorhodopsin：HaloR）を発現する細胞に光照射すると，細胞は過分極するため，これらの分子を発現する神経細胞からの伝達物質放出は抑制される．このような光感受性の分子を目的の神経細胞に発現させる実験を通して，どの神経細胞の活動が，どのような機能を担っているのかを理解することが可能となった．

このように，光遺伝学の神経科学応用が進むなか，われわれは，グリア細胞に注目した．グリア細胞は神経細胞とは異なり，脱分極しても活動電位は生じない．したがって，グリア細胞に光遺伝学分子を発現させて，光照射をしたところで，グリア細胞機能に何ら作用はないのではないかと考えられていた．しかし，考えてみれば，たとえ活動電位が生じなくても，脱分極や過分極は生じるし，また，それぞれの光遺伝学分子が活性化することを契機として，Ca^{2+}，H^+，HCO_3^-などのさまざまなイオンが細胞の内外を出入りすることが考えられる．こういった細胞内イオン濃度の変動こそが，グリア細胞特有の活動を引き起こしたり，抑制したりするのではないかと予想した．

マウスの作製にはKENGE-tetシステムを用いた．グリア細胞のうち，アストロサイト特異的にタンパク質発現を誘導することができるMlc1プロモーターを使い，ChR2（C128S）を高発現させる組合わせを用いた[5]．このChR2（C128S）は，ChR2の改変体であり，青色の光で開いてH^+，Na^+など陽イオンを通し，黄色の光で閉じる性質をもつ[6]．KENGE-tetシステムでの交配を重ねた結果，このタイプのChR2が，アストロサイトに発現する遺伝子改変マウスが得られた．生きている*in vivo*動物を用いて，アストロサイトの特異的光刺激を行い，神経活動の変化や行動・学習の変化を調べるとともに，*in vitro*急性脳スライス標本を用いて，どのような細胞生理的なメカニズムによって，アストロサイト機能が発揮されるのかを詳細に解析した．

2）アストロサイトから神経細胞への信号伝達経路の発見

まず，前述マウスを用いて，アストロサイトに発現するChR2を光刺激した場合，神経細胞に何らかの信号が伝わるのかどうかを調べることにした（**図1A**）．ここで用いたアストロサイト特異的なMlc1プロモーターは，特に，小脳のアストロサイトであるバーグマングリア細胞において，遺伝子発現を強く誘導する傾向がある．実際に，ここで用いた遺伝子改変マウスでも，ChR2の発現はバーグマングリア細胞で特に高かったことから，小脳に注目して研究を進めた．

まずは，マウスの小脳頭蓋骨表面に光ファイバーをとり付けた．頭蓋骨には穴は開けていない．マウスが

4章 グリア─神経の機能連関

実験医学　Vol. 37　No. 17（増刊）2019

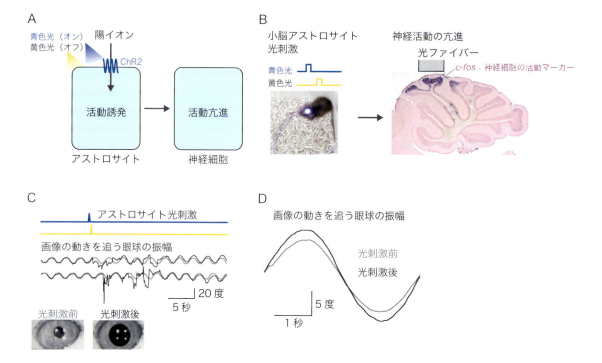

図1　アストロサイトから神経細胞への信号伝達の存在と機能
A）アストロサイトから神経細胞への信号伝達経路の存在を明らかにするため，アストロサイトの活動をChR2光刺激によって引き起こし，神経細胞の活動や動物行動の変化を調べた．B）光ファイバーを介して頭蓋骨越しに，マウスの小脳アストロサイトを光刺激すると，神経細胞の活動マーカーである*c-fos*の発現が上昇した．C）アストロサイトのChR2刺激によって，眼球の動きと瞳孔の大きさが変化した．D）アストロサイトのChR2刺激によってHOKR学習の成立が亢進した．

自由に行動するなか，頭蓋骨を介して光照射を行い，小脳のアストロサイトを光で活性化した．光照射から10分後に動物を灌流固定し，神経細胞の活動マーカーである*c-fos*の発現を解析した（**図1B**）．この実験では，本来，ChR2はアストロサイトだけにしか発現していないのに，神経細胞の*c-fos*発現が上昇したため，神経細胞の活動が誘発されたことが明らかになった．したがって，アストロサイトから神経細胞へと情報が伝わる経路が存在し，アストロサイトをChR2で光刺激することで，この経路が働くことが示されたわけである．

3）アストロサイト光刺激による行動や学習の変化

前述実験により，アストロサイトの活動を人工的に賦活化すると，神経細胞の活動が誘発されることがわかった．したがって，生きている*in vivo*動物の脳内アストロサイトを刺激すると，動物の行動や学習といった脳機能に影響があるのではないかと予想した．そこで，小脳依存性の水平視機性眼球運動（HOKR）学習に注目した．左右に行き来する画像をマウスに見せると，マウスの眼は，画像を追うような動きをする．はじめはこの画像の動きについていくことができないが，しだいに学習して上手に追えるようになり，眼球運動の振幅が画像の動きの振幅にちょうどマッチするように増大していくことが知られている．このように眼球運動の変化という形で定量的に評価できる学習のことをHOKR学習と言う[7]．HOKR学習が成立するには，小脳の中でもflocculusという領域における神経活動とシナプス可塑性が必須であることが知られている．そこで，flocculus近傍に光ファイバーを刺入して，アストロサイトを光刺激してみた．すると，画像を追う眼球のスムーズな動きが，光刺激の直後に乱されることがわかった．また，瞳孔の大きさが，光刺激後に一過性に大きくなることも示された（**図1C**）．瞳孔の大きさはすぐに元に戻ったが，その時点での水平方向の眼

球運動の振幅を計測したところ，光刺激前よりも，振幅が大きくなっていることが明らかになった（**図1D**）．

これらの結果より，①アストロサイトの活動は，神経活動に影響を与え，眼球の動きや瞳孔の大きさといった筋肉の働きを左右しうること，また，②眼球運動学習，すなわち，筋肉の動きが効率的に変化する学習は，アストロサイトの働きによって加速することが示された．これまで，動物の行動や学習は，神経細胞の活動のみに支配されると考えられてきた．確かに，最終的なアウトプットである筋肉の動きは，神経活動に支配されている．しかし，脳内でのアストロサイトの活動は，神経細胞間の情報伝達網に影響を与え，神経細胞間のシナプス伝達の可塑的な変化が成立する過程を左右することが示された．したがって，アストロサイトは神経細胞との相互作用を介して，動物の行動や学習といった脳機能の成立に関与しうることが示されたわけである．

4）アストロサイトから神経細胞へ信号を伝える因子

実際に，アストロサイトの活動変化は，どのような経路を介して，神経活動に影響を与えるのか．これを明らかにするため，小脳急性スライス標本を用いた電気生理学的実験により，アストロサイト-神経細胞間の信号伝達経路の細胞生理学的な基盤を明らかにすることに取り組んだ．まず，小脳からの唯一の出力神経細胞であるプルキンエ細胞にホールセルパッチクランプ法を適用して，プルキンエ細胞の細胞膜を流れる電流を記録することにした．次いで，アストロサイトに発現させたChR2を光刺激すると，プルキンエ細胞からは，ゆっくりとした興奮性の内向き電流が記録された．この電流は，AMPA型グルタミン酸受容体の阻害剤NBQXで完全に抑制された（**図2A**）．ちなみに，プルキンエ細胞には，NMDA型グルタミン酸受容体は，そもそも，ほとんど発現していないことが知られている．グルタミン酸とは，神経細胞間のシナプス伝達で使われる興奮性の伝達物質である．この実験により，光刺激によって活動したアストロサイトも，グルタミン酸を放出することが示された．

アストロサイト由来のグルタミン酸は，神経細胞のシナプスから放出されるグルタミン酸とは異なったタイムコース，かつ，シナプス放出とは異なった空間的な広がりをもって，神経細胞の活動を高めることが示

唆された．また，グルタミン酸が放出されるメカニズムも異なることが示された．神経細胞の場合は，シナプス前終末部に集積する直径40 nm程度のシナプス小胞に高濃度のグルタミン酸が詰められていて，神経活動に伴い，シナプス小胞が細胞膜と融合することで，中身が開口放出されるというしくみで，シナプス伝達が生じることが知られている．ところが，アストロサイトを光刺激した場合，細胞膜に発現している陰イオンチャネルが開き，陰イオンであるグルタミン酸が，このチャネルを介して，細胞質から細胞外へと放出されることが示された（**図2B**）．以上の結果から，小脳アストロサイトであるバーグマングリア細胞は，グルタミン酸を主な伝達物質としてプルキンエ細胞へと信号を伝えていることが明らかにされた[8]．

5）アストロサイトからグルタミン酸が放出されるメカニズム

アストロサイトに発現させたChR2を光刺激すると，なぜ，アストロサイトからグルタミン酸が放出されるのだろうか．神経細胞の場合は，シナプス前終末部に活動電位が伝わると，電位依存性のCa^{2+}チャネルが開いて，細胞内のCa^{2+}濃度が一過性に上昇することが知られている．このCa^{2+}濃度上昇が引き金となって，シナプス小胞が開口放出され，グルタミン酸がシナプス間隙へと放出される．一方，これまでにも，アストロサイトがグルタミン酸を放出することは報告されてきたが，そのほとんどでは，Ca^{2+}に依存した経路で放出が起きることが提唱されている[9]．しかし，われわれは，アストロサイトの細胞内Ca^{2+}の上昇がほとんど起きない条件下であっても，ChR2刺激によってグルタミン酸放出が起きることを発見した（**図2C**）．

そこで，Ca^{2+}に依存しないグルタミン酸放出の経路の存在を検討することにした．ChR2のイオンチャネルとしての特性を詳細に再検討してみたところ，このチャネルは，確かに陽イオンを通すチャネルではあるが，Ca^{2+}等はほとんど通さず，水素イオン（H^+）に対する透過性が最も高いことが明らかになった．H^+の流入は，細胞内に酸性化をもたらす．この酸性化こそが，アストロサイトからのグルタミン酸放出の引き金ではないかと考えた．

そこで，pH緩衝剤として働く炭酸水素ナトリウム（$NaHCO_3$）を細胞外溶液から抜いて，代わりに細胞膜

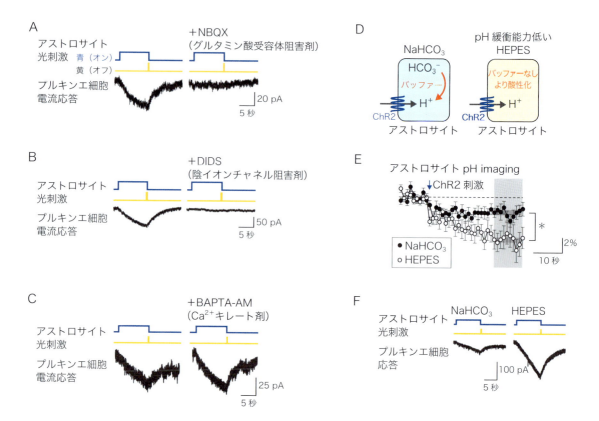

図2 アストロサイトからのグルタミン酸放出のメカニズム

A）アストロサイトを光刺激すると，神経細胞で内向き電流が記録された．AMPA受容体およびカイニン酸受容体の阻害剤であるNBQXによって，この内向き電流は完全に抑制された．アストロサイトの光刺激によって，グルタミン酸が放出されることが示された．B）アストロサイトからのグルタミン酸放出は，陰イオンチャネルの阻害剤DIDSで抑制された．このことから，陰イオンチャネルを通って，グルタミン酸が放出されることが示された．C）BAPTA-AMを投与することで，細胞内のCa^{2+}上昇が起きないようにした．この条件下でも，アストロサイトを光刺激すると，グルタミン酸の放出が起こった．したがって，グルタミン酸放出は，細胞内Ca^{2+}に依存しない経路で起きることが示された．D）細胞外のpH緩衝剤をHCO_3^-からHEPESに変えると，HCO_3^-は濃度勾配に従って，細胞内から細胞外へと抜けることが知られている．また，HEPESは細胞膜を通過しにくいため，HEPES条件下では，細胞内のpH緩衝能力が低くなると考えられる．E）アストロサイトの光刺激によって，同じ量のH^+を細胞内に流入させた場合でも，細胞内のpH緩衝能力が低いHEPES下では，細胞内が酸性化される度合いが大きくなった．F）細胞内のpH緩衝能力が低い条件下では，アストロサイト光刺激によるプルキンエ細胞のグルタミン酸応答電流が増加した．アストロサイトがより酸性化する条件では，より多くのグルタミン酸が放出されることが示された．

を通過しないHEPESというpH緩衝剤を用いて実験を行ってみた．炭酸水素イオンは，通常は，細胞内外どちらでもpH緩衝剤として働く．細胞外の炭酸水素イオンがなくなると，濃度勾配にしたがって，細胞内の炭酸水素イオンはしだいに抜けてしまう．細胞外のHEPESは，細胞内には入ってこないため，細胞内のpH緩衝能力は低くなることが知られている[10]（図2D）．このようにH^+が緩衝されにくい状況で，アストロサイトに発現させたChR2を光刺激して，細胞内pHをイメージングで計測してみた．通常の条件でも，ChR2光刺激によるH^+流入は，アストロサイトに酸性化をもたらす．しかし，細胞内pH緩衝能力を下げた条件では，同じChR2光刺激によって，同じだけのH^+流入をもたらしても，細胞内pHは大きな影響を受け，統制条件に比べて有意に酸性化の程度が亢進した（図2E）．引き続き，それぞれの条件で，アストロサイトのChR2を光刺激したときに生じるグルタミン酸放出を，プルキンエ細胞を用いて検出した．通常の条件でもグルタミン酸放出は検出されたが，細胞内pH緩衝能力が下がり，より大きな酸性化が生じる条件では，

検出されるグルタミン酸放出量が大幅に増大することが明らかになった（**図2F**）．したがって，アストロサイトからのグルタミン酸放出量は，アストロサイト細胞内の酸性化の程度に左右されることが示されたわけである．これまで，アストロサイトからのグルタミン酸の放出は，細胞内 Ca^{2+} に依存した経路によると考えられてきた．このような経路を否定するものではないが，われわれは，新たにpHに依存する放出機構を同定することができた．

2 虚血時におけるアストロサイトの機能

1）虚血時における酸性化と過剰なグルタミン酸放出

アストロサイトのChR2を光刺激すると，アストロサイト内が酸性化して，アストロサイトからグルタミン酸が放出されることが明らかになった．神経細胞やアストロサイトの細胞内pHは，神経活動や脳内局所環境の変動に伴い，変化すると考えられる．例えば，グルタミン酸トランスポーターはグルタミン酸を細胞外から細胞内へと取り込む際に，H^+ も取り込むことが知られている．また，他のイオンチャネル・トランスポーター・エクスチェンジャー等も，細胞内pHを左右する H^+ や HCO_3^- の出入りを引き起す．生理的な条件下での細胞内pH変動とアストロサイト機能の変化を探索するのは，次なる課題として現在取り組んでいる．一方，最も大きな脳内酸性化が生じる状況を考え，まずは，脳虚血といった病態時のアシドーシスに関して調べることを思い至った．

脳梗塞等に伴い，脳への血流が途絶え，酸素と栄養素が不足する脳虚血時には，アストロサイトに蓄積しているグリコーゲンが，グルコースの代わりのエネルギー源になる．しかし，酸素がないことから，TCA回路は機能せず，多量のATPを合成することはできない．グリコーゲンとグルコースから生成されたピルビン酸はTCA回路に取り込まれないため，余ったピルビン酸は乳酸という代謝産物に生成され，乳酸が細胞に大量に蓄積されることになる[11]．乳酸は酸性の物質であることから，アストロサイトの細胞内は極端に酸性化する．乳酸は細胞外にも放出され，神経細胞等にも取り込まれることによって，梗塞巣一帯が酸性化する．このようにして，虚血時に脳内はアシドーシスという極端な酸性化状態に陥る．この酸性化は，上にあげた細胞膜を横切るイオンの流れによって生まれるものではないので，代謝性アシドーシスとして区別される．一方，虚血の初期段階では，脳内は過剰なグルタミン酸に晒され，神経細胞は興奮毒性を引き起こすことが知られている[12]．このように神経細胞死の発端が過剰なグルタミン酸であることが明らかであるにもかかわらず，どの細胞がどのようにしてグルタミン酸を放出しているのかは，これまで明らかにされてこなかった．われわれは，前述ChR2実験から類推し，アストロサイトの酸性化こそが引き金となっていて，アストロサイトから過剰なグルタミン酸が放出されることで，神経細胞の興奮毒性が引き起こされているのではないかと予想した．

2）アストロサイト光操作による脳虚血傷害の抑制

もし，脳虚血に伴うアストロサイトの酸性化によって，アストロサイトからグルタミン酸が過剰に放出されるようになるのなら，脳虚血時のアストロサイトの酸性化を抑えれば，神経細胞で生じるグルタミン酸神経毒性を止められるのではないかと考えた．そこで，黄色光に反応して H^+ を細胞内から細胞外へくみ出すアーキロドプシン（ArchT）[13] を，アストロサイト特異的に遺伝子発現させたマウスを作製した．ArchTを光活性化することで，任意のタイミングで，細胞内のpHをアルカリ化することができると考えたためである．この動物の作製には，前述のChR2と同様に，KENGE-tetシステムを用いた．

まず，小脳急性スライス標本に，虚血を模擬した無酸素の細胞外溶液を灌流すると，アストロサイトが酸性化することが観察された．このアストロサイト酸性化に並行して，プルキンエ細胞ではグルタミン酸作動性の興奮性内向き電流が生じた（**図3A**）．この時，アストロサイトに発現させたArchTを光刺激して，虚血による酸性化とArchTによるアルカリ化の作用を拮抗させたところ，神経細胞でのグルタミン酸電流が顕著に抑制された（**図3B**）．したがって，虚血によるアストロサイトの酸性化こそが，アストロサイトからの過剰なグルタミン酸放出の引き金となっていたことが示されたわけである．次いで，生きているマウスを使い，小脳で人工的に脳梗塞を引き起こす虚血モデルを作製した．脳虚血時，小脳のアストロサイトに発現する

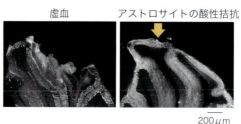

図3 脳虚血時の過剰グルタミン酸放出は，アストロサイト光操作によって抑制される

A) 脳虚血時に，アストロサイトには過剰に乳酸が蓄積されるため，細胞内は極端に酸性化する．また，虚血時，過剰なグルタミン酸による興奮性神経毒性によって，神経細胞は細胞死することが知られている．われわれは，アストロサイトの酸性化こそが，アストロサイトからのグルタミン酸の過剰放出を引き起こしていると考えた．B) 虚血時に生じるアストロサイトの酸性化を，アストロサイトに発現させたArchTを光刺激することで拮抗化する実験を行った．虚血に伴い，神経細胞で記録されるグルタミン酸電流は増大したが，ArchT光刺激によってグルタミン酸応答は大きく減少した．アストロサイトの酸性化こそが，虚血時におけるグルタミン酸毒性の主要な原因であることが示された．C) 小脳虚血モデルにおいて，アストロサイトのArchT光刺激をしたところ，梗塞巣における傷害の程度が大幅に軽減された．

ArchTを光刺激したところ，虚血による組織の傷害が顕著に軽減されることが明らかになった（図3C）．以上の結果から，虚血による神経細胞死の発端は，アストロサイトの酸性化による過剰なグルタミン酸放出であることが示された[14]．また，アストロサイトの酸性化を抑えるだけで，虚血による脳傷害の進行を遅らせることが可能となったことから，急性期における脳梗塞への今後の治療ターゲットに対する指針の1つが得られた．

おわりに

グリア細胞の一種であるアストロサイトでは，活動電位を生じない．したがって，アストロサイトは電気的には不活性な細胞であるため，神経細胞と神経細胞の間の隙間を埋め，単に脳を構造的に支えるだけの糊（のり），もしくは，膠（にかわ）に過ぎないとみなされてきた．しかし，われわれの研究を通して，アストロサイトの活動は神経細胞に伝わることが明らかにされた．アストロサイトは，動物の行動や学習と言った正常時の脳内情報処理にかかわるとともに，病態時においては，興奮性神経毒性をもたらす過剰グルタミン酸放出を引き起こす源泉となることが示された．したがって，脳の機能と病態のメカニズムを明らかにするうえで，アストロサイトの活動は，無視できない存在であることが示された．

一連の研究は，細胞内シグナルとしてpHに注目したところが独自であった．正常な状態でもアストロサイトは神経細胞の活動に応じて，酸性化やアルカリ化することが知られている[15]．細胞の機能を左右するシグナルとして，膜電位やCa^{2+}に加えて，第三の因子としてpHを捉えることが重要であると考えられる．脳内pHが虚血時において大きく変化し，このpH変化こそが神経障害の根本的な興奮性神経毒性につながることを本研究では示した．なお，近年，脳内pHがさまざまな精神疾患とも関係することが示唆されており，本研究でみられたようなpHに依存したアストロサイトの機能こそが，それぞれの精神疾患の原因となっている可能性もある．したがって，アストロサイト内のpHを人為的に操作する手法は，虚血を含めた脳病態時の新規治療戦略になる可能性がある．また，人為的なアストロサイト機能賦活化の手法を開発することで，シナプス伝達調整等における機能向上が見込める可能性もある．なお，アストロサイトの活動は，pH以外の細胞内外イオンバランスにも影響され，アストロサイトは脳内局所環境を左右する機能を発揮し，脳の恒常性維持機構等にかかわると考えられる．今後，細胞内pHを含め，新たな切り口からアストロサイトの機能と脳情報／病態を見つめる研究の発展が期待される．

文献

1) Fenno L, et al：Annu Rev Neurosci, 34：389–412, 2011
2) Piet R & Jahr CE：J Neurosci, 27：4027–4035, 2007
3) Seifert G, et al：Nat Rev Neurosci, 7：194–206, 2006
4) Nagel G, et al：Proc Natl Acad Sci U S A, 100：13940–13945, 2003
5) Tanaka KF, et al：Cell Rep, 2：397–406, 2012
6) Berndt A, et al：Nat Neurosci, 12：229–234, 2009
7) Katoh A, et al：Proc Natl Acad Sci U S A, 95：7705–7710, 1998
8) Sasaki T, et al：Proc Natl Acad Sci U S A, 109：20720–20725, 2012
9) Hamilton NB & Attwell D：Nat Rev Neurosci, 11：227–238, 2010
10) Zhang Z, et al：Neuron, 68：1097–1108, 2010
11) Mutch WA & Hansen AJ：J Cereb Blood Flow Metab, 4：17–27, 1984
12) Lau A & Tymianski M：Pflugers Arch, 460：525–542, 2010
13) Han X, et al：Front Syst Neurosci, 5：18, 2011
14) Beppu K, et al：Neuron, 81：314–320, 2014
15) Chesler M & Kraig RP：J Neurosci, 9：2011–2019, 1989

＜筆頭著者プロフィール＞

別府　薫：2009年九州大学薬学部卒業．'11年九州大学薬学研究院修士課程修了．'14年総合研究大学院大学博士（理学）取得，JSPS DC1，生理学研究所．'14～'17年東北大学大学院医学系研究科，JSPS PD．'17年～現在，University College London留学，JSPS oversea research fellow．研究内容：生理学研究所と東北大学にて，光遺伝学を用いたグリア-神経信号伝達の機序を研究．その後University College Londonに留学し，小脳の抑制性神経細胞がつくる局所ネットワークの機能を研究中．

第4章　グリア─神経の機能連関

3. 神経興奮を調節する特殊なアストロサイト亜種とその機能

柴崎貢志

> われわれは温度感受性TRPチャネルに属するTRPV4（活性化温度閾値：34℃以上）が脳内温度を介して海馬神経細胞の興奮性を向上させていることを見出している[1]～[3]．さらに，TRPV4はアストロサイトにも発現していることを発見した．非常に興味深いことに，アストロサイトのなかに，TRPV4陽性と陰性の2種類の細胞が存在していた．TRPV4陽性アストロサイトは総数の約30％程度しか存在せず，マイナーなサブタイプを構成していた．そして，TRPV4陽性アストロサイトはTRPV4の活性化に伴い，グリオトランスミッターを遊離し，周りのアストロサイトに興奮を伝播し，神経興奮を増大させる機能を有する[1]．

はじめに

他稿にも記載があるようにアストロサイトは従来，脳内恒常性を司る主要な細胞と考えられてきた．脳血液関門の形成に加え，ニューロンへの栄養供給・老廃物の除去・神経伝達物質の回収・pH調整などを行う保護的細胞集団と考えられていた．しかしながら近年，アストロサイト自身がグリオトランスミッターを放出し，積極的に神経活動を調節することが報告され続けている[4]．つまり，脳機能を調節する主役としての側面をもつことが明らかになった．また，進化の過程でアストロサイトの数が急激に増加し，ヒトではニューロン：アストロサイト比率が齧歯類の10倍以上となった．われわれの脳容積の増大の一因はアストロサイトの激増と考えられる[5]．ニューロンと異なり，アストロサイトにはサブタイプ分類が少ない．形態学的には灰白質に存在する原形質性アストロサイト，白質に存在する線維性アストロサイトが存在する．細胞形態が全く異なるこの2種類の細胞を電気生理学的に計測してみると全く同じ性質を示すことが報告されている[6]．さらに，脳室表面に細胞体をもつ上衣細胞もアストロサイトと類似した性質であるし，放射状グリア（大脳皮質や脊髄），バーグマングリア（小脳），ミュラーグリア（網膜）も広義にはアストロサイトに分類される細胞である．アストロサイトは領域ごとに機能的に異なる性質を有する．延髄のアストロサイトはpH変化に基づいたATP放出を行うことで呼吸リズム形成に寄与する[7]．一方で前頭葉や海馬のアストロサイトはATP

[略語]
GlyT1：glycine transporter 1
MCP-1：monocyte chemoattractant protein 1
TRPV4：transient receptor potential vanilloid 4

A novel subtype of astrocytes expressing TRPV4 regulates neuronal excitability via release of gliotransmitters
Koji Shibasaki：Department of Molecular and Cellular Neurobiology, Gunma University Graduate School of Medicine
（群馬大学大学院医学系研究科脳神経発達統御学講座分子細胞生物学分野）

放出を介してうつ様行動の調節を行っている[8]. 最近われわれは, 大脳皮質の後シナプスに存在するグリシン受容体が活性化する機構を新規に見出した. ニューロンから放出したドパミンによりアストロサイトが興奮し, グリシントランスポーター・GlyT1からグリシンが放出し, これがニューロンの活動を抑制する. この知見は大脳皮質においてはアストロサイトが神経伝達物質の"置換"(ドパミンからグリシン)を担うランドマークになっていることを示唆している[9].

1 アストロサイトのheterogeneityと機能

最近, BMP応答性のプロテアーゼHtrA1がアストロサイトでは領域ごとに異なる発現をしており, アストロサイト発生や病態時の応答に違いを与えることが報告された[10]. また, 転写因子olig2陽性の前駆細胞に起源をもつアストロサイトは他のアストロサイトと比較し, GFAP発現が低く, Hoxb4発現が高いという特徴を有することも報告された[11]. これらの報告は領域間でアストロサイトの性質は大きく異なることを強く示唆している. 同一の脳領域内にもアストロサイトのheterogeneity (不均一性) が存在することも報告されている. アストロサイト同士のGAP結合の形成具合, グルタミン酸受容体の発現レベル, 情報伝達の度合いが細胞ごとに全く異なる[12]. つまり, アストロサイトの活動性は細胞ごとに大きな差異があるのだ.

虚血や炎症などの病態時にアストロサイトは反応性アストロサイトへとその性質を変化する. 最近になって, この病態型アストロサイトは, 病態を増悪化させるA1アストロサイトと神経保護作用を有するA2アストロサイトの2種類に分類可能であることがわかってきた[13]. A1アストロサイトはニューロンやオリゴデンドロサイトを攻撃し, それらを死滅させてしまう. また, 貪食能が著しく低下している. 一方で, A2アストロサイトはそのような表現型が一切なく, 保護的に働く. 加齢に伴い, 脳内にA1アストロサイトが増えてくることも報告されたため, 神経疾患とA1アストロサイトの出現に何らかの因果関係があると予想されている.

このようにアストロサイトはその存在場所や発現遺伝子のパターンによってその性質が異なることが多数報告されている. また, 病態脳においてもA1アストロサイト, A2アストロサイトのように機能的に異なる亜種が出現し, さまざまな生理機能を担うことが示されている. これらの点からもアストロサイトのheterogeneityに迫る研究は今後の脳科学において重要な位置を占めると考えられる.

2 脳内温度を恒常的に感知し, 神経興奮性を増大させるTRPV4

ヒトなどの哺乳類は脳内の温度を37℃付近に保つために多くのエネルギーを費やしている. しかし, なぜ脳の温度を37℃に保つのかという理由にはあまり目が向けられてこなかった. われわれはヒトの賢さの一因が脳の温度が一定に保たれることにあるのではないかという大胆な仮説を設定し, その検証実験を進めている. この実験で注目している分子は温度感受性TPRチャネル※に属するTRPV4である. このTRPV4は体温程度の温度 (34℃以上) により活性化する. マウスを用い, TRPV4の脳内発現を詳しく調べたところ, 海馬にTRPV4が非常に高い発現をしていることを見出した. 電気生理学的実験を行った結果, 脳内温度によりTRPV4が恒常的に活性化し, 神経細胞が興奮しやすい土台環境を産み出していることを突き止めた. この知見は, 脳内温度を情報源として, これを翻訳し, 神経情報伝達に活かす機構の存在を意味している. 現在, その機構の解明を細胞種特異的TRPV4KOマウスを用いて進めている.

3 全アストロサイト中, 約30%のみがTRPV4陽性アストロサイトである

脳内におけるTRPV4の発現をさらによく調べると, ニューロンだけではなく, グリア細胞にもその発現が

※ **温度感受性TRPチャネル**
ショウジョウバエtrp変異株では, 光応答性が一過性なため, TRP (transient receptor potential) と命名された遺伝子が同定された. 哺乳類ではTRPC, TRPV, TRPM, TRPML, TRPP, TRPAの6つのサブファミリーが存在する. このなかで11種類が温度に応答する温度センサーである.

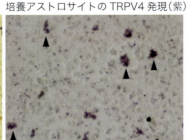

図1　アストロサイトにおけるTRPV4発現
　A）マウス海馬におけるTRPV4発現（紫色）とアストロサイトマーカー・GFAP発現（茶色）．黒矢頭；TRPV4陽性/GFAP陽性細胞．青矢印；TRPV4陰性/GFAP陽性細胞．B）培養アストロサイトにおけるTRPV4発現（紫色）．黒矢頭；TRPV4陽性細胞．

認められた[2) 14)～16)]．特に，アストロサイトではなぜか30％程度の一部のアストロサイトのみがTRPV4を発現していた（**図1**）[15)]．これは大脳皮質，海馬，視床，小脳，延髄とどの領域を見ても同じ結果であった．どこの領域であってもわずか30％のアストロサイトのみがTRPV4を発現しているのだ[15)]．

　アストロサイトTRPV4には脳血流量を調節する機能もあることが報告されている．そして，アストロサイトTRPV4に関する報告が増えつつある．しかしながら，それらの多くは市販の抗体を用いた染色を行ったデータに基づき知見を得ているものが多く問題である．残念ながら，現在市販されているTRPV4抗体はTRPV4KOサンプルを用いて評価すると，WTとTRPV4KOサンプル間には何も差が認められず，非特異的な染色性を示すものばかりである（つまりTRPV4は全く認識しない）．昨年，チェコのグループから，TRPV4KOマウスの脳切片を用いて次のような報告がなされた．これまでに学術論文で使用されているさまざまな市販TRPV4抗体の評価を行った結果，どれもWTとTRPV4KO間には差を認めず，その結果は全く信頼できないということが報告された[17)]．このグループは電気生理学的な解析からTRPV4を発現するアストロサイトは脳内に約30％のみ存在し，われわれの結果[15)]（柴崎らの報告）が正しいことを強調して論じてくれている．このグループがこのような検証論文を出す前は，TRPV4は全く認識しない抗体の結果を用いて，すべてのアストロサイトにTRPV4が発現しているという誤った認識が存在していた．われわれはそれらの問題点から抗体を用いた免疫染色法は用いずに，特異的なcRNAプローブを用いた *in situ* hybridization法によりTRPV4発現を解析し，報告した[15)]．また，Ca^{2+}-イメージング実験・電気生理学的実験も組合わせることで組織学的発現が機能的にも確認できるのかをしっかり調べたうえで，TRPV4発現が30％程度のアストロサイトのみに限局していることを報告した[15)]．

　TRPV4を発現する一部のアストロサイトはどんな役割を担っているのであろうか？　TRPV4は多刺激受容体である．34℃以上の熱，低浸透圧，アラキドン酸などの脂質，アナンダマイドのような内在性カンナビノイドにより活性化する[18)～22)]．培養アストロサイトにTRPV4特異的化学合成リガンドあるいはアラキドン酸（内在性リガンド）を投与すると，TRPV4発現アストロサイトでのみ細胞内Ca^{2+}濃度上昇が認められた．興味深いことに，この反応の後，周りのアストロサイトに花火のようなCa^{2+}オシレーションが広がった[15)]．パラパラと存在するTRPV4陽性アストロサイトがリガンドを受けとると周りのアストロサイトにもその興奮が伝播していく様子を観察したのだ（**図2**）．TRPV4陽性アストロサイトが何らかの情報伝達物質を放出しているのかもしれないと予想した．

　アストロサイトから放出されるグリオトランスミッターの代表格はATPである[23) 24)]．しかしながら，細胞からのATP放出を化学分析で調べることは非常に難

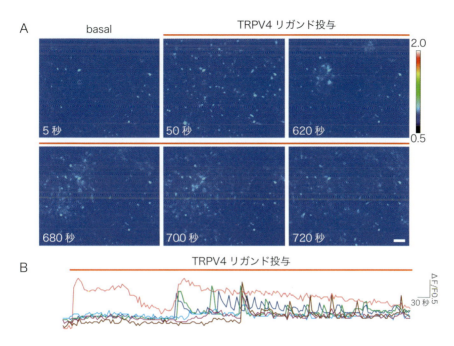

図2　培養アストロサイトのCa²⁺イメージング
A) 培養アストロサイトにCa²⁺蛍光指示薬Fura2-AMを取り込ませた後，蛍光顕微鏡にてリアルタイムイメージングを行った．撮影開始40秒後にTRPV4リガンドを投与した．投与直後にはTRPV4陽性細胞のみで細胞内Ca²⁺濃度上昇を認める（50秒の時点の緑色細胞）．その後，10分経過後には同心円状に激しいCa²⁺波が広がる様子が観察された（620秒以降）．B) Ca²⁺イメージング結果をグラフ化した様子（ピンク色のトレースがTRPV4陽性細胞．それ以外の色はTRPV4陰性細胞）．文献16より引用．

しい．放出後に短時間で，ecto-ATPaseによる分解を受けてしまうためである．このため，アストロサイトからのATP放出を確認するために，パッチクランプバイオセンサー法を用いた実験を行った[15]．まず，培養アストロサイトを用意しておき，この細胞にホールセルパッチクランプを施したHEK293細胞（ATP受容体P2X2を発現させてある）を近づける．この状態でTRPV4特異的化学合成リガンドを投与するとP2X2電流が観察された．アストロサイトTRPV4を活性化すると，ATP放出が促されたのである[15]．TRPV4リガンドによって誘発されるアストロサイト–アストロサイト間のCa²⁺オシレーションはATP受容体の阻害剤を投与することでほぼ消失した[15]．この結果より，TRPV4陽性アストロサイトが反応するとATPを放出し，周りへ周りへとアストロサイトの興奮を伝播していくことが判明した．ルシフェリン–ルシフェラーゼを用いたATP放出のリアルタイムイメージングも行ったところ，TRPV4活性化に伴い，さまざまなパターンでアストロサイトがATP放出を開始することを突き止

めた．いったいどのようなメカニズムでTRPV4活性化に伴いATP放出が惹起するのであろうか？　さまざまな解析を行ったところ，TRPV4活性化によりアストロサイト内のATP含有小胞の開口放出が誘導されることが判明した（投稿中）．

4 TRPV4陽性アストロサイトは神経興奮を増強する

では，アストロサイトTRPV4が活性化するとニューロンにどのような変化が起こるのだろうか？　これを電気生理学的解析に調べたところ，興奮性シナプス電流の顕著な増加が観察された．前述したATPは抑制性グリオトランスミッターである．ということは，他にアストロサイトが興奮性グリオトランスミッターを放出していることになる．このため，WTとTRPV4KOアストロサイトの培養上清の化学分析を進めたところ，ATP以外にもさまざまな興奮性グリオトランスミッターを放出していることを突き止めた．そのなかでも

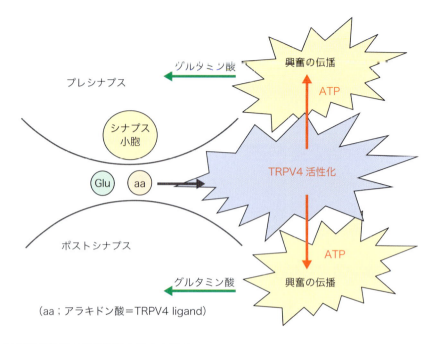

図3　TRPV4陽性細胞は神経興奮性を増大させる
シナプスとそれをとり囲むアストロサイト（イガイガした形）の模式図．プレシナプスからグルタミン酸（Glu）が放出するとポストシナプスが興奮し，シナプス間隙でアラキドン酸（aa）濃度が高まる．アラキドン酸はわずかに存在するTRPV4陽性アストロサイト（青色）に作用し，TRPV4活性化を引き起こす．そうすると，TRPV4陽性アストロサイトからATP遊離が起こり，周りのアストロサイトへとその興奮が伝播する．興奮したアストロサイト達がグルタミン酸（glutamate）を放出し，シナプスに作用することで神経活動が向上する．文献16より引用．

グルタミン酸が重要な伝達分子であることを明らかにした．TRPV4陽性アストロサイトの興奮，それに引き続くATP放出によりさらに興奮が広がったアストロサイトからはグルタミン酸が遊離し，I型代謝型グルタミン酸受容体を介してシナプス応答を増強することが判明した[2)15)]（図3）．

最近のわれわれの研究結果から，TRPV4はアストロサイト内ではミトコンドリア近傍に高集積し，細胞代謝を調節していることもわかってきた．この代謝調節を介して，ニューロンの活動を制御している可能性も浮かび上がってきた．

このようにセンサー分子であるTRPV4に着目することで特殊化したアストロサイトの存在，および，グリオトランスミッターを介したシナプス伝達の調節が浮かび上がってきた．これらを切り口にしてニューロン-グリア機能連関の分子機構解明を進めている．

5 網膜剥離により視細胞死が誘導される分子機構；TRPV4の関与

前述した網膜のミュラーグリア（広義にはアストロサイトに分類される）にもTRPV4は高発現している[25)]．アストロサイトとは異なり，すべてのミュラーグリアがTRPV4を発現している．まさに前述した領域間のアストロサイトのheterogeneityと言えるだろう．正常時には，恒温動物が有する"体温が一定"という特殊な性質によるTRPV4活性化を行い，ミュラーグリアがグリオトランスミッターを放出することで，高度な視覚情報処理を可能にしている（投稿準備中）．ところが，網膜剥離時にはTRPV4が異常活性化し，病態を増悪化させることを見出した．

網膜剥離は強度の近視や糖尿病，ボクサーのように眼に強い刺激を受けることにより発症する．年間1万人に1人が発症すると考えられており，誰もが患者になる可能性がある失明を伴う重篤な疾患である．しか

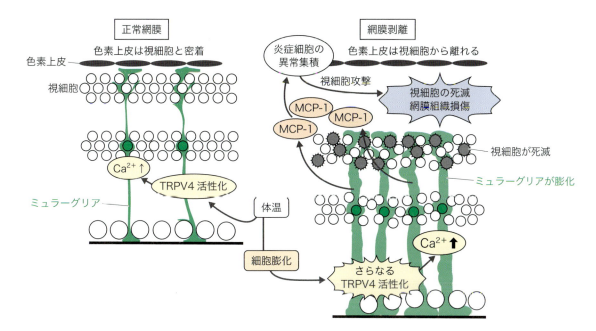

図4 TRPV4の異常活性化が網膜剥離の病態悪化を引き起こす
網膜剥離になるとミューラーグリアが約3倍に膨らむ（図の緑色細胞の変化）．その結果，ミューラーグリアのTRPV4が異常活性化してしまい，細胞内に異常にCa²⁺が流入する．これが引き金となり，ミューラーグリアは細胞外に炎症性物質のMCP-1を大量に放出してしまう．そうすると，このMCP-1に引き寄せられて，網膜付近へと大量のマクロファージ（炎症細胞）が集まってしまう．この炎症性細胞が視細胞を攻撃してしまうので，視細胞死が起こり，網膜組織ダメージが進行していくことが判明した．文献25より引用．

しながら，どのような分子メカニズムで病態悪化が進行するのかよくわかっていなかった．

今回われわれは，網膜剥離時の細胞の変化に注目した．そして，網膜剥離を起こした場合，ミューラーグリア細胞が著しく膨れることを見出した[25]（**図4**右側の緑色の細胞．3倍に膨らむ）．網膜剥離が起った場合には，TRPV4がこの細胞膨化を感知し，異常に活性化する（**図4**右側のTRPV4）．さらに，体温下だからこそ，細胞浮腫によるTRPV4異常活性化が生じることを明らかにした．TRPV4の細胞膨化感知能力は室温ではとても低い（**図5**）．ところが温度センサーゆえに，体温下では37℃の温刺激によってTRPV4が緩く活性化している．ここに，細胞膨化に伴う膜伸展刺激が加わることでTRPV4は強烈に活性化する（**図5**．2つのリガンドが加わることで，それぞれの活性化閾値低下が生じる相乗的効果が起こる）．その結果，このTRPV4から大量のCa²⁺が流入してしまう．これが炎症性物質・MCP-1の放出を引き起こすことを突き止めた．そして，このMCP-1が本来は存在しないマクロファージを網膜付近へと引き寄せてしまう．最終的には，この大量のマクロファージが視細胞（視覚情報処理に必須の細胞）を次々と殺して網膜組織を破壊してしまうことを突き止めた[25]（**図4**）．

さらに，ミューラーグリア特異的TRPV4遺伝子欠損マウスを作製し，この動物に網膜剥離を引き起こした場合には，視細胞死がほとんど起こらないことを証明した．そして，正常マウスでは，網膜剥離時にTRPV4阻害薬を投与しておけば，視細胞死を防ぐことができることも突き止めた．今回の研究で，網膜組織がダメージを受ける一連のメカニズムを明らかにした．そして，TRPV4の働きをブロックする薬剤を用いることで有効な治療法が確立できることが立証された．現在，網膜剥離と診断された後に手術を待っている間にも病態は悪化してしまう．患者さんが手術を受けるまでの間，TRPV4阻害薬を投与して視細胞死を防ぐことができれば，臨床現場で大きな助けになる．今後はそのような視点での臨床研究を進めていきたいと考えている．温度センサーのマルチ機能という視点からさらに研究を

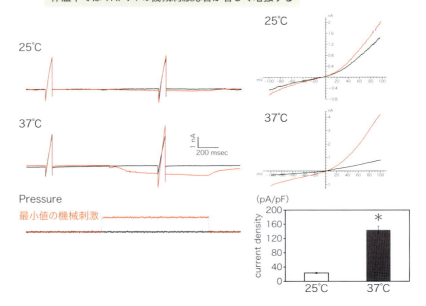

図5　TRPV4は体温下で機械刺激感受性が増大する
ミューラーグリア細胞のパッチクランプ法による電流記録．膜電位は－60 mVにホールドし，記録中2回，－100 mVから＋100 mVのステップパルスを与え，電流−電圧曲線を作製した（左図）．右のトレース図（赤線）は記録中，筆者が有する機械刺激負荷システムを用いて＋10 mmHgの陽圧を細胞に付加している．記録温度を室温（25℃）と体温条件（37℃）で比較している．右下の棒グラフは陽圧付加に伴う機械刺激電流の電流密度を比較したものである．文献25より引用．

発展させ，臨床応用に結びつく多くのグリア研究に関する成果をあげたいと考えている．

まとめ

このようにアストロサイトはTRPV4発現に基づいて，約30％の神経興奮性を向上させやすい亜種と残り70％の集団に分類できることがわかった．そして，TRPV4を発現するアストロサイトは常に脳内温度を感じとり，この情報をCa²⁺信号や電気信号に変換することで，神経興奮にさまざまな多様性をもたらしていると考えられる．つまり，TRPV4のようなユニークな分子に着目することでアストロサイトの分子的かつ機能的な亜種分類が進み，脳科学に大きな飛躍をもたらす可能性がある．恒温動物がなぜに巣作り・子育てといつ変温動物になし得なかった高次の行動ができるようになったのか？その謎を解く鍵がこれらアストロサイトの機能進化にあるのかもしれない．

文献

1) Shibasaki K, et al：J Neurosci, 27：1566-1575, 2007
2) Shibasaki K：J Anesth, 30：1014-1019, 2016
3) Shibasaki K, et al：Pflugers Arch, 467：2495-2507, 2015
4) Araque A, et al：Neuron, 81：728-739, 2014
5) Nedergaard M, et al：Trends Neurosci, 26：523-530, 2003
6) Sakatani S, et al：J Neurosci, 28：10928-10936, 2008
7) Lee S, et al：Science, 330：790-796, 2010
8) Cao X, et al：Nat Med, 19：773-777, 2013
9) Shibasaki K, et al：J Neurochem, 140：395-403, 2017
10) Chen J, et al：J Neurosci, 38：3840-3857, 2018
11) Tatsumi K, et al：Front Neuroanat, 12：8, 2018
12) Matthias K, et al：J Neurosci, 23：1750-1758, 2003
13) Liddelow SA, et al：Nature, 541：481-487, 2017
14) Konno M, et al：Glia, 60：761-770, 2012
15) Shibasaki K, et al：J Biol Chem, 289：14470-14480, 2014
16) Ohashi K, et al：Pflugers Arch, 470：705-716, 2018
17) Pivonkova H, et al：Neuroscience, 394：127-143, 2018
18) Strotmann R, et al：Nat Cell Biol, 2：695-702, 2000
19) Liedtke W, et al：Cell, 103：525-535, 2000
20) Watanabe H, et al：J Biol Chem, 277：13569-13577,

2002

21) Watanabe H, et al：Nature, 424：434-438, 2003

22) Watanabe H, et al：J Biol Chem, 277：47044-47051, 2002

23) Newman EA：Trends Neurosci, 26：536-542, 2003

24) Koizumi S, et al：Proc Natl Acad Sci U S A, 100：11023-11028, 2003

25) Matsumoto H, et al：J Neurosci, 38：8745-8758, 2018

＜著者プロフィール＞

柴崎貢志：群馬大学大学院医学系研究科准教授．1997年九州大学大学院農学研究科修了．2001年総合研究大学大学院生命科学研究科（生理学研究所 池中一裕ラボ）修了．博士（理学）取得．'01年JSPS未来開拓推進事業リサーチアソシエート（生理学研究所）．'02年ロチェスター大学医学部博士研究員．'04年生理学研究所助教を経て，'09年より現職．専門は分子神経生理学．

第4章 グリア―神経の機能連関

4. アストロサイトが引き起こすADHD様行動変化
―グリアの視点から紐解く精神疾患のメカニズムと治療法

長井　淳

> 脳にひしめくアストロサイトは，きわめて多様な形式で神経回路機能を制御している．これまで，さまざまな回路機能不全とアストロサイトの機能変調が相関することが示唆されてきた．しかし，アストロサイトの回路制御機能がいつ・どこで・どのように賦活化され，回路に影響を与えるのか，未解明な点が多い．本稿は，アストロサイト機能の多様性と，その賦活化メカニズムおよび病態生理学的意義について概説する．

はじめに

　最も祖先的な脊椎動物であるヤツメウナギの原始的な脳には，アストロサイト（GFAP陽性細胞）が観察される[1][2]．これは，5〜6億年前の古生代カンブリア紀にアストロサイトが産声を上げたことを意味する．生物は，進化とともに神経回路を複雑化・細分化させ，新たな機能を獲得し続けてきた．現在の哺乳類の中枢神経系（脳と脊髄）は組織学的・機能的に数多くの領域に分けることができる．そのすべての領域において，アストロサイトはタイル状にひしめいており，全脳細胞のうち約19〜40％を占める[3]．

　アストロサイトは，単一種の細胞とにわかには信じがたいほど，多岐に亘る方法でニューロン・神経回路を制御している（**表，図1**）．ヒトの脳に存在する数百兆のシナプスがミリ秒単位で行う伝達は，時空間的にきわめて多様な現象である．そのため，ニューロンと同じく脳回路の構成素了であるアストロサイトが，時空間的な制御機構をもつと考えることには蓋然性がある〔この概念はミクログリアにも適用される（第5章-6参照）〕．したがって，アストロサイトが機能をいつ・どこで・どのように使い分けているのかを明らかにすることは，神経科学における重要課題である．本増刊号で広く議論されているように，脳回路とアストロサイトの機能変調には相関があるため，アストロサイトの機能解明は神経・精神疾患の理解や治療に新しい道を開く可能性がある．本稿では，アストロサイト活動亢進が注意欠陥・多動性障害（ADHD）様の行動変化

［略語］
CA1：cornu ammonis area 1
DREADD：designer receptors exclusively activated by designer drug
GABA：γ –aminobutyric acid
GFAP：glial fibrillary acidic protein
GPCR：G–protein–coupled receptor
MSN：medium spiny neuron
S1：primary somatosensory cortex
TSP-1：thrombospondin–1

Glial involvement in psychiatric phenotypes
Jun Nagai：University of California, Los Angeles（カリフォルニア大学ロサンゼルス校）

表　アストロサイトによるニューロン活動の制御方法

番号	制御方法	制御に必要な分子群	ニューロン・神経回路への影響	タイムスケール
①	細胞外K^+濃度調整	K^+チャネル，Na^+/K^+ポンプ	興奮性調節	ミリ秒〜秒
②	細胞外神経伝達物質回収	トランスポーター	シナプス伝達調節	ミリ秒〜秒
③	伝達物質放出	伝達物質，チャネル	シナプス伝達調節	ミリ秒〜秒
④	細胞外因子の拡散制御	ギャップ結合分子，細胞骨格タンパク質	興奮性・シナプス伝達調節	数分〜数時間
⑤	アストロサイトネットワーク形成	ギャップ結合分子	活動協調	数分〜数時間
⑥	代謝補助	トランスポーター，酵素	機能維持・保護	数分〜数時間
⑦	シナプス形成，成熟，除去（貪食）	シナプス産生／除去因子	回路形成／再編成，シナプス伝達調節	数分〜数時間
⑧	細胞外マトリクス形成	糖タンパク質，多糖	回路形成／再編成，シナプス伝達調節	数分〜数時間
⑨	毒性因子放出	毒性因子	機能不全・死滅	数時間〜数日
⑩	瘢痕形成	細胞肥大・増殖因子	神経組織の保護	数時間〜数日

アストロサイトの多様な機能のなかで，特にニューロン活動にかかわるものを10項目に分類した．速い制御方法から順に小されている．⑨，⑩は主に神経損傷／変性時においてみられる制御方法と考えられている．

を引き起こすというわれわれの発見を軸に，アストロサイトが回路・行動に及ぼす影響に関する最新の知見を概説する.

1 アストロサイトの基本的な性質と活動

1）アストロサイトの基本的な性質

　本稿では，灰白質に存在する原形質型アストロサイト（protoplasmic astrocyte）をアストロサイトと呼称する．アストロサイトは，$10\,\mu$mほどの小さな細胞体から5〜8本の突起を伸ばしている．このうち1〜2本の突起は終足（end feet）とよばれ血管をとり囲んでいる（第2章-1〜3参照）．残りの幹突起は著しく分岐し，無数の微細突起を形成している（**図1A**）．微細突起は数十nmのシート状先端を形づくり，大部分がシナプスの近位100 nm以内に存在する．単一アストロサイトが数万以上のシナプスを包含するという事実が裏付けるように，アストロサイト機能にはシナプス伝達に関するものが多くあげられる．一方で，アストロサイトの機能にはニューロン機能・神経組織の維持／保護，あるいは破綻にかかわるものも存在し，きわめて多様である（**表，図1**）.

2）アストロサイト機能の時間的多様性

　アストロサイトのさまざまな機能は，異なったメカ

ニズムを介することによって異なるタイムスケールで影響を及ぼす（**表**）．例えば，チャネルやポンプを介した機能である細胞外イオン・伝達物質の恒常性維持，または伝達物質（グルタミン酸，GABA，D-セリン，ATP等）の放出は，ミリ秒〜数秒オーダーで起こると予測される（**表**-①〜③）．それに対し，遺伝子・タンパク質発現変化やタンパク質輸送，微細突起の形態変化を伴う機能（**表**-④〜⑧）は数十分〜数時間，さらに細胞全体の構造・状態の変化が必要とされるもの（**表**-⑨，⑩）は数時間〜数日を要すると考えられる．このように，アストロサイトはさまざまな時間軸を使い分けて脳回路を制御していることがわかるが，その分子基盤については不明な点が多い.

3）アストロサイトの活動：Ca^{2+}シグナル

　表中の機能には相反するものもあるため，すべてが恒常的に活性化されているとは考えにくい．機能にダイナミクスをもたらすメカニズムとして，どのような「アストロサイト活動」が考えられるのか議論の余地がある．しかし，これまで最も知見が蓄積している現象は，細胞内Ca^{2+}濃度変化（Ca^{2+}シグナル）である（第5章-1，2参照）．アストロサイトCa^{2+}シグナルはさまざまな分子経路によって引き起こされる[4]．そのなかでも神経伝達物質により活性化されるGタンパク質共役型受容体（GPCR）[※1]を介したCa^{2+}シグナルは，

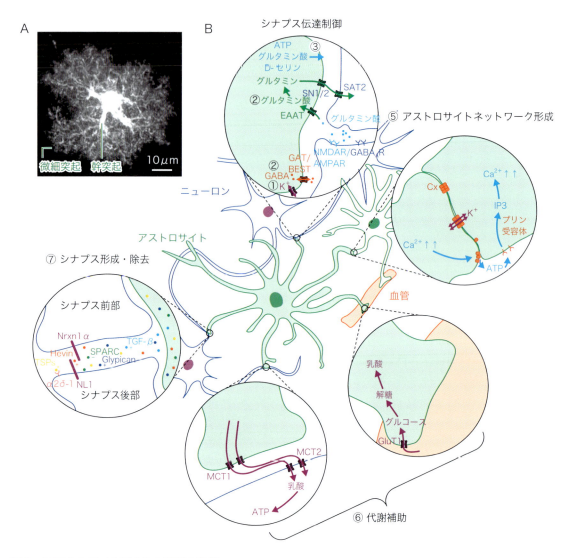

図1　アストロサイト基本的な形態と機能
A）蛍光色素（Lucifer yellow）注入により可視化されたアストロサイト原形質．細胞体，幹突起，微細突起が観察される．von Lenhossék博士が「アストロサイト」（星状膠細胞）と名付けた1893年当時の技術では，細胞体と細胞体から伸びる数本の突起しか可視化できず，星型の細胞に見えていた．B）アストロサイトによるニューロン制御方法の分子基盤の図解．番号は**表**と対応している．⑦における"＋"はシナプス形成，"－"はシナプス除去の促進を意味する．Aは文献7より，Bは文献3より引用．

> **※1　Gタンパク質共役型受容体（GPCR）**
> 細胞外の伝達物質を受容し，Gタンパク質とよばれる三量体タンパク質（Gα，Gβ，Gσ）サブユニットを介して細胞内にシグナルを伝える．Gαサブユニットは Gq，Gs，Gi等の異なるファミリーに分類され，それぞれ異なる分子経路を刺激/抑制する．

ニューロンの活動と強く結びついていると考えられている．

GPCRを介したアストロサイト Ca^{2+} シグナルの発見[5]から30年弱経つが，このシグナルがアストロサイトの多様な機能（**表**）のうちどれを活性化し，脳回路・動物行動にどのような影響を与えるのか長らく議論されてきた．近年，アストロサイトにおいてGPCR経路を活性化できるツールが開発され[6)7)]，さまざま

な脳領域で機能解析が行われている．次項では，この
ツールを用いて行ったわれわれの研究を詳細に記述す
る．

2 アストロサイト活動亢進，シナプス形成，ADHD様行動異常

　われわれは，背側線条体においてアストロサイト
GPCR/Ca²⁺シグナル活性化がもたらす脳回路・動物行
動への影響を解析した[8]．その結果，背側線条体アス
トロサイトは**表**の⑦にあたる「シナプス形成」を介し
て「回路再編成・シナプス伝達増強」を惹起し，マウ
スにおいてADHD様の行動異常を引き起こすことが見
出された（**図2，3**）．

1）モデル脳回路としての背側線条体

　背側線条体は，アストロサイトが与える影響を解析
するモデル神経回路として有用である．その理由とし
て，①線条体内のマイクロ回路および線条体外を含む
ループ回路（大脳皮質–線条体–大脳基底核–視床–大
脳皮質）が明確である，②運動調節・認知・注意など
動物行動に関与する，③運動機能障害・ハンチントン
病・パーキンソン病・強迫性障害などさまざまな神
経・精神疾患と関連がある[9]，の3つがあげられる．

2）ニューロン→アストロサイトシグナリング

　まず，どのようなニューロン活動がアストロサイト
Ca²⁺シグナルを惹起しうるかを解析した．背側線条体
ニューロンのうち95％は神経伝達物質GABAを放出
する中型有棘ニューロン（MSN）である．*in vivo*で
MSNは"upstate興奮"とよばれる活動電位のバース
ト発火を伴う20〜30 mVの脱分極を示す．われわれ
の研究から，脳スライスにおける5秒間のupstate興
奮は，MSNからのGABA放出を引き起こし，数十秒
後から数分間にわたりアストロサイトCa²⁺シグナルを
上昇させることがわかった（**図2A，A'**）．channelrho-
dopsin–2を用いた光遺伝学（第4章-2参照）により
*in vivo*でMSN upstate興奮を過剰に引き起こした場
合も，同様にアストロサイトCa²⁺シグナルが上昇し
た．このアストロサイトにおける反応は，Giタンパク
質共役型受容体（GiPCR）であるアストロサイト
GABA_B受容体が仲介していた（**図2A**）．興味深いこと
に，GiPCR活性化により活動低下することが知られて

いるニューロンに対して，アストロサイトはGiPCRに
より活動が亢進されることが見出された．

3）アストロサイト→ニューロンシグナリング

　背側線条体におけるアストロサイトGiPCR/Ca²⁺シ
グナル活性化は，どのようなアストロサイトの機能を
活性化させ，脳回路に影響を及ぼしうるのだろうか？
この問いに答えるため，人為的にGiPCRシグナル経路
を刺激できるGi–DREADD※2（Gi–Designer Recep-
tors Exclusively Activated by Designer Drugs）を背
側線条体アストロサイト特異的に発現させた．
Gi–DREADD刺激によってアストロサイトのCa²⁺シグ
ナルが惹起された（**図2B，B'**）．この刺激による回路
への影響を，遺伝子変化網羅的検出・脳スライス/覚
醒マウス電気生理学的記録・動物行動試験を用いて解
析した．その結果，アストロサイトGiPCR刺激はシナ
プス形成を"再活性化"することで，興奮性シナプス
伝達・MSN発火活動を増強し，マウスにおいて多動性
（絶えず動き回り落ち着きがない様子）および注意欠陥
を引き起こすことが見出された（**図2C〜E**）．以下に
メカニズムと意義の詳細を記述する．

4）アストロサイトGiPCRシグナルはシナプス形成を促進する

　表–⑦および**図1B**–⑦に示されているように，アス
トロサイトは数多くの分子を放出してシナプス形成・
成熟・除去を行う．なかでも，トロンボスポンジン1
（TSP–1）は発生期に新シナプス産生を促し神経回路形
成に貢献する．回路の成熟に伴いTSP–1の発現量は減
少し，成体脳では非常に低くなることが知られてい
た[10] [11]．そのため，TSP–1は主に発生期の神経回路形
成時に機能すると考えられてきた．

　われわれの研究によって，成体脳におけるアストロ
サイトGi–GPCR経路刺激の2時間後にTSP–1が
mRNAレベルで40倍近く上昇（"再活性化"）するこ
とが見出された．これに伴い，大脳皮質–線条体の興

※2　DREADD

遺伝子工学により作製された，内在性リガンドによって活性
化されず，生理的不活性な合成リガンドによって選択的に活
性化されるGPCR．合成リガンドの投与によって，DREADD
を発現している細胞を人為的に操作することが可能である．
異なるGαサブユニットファミリーを活性化するDREADD
が存在する．

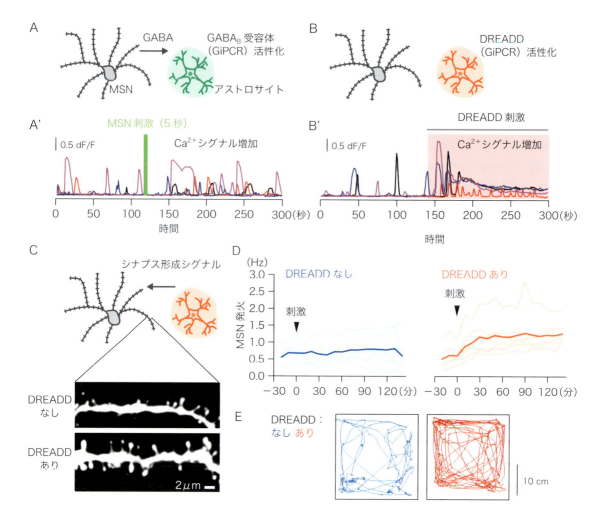

図2 背側線条体におけるアストロサイト-ニューロン相互作用はADHD様行動を引き起こす
A) MSN刺激（5秒間のupstate興奮）はGABA放出を引き起こし，アストロサイトGABA_B受容体を介してCa^{2+}シグナルを増加させた．A') 4つのアストロサイト（黒，赤，青，紫）のCa^{2+}シグナル．MSN刺激前に比べ，刺激後にCa^{2+}シグナルが増加した．B) Gi-DREADD刺激（GiPCRシグナル経路の活性化）はアストロサイトCa^{2+}シグナルを増加させた．B') 4つのアストロサイト（黒，赤，青，紫）のCa^{2+}シグナル．DREADD刺激前に比べ，刺激後にCa^{2+}シグナルが増加した．C) DREADD刺激はアストロサイトのシナプス形成シグナルを惹起し，MSNのスパイン（シナプス後部）の数とサイズを増加させた．D) 覚醒マウスにおけるMSN発火頻度．DREADD刺激前に比べ，刺激後に発火頻度が増加した．E) マウスの自発的歩行運動（上面図）．DREADD刺激をしたマウスは歩行距離が長く，多動性を示した．文献8をもとに作成．

奮性シナプスの増加（**図2C**）およびシナプス伝達の増強が観察された．興奮性シナプス伝達の増強はシナプス後細胞（MSN）の活動電位の発火を促進すると考えられる．実際に，覚醒マウスからの電気生理学的記録により，アストロサイトGi刺激の30分後から少なくとも2時間は持続する形で，*in vivo*でのMSN発火の増強が起こることがわかった（**図2D**）．

5）アストロサイトはADHD様行動異常を引き起こす

線条体機能に関連する運動・認知・情動を解析する行動試験を複数行ったところ，アストロサイトGi刺激マウスは多動性（**図2E**）を示すことが見出された．さらに，光による視覚刺激や新規物体に対する注意の欠落も観察され，総合的にADHD様行動異常を示すと考えられた．

最後に，TSP-1のニューロン受容体α2δ-1の拮抗

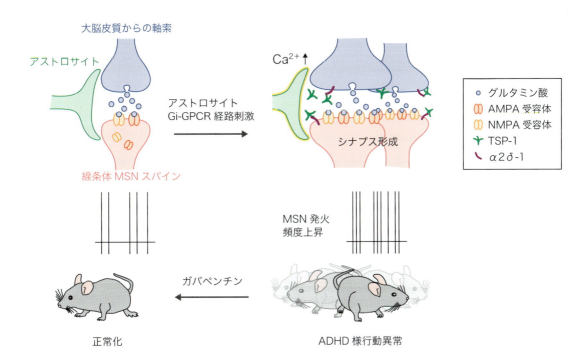

図3　背側線条体におけるアストロサイトGiPCR活性化の影響モデル
アストロサイトGiPCRの活性化はシナプス形成因子TSP-1の発現を上昇させ，大脳皮質－線条体間のシナプス形成を促進する．その結果，MSNの発火頻度が増加し，マウスが多動性・注意欠陥を示す．TSP-1の受容体α2δ-1のアンタゴニストであるガバペンチンをマウスに投与することによって，異常なシナプス形成・MSN発火・マウス行動が正常化する．文献8をもとに作成．

薬であるガバペンチン（ガバペン®）をアストロサイトGi刺激マウスに投与したところ，異常なシナプス形成・MSN発火・マウス行動がすべて正常化された．重要なことに，ガバペンチンは主に抗てんかん薬として臨床で使用されており，ドラッグリポジショニングによる迅速な臨床応用が可能となる展望がある．これらの結果は，①背側線条体ニューロンの過活動はアストロサイトGiPCRを活性化することでCa^{2+}シグナルを発生させ，②そのアストロサイトGiシグナルはシナプス形成因子TSP-1を再活性化させ，③回路活動の増強および多動性・注意欠陥を引き起こすという，新たなアストロサイト-ニューロン相互作用の形式と意義を明らかにした（図3）．

6）アストロサイトと精神疾患

近年われわれの研究グループは，Ca^{2+}ポンプを細胞膜に過剰発現させて人為的にCa^{2+}シグナルを低下させるツールを開発し，CalEx（calcium extrusion）と名付けた．背側線条体アストロサイト特異的にCalExを発現させたところ，マウスが過剰な毛繕い行動を示すことを発見した[12]．過剰な毛繕い行動はヒトにおける強迫性障害様行動（手を洗い続けてしまう等のくり返し行動）と関連するものであると考えられている．この行動異常はアストロサイトの過剰な細胞外GABA取込（表-②）によるものであることが見出され，GABAトランスポーター阻害剤のSNAP-5114が強迫性障害様の異常行動を正常化することが示された．さらに，他の研究グループから，外側手綱核アストロサイトの細胞外K^+バッファリング（表-①）の異常がうつ病様の行動を引き起こすことが報告された[13]．これらの発見を踏まえて，アストロサイトを標的とした精神疾患の治療・予防についての期待が急速に高まっている．

3 アストロサイト機能解析ツールの開発

前述したわれわれの発見は，人為的なアストロサイト操作による回路・行動への影響を調べているなかで

偶発的に精神疾患メカニズムにたどり着いたものである．このように，アストロサイト計測/操作ツールの開発・公開はさまざまな脳回路の機能基盤や病態メカニズムの解明に貢献していくことが期待される．

1）計測ツール

細胞体，幹突起，微細突起においてそれぞれ異なるふるまいを見せるアストロサイトCa^{2+}シグナルは，Ca^{2+}依存的に活性化するタンパク質やキナーゼを介して，ニューロン活動修飾物質の放出や最初期遺伝子による遺伝子発現変化を惹起すると考えられる．さらなるアストロサイトCa^{2+}シグナルの分子基盤解明および新たな計測操作方法の開発が期待される．

また，アストロサイトのダイナミックな活動の研究対象としてCa^{2+}シグナルに限る必要はない．**2**で概説した数十分～数時間オーダーの比較的遅い回路修飾メカニズムは**表**–⑦にあたる「シナプス形成を介した回路再編成」を介するものであり，GPCR経路活性化→最初期遺伝子（immediate early gene）c-Fos発現上昇→転写因子活性化→遺伝子（例：TSP-1）発現変化が分子基盤として考えられるが，現状ではバイオインフォマティクス解析による推測に留まっている．他のイオンの動態研究や，網羅的なシグナル分子のバイオイメージングによる時空間的解析（ニューロン刺激によるシナプス増強の研究で推進されているものが好例[14]）は，アストロサイト機能の分子基盤について多彩かつ広範な理解に資するものであると期待される．

2）操作ツール

異なる脳領域のアストロサイトは異なる特性をもつという学説は確立されたものになりつつある（第1章-1参照）[3]．分子的多様性を突き詰めアストロサイト亜種を細分化することは，分類学（taxonomy）的に重要である．しかし，同時に，それらの亜種が機能的にどのような特性をもち，回路にどのような影響を及ぼすのか，すなわち亜種の機能的意義を解明することは，神経生理学的に重要な課題である．

ミニマルなアストロサイトプロモーター$GfaABC_1D$を搭載したアデノ随伴性ウイルス（AAV）によって特定の脳領域アストロサイトを操作することが可能になった．異なる脳領域で同じ操作を行うことによって，アストロサイトの機能異質性の解析が行える．興味深いことに，**2**で概説した背側線条体におけるメカニズム

に類似したものが，大脳皮質でも発見されている[15]．アストロサイトCa^{2+}シグナルがTSP-1の再活性化を惹起し，大脳皮質体性感覚野S1での異常シナプス形成がアロディニア（異痛症）を引き起こした[15]．それに対し，海馬CA1と扁桃体中心核においてアストロサイトGq経路の刺激を行った場合は，それぞれ異なるアストロサイト機能を亢進することが報告されている．海馬CA1におけるアストロサイトGq経路刺激は，アストロサイト由来のD-セリン放出（**表**-③）を惹起し，海馬CA1のシナプス長期増強および恐怖記憶想起によるすくみ行動の増加を引き起こした[16]．しかし，扁桃体中心核アストロサイトは，ATP/アデノシン放出（**表**-③）を介してニューロンの発火頻度低下を引き起こし，マウスは恐怖記憶によるすくみ行動を減少させた[17]．このように，脳領域間でアストロサイトの機能多様性が存在することが示唆されはじめており，さらなる解析が待たれる．

今後のアストロサイト亜種の詳細な分子的特色が明らかになることで，新たな亜種の操作が可能になる．脳領域内における局所多様性についても知見が集まりはじめている[7] [18]～[20]．シナプス形成因子を高く発現しているアストロサイト亜種が存在する[18]といった，機能に結びついた研究の展開が期待される．

操作方法における時間分解能の改善も重要課題である．**2**で概説した実験に用いられたDREADDは，アストロサイトの生理的GPCRシグナリングに関連の深いツールである．しかし，DREADD活性化には薬理学的手法を用いるため，操作そのものの時間分解能が数十分～数時間である．秒～分単位でのアストロサイト活動操作を可能にする光遺伝学的手法（Opto-XR[※3]など）を用いた今後の展開が望まれる．

おわりに

脊椎動物の脳はアストロサイトとともに生まれ，5～

※3　Opto-XR

遺伝子工学により作製された，光感受性膜タンパク質細胞外ループとGPCR細胞内ループのキメラ膜タンパク質．光刺激によるOpto-XR発現細胞の人為的GPCR活性化が可能である．異なるGPCRループをもつOpto-XRが存在し，それぞれ異なる分子経路を刺激/抑制する．

6億年の時を経て機能を獲得しつづけてきた．アストロサイトによる神経回路の制御メカニズムは長らく研究されてきた課題であるが，近年のツール開発によってより時空間的に分解した解析が可能となってきた．さらなるアストロサイト亜種の特定および操作を行うことによって，脳回路の構成素子としてのアストロサイトの役割が明確になっていくことが期待される．ニューロン–ニューロン間には存在しないメカニズムで起きるアストロサイト–ニューロン相互作用の理解によって，「なぜわれわれの脳はアストロサイトとともに進化してきたのか」という問いに答えを与えるばかりでなく，未知の脳機能基盤やアストロサイトに秘められた神経精神疾患の予防・治療法の手掛かりをつかめる可能性がある．

文献

1) Freeman MR & Rowitch DH：Neuron, 80：613-623, 2013
2) Grillner S & Robertson B ： Curr Biol, 26 ： R1088-R1100, 2016
3) Khakh BS & Deneen B：Annu Rev Neurosci, 42：187-207, 2019
4) Shigetomi E, et al：Trends Cell Biol, 26：300-312, 2016
5) Cornell-Bell AH, et al：Science, 247：470-473, 1990
6) Armbruster BN, et al：Proc Natl Acad Sci U S A, 104：5163-5168, 2007
7) Chai H, et al：Neuron, 95：531-549.e9, 2017
8) Nagai J, et al：Cell, 177：1280-1292.e20, 2019
9) Graybiel AM & Grafton ST：Cold Spring Harb Perspect Biol, 7：a021691, 2015
10) Christopherson KS, et al：Cell, 120：421-433, 2005
11) Dallérac G, et al：Nat Rev Neurosci, 19：729-743, 2018
12) Yu X, et al：Neuron, 99：1170-1187.e9, 2018
13) Cui Y, et al：Nature, 554：323-327, 2018
14) Yasuda R：Biophys J, 113：2152-2159, 2017
15) Kim SK, et al：J Clin Invest, 126：1983-1997, 2016
16) Adamsky A, et al：Cell, 174：59-71.e14, 2018
17) Martin-Fernandez M, et al：Nat Neurosci, 20：1540-1548, 2017
18) John Lin CC, et al：Nat Neurosci, 20：396-405, 2017
19) Kelley KW, et al：Neuron, 98：306-319.e7, 2018
20) Lanjakornsiripan D, et al：Nat Commun, 9：1623, 2018

＜著者プロフィール＞

長井　淳：2015年，早稲田大学生命医科学専攻修了．博士課程では，軸索ガイダンス分子の神経回路の発生・再生における役割を研究．神経回路の構成素子として未知の機能が多いアストロサイトに興味をもち，'16年〜現在，カリフォルニア大学ロサンゼルス校医学部Baljit Khakh研究室に留学（ポスドク）．アストロサイトの必要十分性を多階層的に解析し，神経・精神疾患の予防・治療・診断に貢献することが目標．

第4章　グリア―神経の機能連関

5. オリゴデンドロサイトによる軸索伝導とシナプス機能の促進

山崎良彦

> 脳機能発現におけるオリゴデンドロサイトの関与が注目されている．オリゴデンドロサイトは，跳躍伝導を可能にするという「広く認知された機能」に加え，神経活動に対する脱分極応答を始点とする機序により，軸索伝導をさらに促進させている．この伝導促進は，学習の成立に関連する白質可塑性に含まれると考えられる．本稿では，オリゴデンドロサイトが生理的レベルの脱分極によってどのように軸索伝導を促進するのか概説する．そして，その促進効果の機能的意義として，出力先シナプスでの機能変化を紹介する．

はじめに

　神経系の活動は，外界情報の知覚・反射的筋運動のような基本的機能から，学習・記憶といった複雑な高次機能まで，すべて活動電位が伝播することによって営まれている．そして，種々の情報は，個々のニューロンにおける活動電位の発火頻度や，特定のニューロン群において発火するニューロンの配置やニューロン数によって符号化（coding）される．ニューロンで発生した活動電位は神経軸索を伝導して軸索末端に到達し，シナプス伝達に様式を変えて標的細胞に情報を伝える．シナプス伝達がダイナミックに変化しうる様式であり，ここでの変化は，学習・記憶の成立の基盤になったり，その異常が精神神経疾患の原因になったりする．それに対し，活動電位の軸索伝導では，その振幅に変化を示さず，各軸索の伝導速度は軸索の直径や髄鞘の有無に依存してほぼ一定の値を示すと考えられてきた．しかし，最近では伝導速度も状況に応じて変化しうることが示され，神経機能発現における軸索伝導の役割が見直されている．そして，その変化の制御には，特に有髄線維においては，中枢神経系で髄鞘を形成するオリゴデンドロサイトが「跳躍伝導を可能にすることとは異なる仕法で」関与することが明らかになってきた．オリゴデンドロサイトは，神経活動の精緻な時間的調節に貢献し，さらに有髄線維における軸索伝導の可塑的変化において主たる役割を果たしている．脳高次機能の発現にとって重要とされる脳白質の機能的可塑性の機序には，オリゴデンドロサイトを介した軸索伝導の修飾が含まれている．本稿では，電気生理学的記録およびオプトジェネティクスによって新たに解明されてきたオリゴデンドロサイトの脱分極による軸索伝導促進効果について概説し，さらにその機能的意義に関する最近の知見を，出力先シナプスでの

[略語]
EPSC：excitatory postsynaptic current
LTP：long-term potentiation

Facilitative effects of oligodendrocyte depolarization on nerve conduction and synaptic function
Yoshihiko Yamazaki：Department of Physiology, Yamagata University School of Medicine（山形大学医学部生理学講座）

変化に着目して述べる.

1 オリゴデンドロサイトの脱分極

オリゴデンドロサイトが関与する有髄線維の軸索伝導の修飾は，軸索とオリゴデンドロサイトの相互作用のうち，オリゴデンドロサイトから軸索に向かう作用である．新たにわかってきたその修飾効果は，オリゴデンドロサイトが脱分極することによって発揮されるが，その脱分極は神経活動によって生じる．オリゴデンドロサイトの神経活動に対する応答についてはこれまでにも詳述されているが，ここでは実際どの程度の脱分極がみられるのか記述してみたい.

髄鞘を形成している成熟オリゴデンドロサイトの静止膜電位は，$-60 \sim -86 \, mV$程度という報告がある[1)2)]．われわれの実験条件では，ニューロン（海馬錐体細胞，約$-60 \, mV$）とアストロサイト（海馬放線層，約$-80 \sim -85 \, mV$）との間（約$-70 \sim -75 \, mV$）であることが多い．オリゴデンドロサイトは，自身に発現している神経伝達物質受容体の活性化や細胞外K^+濃度の増加により脱分極する．マウス脊髄からの培養オリゴデンドロサイトでは，$1 \, mM$のグルタミン酸あるいはGABAの投与により，それぞれ$2 \sim 5 \, mV$，$2 \sim 8 \, mV$の脱分極が観察される[3)4)]．当初，GABAによる脱分極は間接的な効果と考えられていたが，後にマウス視神経のオリゴデンドロサイトにおいて直接的な作用であることが確かめられた[5)]．オリゴデンドロサイトではCl^-トランスポーターの高い活性により細胞内のCl^-濃度が細胞外よりも高くなっているため，GABA投与でも脱分極すると考えられている．他の報告では，ホールセル記録の膜電位固定法を用いて神経伝達物質受容体の活性化による電流反応を測定しているものが多く，脱分極の大きさを直接示したものはほとんどない．そこで，必ずしも正確であるとはいえないが，電流反応の大きさとそれらの報告でともに示されている入力抵抗値から電位変化を算出してみると，脳梁のオリゴデンドロサイトでは，グルタミン酸，NMDA，およびカイニン酸の投与によって，約$4 \sim 10 \, mV$の脱分極が生じると推定される．生理的条件下での神経活動による脱分極をみてみると，ラット海馬の放線層にあるオリゴデンドロサイトでは，Schaffer

側枝の単発電気刺激により，$1 \sim 4 \, mV$の脱分極が生じる．これは，K^+チャネル阻害薬の1つであるBa^{2+}に感受性を示す[6)]．海馬白板は白質に分類されるが，グルタミン作動性およびGABA作動性線維が分布しており，海馬白板の神経線維を刺激すると，これらの神経伝達物資の放出，さらには神経活動に伴う細胞外K^+濃度の増加が起こる．海馬細胞の発火パターンを模した刺激（シータバースト刺激）により，マウス海馬白板のオリゴデンドロサイトでは$15 \, mV$程度の脱分極が生じ，そしてこの脱分極は数十秒間にわたって持続する[7)].

2 オリゴデンドロサイト脱分極による軸索伝導制御

有髄線維における軸索伝導は考えられてきた以上に変化しうるものであり，その機能にも多くのレパートリーがあると予想される．軸索伝導の性質は，軸索の直径や内部抵抗，絞輪部の面積や静電容量，絞輪間距離や髄鞘の膜容量といった要素によって規定されるが，有髄部分（絞輪間部）と無髄部分（主に絞輪部）の軸索方向についての分布をみてみると，1本の有髄線維でも一様ではないという報告がある[8)]．絞輪部の長さはほぼ一定であるという報告もあるが[9)]，構造からも有髄線維の機能的な多様性が示唆される.

オリゴデンドロサイト脱分極による軸索伝導促進効果は，主に海馬白板で検討されている（**図1A**）．海馬白板のオリゴデンドロサイトは海馬CA1領域の錐体細胞の軸索に髄鞘を形成しているが，この軸索の多くは細胞体を出ると白板に入り，そこで二方向に分岐する．一方は海馬采に向かい，やがては脳弓を形成し海馬外のさまざまな脳領域に投射する（**図1B**）．これまでの，ホールセル記録用電極を通じての脱分極や，オリゴデンドロサイトに選択的に発現させたチャネルロドプシン2（ChR2，青色光照射で発現細胞は脱分極する）（**図1C**）の活性化による脱分極の効果の検討では，この方向に向かう軸索が対象とされてきた[7)10)11)]．もう一方はCA1領域に隣接する海馬台に投射する軸索であるが（**図1B**），同じChR2発現マウスを用いた検討により，海馬台へ投射する軸索でも同様の促進効果が観察された[12)]．この促進効果には，2つの異なる機序が

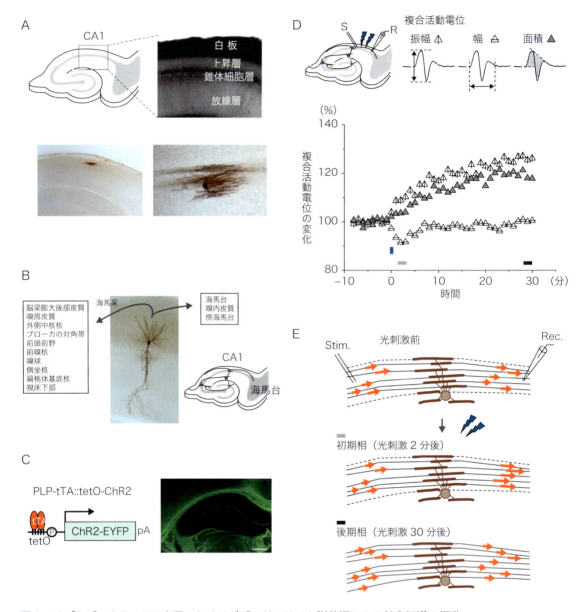

図1　オプトジェネティクスを用いたオリゴデンドロサイト脱分極による軸索伝導の促進
A）海馬CA1領域の層構造および白板におけるオリゴデンドロサイトの位置と染色像．B）海馬CA1錐体細胞の軸索の走行と投射先．C）オリゴデンドロサイト選択的なチャネルロドプシン2（ChR2）の発現システムとChR2に結合させたEYFPの蛍光像．スケールバー＝500μm．D）オリゴデンドロサイト脱分極によって誘導される複合活動電位の振幅，幅，面積の時間的変化．青線は光刺激のタイミングを示す．灰色線は初期相の，黒線は後期相の期間を示す．E）オリゴデンドロサイト脱分極による軸索伝導の促進効果の機序を示した模式図．赤矢印の長さは伝導速度を示している．Cは文献12より引用．

含まれている．1つは，光刺激によるオリゴデンドロサイトの脱分極直後にはじまって数分間持続する変化（初期相），もう1つは光刺激の数分後から生じ，20〜30分後にプラトーに達する変化（後期相）である（**図1D**）．初期相では，海馬白板で刺激・記録した複合活動電位の振幅が増加するのに対し，幅（複数の活動電位が伝導するタイミングを反映）は減少，面積（発火した軸索の数を反映）は不変であったことから，刺激

部位で発生した複数の活動電位が同期して記録部位に到達するようになったと考えられる（**図1E**）．これは，それぞれの軸索を伝導する活動電位の速度が速くなっていることによる．これに対し，後期相では，複合活動電位の振幅と面積が増加するが，幅は不変であった．これは，伝導速度は速くなっていないが，活動電位を発生した軸索数が増加したことを反映している（**図1E**）．軸索の興奮性が増加（発火閾値が低下）するためと考えられる．

3 オリゴデンドロサイト脱分極によるシナプス機能の修飾

このようなオリゴデンドロサイト脱分極による軸索伝導促進は，神経回路網レベルでみた場合，どのような意味をもつのだろうか？軸索の興奮性と伝導速度の変化はシナプス伝達に影響を与える．そして，先述の通りCA1領域の錐体細胞の軸索は海馬台に投射しており，豊富な線維結合をもつことが知られている．そのため，オリゴデンドロサイト脱分極による機能的意義を調べるために，CA1ニューロンと海馬台ニューロン間のシナプスに着目した．CA1-海馬台の線維結合は特徴的であり，それぞれの近位部，中間部，遠位部が規則的な連絡をしている．すなわち，CA1遠位部のニューロンは海馬台近位部のニューロンに，CA1近位部のものは海馬台遠位部に投射しており，そしてそれぞれの中間部同士が連絡している[13]（**図2A**）．また，海馬台の主細胞は錐体細胞であるが，発火パターンにより，regular firing cellとbursting cellの2種類に分類される[14]．このため，海馬台錐体細胞で記録されたシナプス反応に対するオリゴデンドロサイト脱分極の効果を，海馬台の部位別および細胞タイプ別に検討した．ChR2発現マウスを用いてそれぞれの錐体細胞からホールセル記録を行い，入力線維（CA1錐体細胞の軸索）を電気刺激して興奮性シナプス後電流（excitatory postsynaptic current：EPSC）を記録し，光刺激後のEPSC振幅の変化を調べた（**図2B，C**）．先述の複合活動電位変化と同様に，光刺激後の初期相，後期相で検討したところ，regular firing cellでは海馬台のいずれの部位でも有意な変化がみられなかったのに対し，bursting cellでは海馬台近位部では変化がなかっ

たが，中間部と遠位部では初期相・後期相の両方で有意な増加がみられた（**図2D**）．これらのことは，出力先シナプスの応答に対するオリゴデンドロサイト脱分極の促進効果が海馬台の部位および細胞タイプに依存することを示している．

部位特異性については，単一軸索レベルでの検討により，CA1近位部に位置する錐体細胞の軸索（海馬台遠位部に投射）では促進効果が観察されるのに対し，CA1遠位部の錐体細胞の軸索（海馬台近位部に投射）では効果がみられないことがわかっている[12]．海馬台のそれぞれの部位に投射する軸索の性質，特に髄鞘の性質が異なっていることが理由の1つとしてあげられる．実際，CA1近位部の軸索と遠位部の軸索とでは伝導速度に違いがみられており，髄鞘の層数，絞輪間の長さ，静電容量などの髄鞘の特性がこれらの部位で異なっていると考えられる．細胞タイプ特異性については，その理由は不明であるが，学習・記憶の細胞レベルでの機序として知られているシナプス長期増強（long-term potentiation：LTP）の誘導メカニズムが，regular firing cellとbursting cellで異なっていることが報告されており[15]，このような差異が関係しているのかもしれない．

シナプス反応に変化がみられた場合，変化の責任部位がシナプス前あるいは後どちらにあるのか検討するために，入力線維を短い間隔で2発刺激（ペア刺激）し，その比（ペアパルス比）の変化を調べる（一般的に，神経伝達物質の放出が増加して反応が大きくなった場合ペアパルス比は減少するのに対し，シナプス後の変化だけでは，ペアパルス比は変わらないとされる）．光刺激によってEPSCが増大したbursting cellにおいて検討したところ，初期相ではペアパルス比に変化がみられないが，後期相では増大していた（**図2E**）．オリゴデンドロサイトはシナプスと直接の構造的関係をもたないので，脱分極効果がシナプス後要素に直接作用するとは考えにくい．今回のEPSCとペアパルス比の変化は先述の一般的な機序では説明できず，以下のように起こっていると考えられる．初期相では，EPSCは増大，ペアパルス比は不変，複合活動電位は同期化して伝導していることから，シナプス反応の時間的加重が増大し，その結果，EPSCが増大する（**図2F**）．その際，個々のシナプス終末から放出されるグルタミン

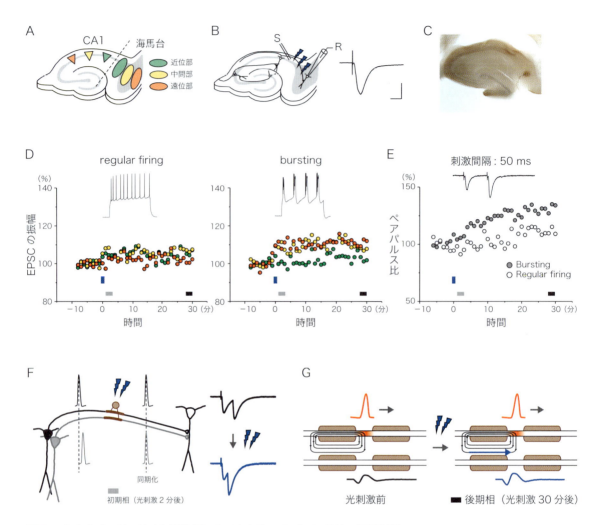

図2 オリゴデンドロサイト脱分極による出力先シナプスにおける伝達促進
A）海馬CA1領域と海馬台間の線維結合．B）海馬台錐体細胞からのホールセル記録によるEPSCの記録．スケール：50 ms，100 pA．C）記録電極から注入したバイオサイチンによる海馬台錐体細胞の染色像．D）オリゴデンドロサイト脱分極によって誘導されるEPSC振幅の時間的変化．E）オリゴデンドロサイト脱分極によって誘導されるEPSCのペアパルス比の変化．F）促進効果の初期相における機序の模式図．活動電位の同期化により，EPSCの時間的加重が増大する．G）ephaptic interactionの模式図と促進効果の後期相における機序の概念図．A〜Eは文献12より引用．

酸量に変化はない．これに対し，後期相では，EPSC・ペアパルス比とも増大しており，さらに複合活動電位増強の後期成分と同様の時間経過を示していることから，軸索興奮性の増加によりペアパルス比が増大したと考えられる．軸索興奮性とペアパルス比増大との関連については，ephaptic interactionとその変容が関与すると考えられる[12]．ephapseは典型的なシナプスを形成せずに2つの神経突起が接触する部位であり，ephaptic interactionの1つの形は，ある軸索での活動電位が近傍の軸索に電気的な影響を与えその軸索の興奮性を変化させるというものである．ephaptic interactionは，通常は無髄線維でみられるものであるが，有髄線維でも起こりうることが示唆されている[16]．オリゴデンドロサイト脱分極がephaptic interactionを促進し，ペアパルス比の増大に関与している可能性がある（**図2G**）．

4 オリゴデンドロサイト膜電位変化によるLTP誘導への効果

　海馬台の中間部および遠位部 bursting cell でみられたオリゴデンドロサイト脱分極による EPSC 増大の初期相は，軸索伝導の同期化によりシナプス反応の時間的加重が促進した結果であった．すると，連合性・共同性という性質をもつ LTP 誘導にもオリゴデンドロサイト脱分極が影響する可能性がある．そこで，LTP 誘導の条件刺激を与えている間にオリゴデンドロサイトを光刺激で脱分極させ，その効果を検討した．海馬台中間部あるいは遠位部の bursting cell から前段と同様に EPSC を記録し，LTP 誘導のためのシータバースト刺激を入力線維に15回あるいは20回与えた（図3A）．光刺激なしの場合，15バーストでは LTP は誘導されなかったが，20バーストでは有意な LTP が誘導された（図3B）．次に，オリゴデンドロサイトを脱分極させるための光刺激をしてから3分後（初期相，軸索伝導の同調作用が起こっている時期）にシータバースト刺激を与えると，15バーストでも有意な LTP が誘導された（図3C）．オリゴデンドロサイトの脱分極により，LTP 誘導の閾値が低下したことを示している．シータバースト刺激が効果的に LTP を誘導する機序として，一連のシータバースト刺激の間に，初期のバーストによりシナプス後ニューロンの興奮性が増大し，後続のバースト刺激においてシナプス後ニューロンのグルタミン酸に対する感受性が増大することがあげられている[17]．このような有効性に加えて，軸索伝導を同調させるオリゴデンドロサイト脱分極が，さらに効率よく LTP を誘導させたと考えられる．そうすると，先述の通りシータバースト刺激はオリゴデンドロサイトを強く脱分極させるので，シータバースト刺激自体が軸索伝導を同期化させる可能性がある．すると，シータバースト刺激中のオリゴデンドロサイト脱分極を逆に抑制すれば，今度は LTP 誘導が抑制されると予想される．このことを検証するために，オリゴデンドロサイト選択的にアーキロドプシン（ArchT，黄緑色光照射で発現細胞は過分極する）を発現させたマウスを作製した．しかし，通常餌の飼育では3週齢で顕著な shivering と髄鞘形成不全を示し，これは発達期での ArchT 発現が毒性作用を示すためと考えられた．そのため，生後4週まで

はドキシサイクリンを投与して ArchT が発現しないように操作し，その後通常餌を与え ArchT 発現が開始されるように設定した（図3D）．2週間後（生後6週）では，十分量の ArchT が発現し，さらに髄鞘形成や個体表現型にも影響が生じないことを確認したうえで，LTP 誘導を行った．シータバースト刺激中に光照射してオリゴデンドロサイトの脱分極を抑制すると，20バーストで誘導される LTP の大きさが有意に減少していた．以上の結果から，シータバースト刺激によるオリゴデンドロサイト脱分極が軸索伝導を同期させ，シータバースト刺激による効果的な LTP 誘導に寄与していることが示唆された（図3F）．

5 オリゴデンドロサイトによる神経回路の修飾

　神経回路におけるオリゴデンドロサイトの機能を考察するとき，あるオリゴデンドロサイトはどのような軸索群に髄鞘を形成しているのかということが重要になる．これに関して，「oligodendrocyte bound axonal bale」（1つのオリゴデンドロサイトとそれによって髄鞘を形成されている軸索の集団を示す）[18] という用語が使われている．これまでは，あるオリゴデンドロサイトによって「梱包化」されている軸索群は機能的に関連しているのか，あるいは，オリゴデンドロサイトは単に自身の近傍を走行する軸索群を梱包化しているのか不明であった．しかし，最近になって，脳梁の一部のオリゴデンドロサイトは，特定の役割をもつニューロンの軸索を選別して優先的に髄鞘形成していることが明らかになった[19]．先述の通り，オリゴデンドロサイトは細胞タイプ特異的にシナプス機能を促進しているため，regular firing cell と bursting cell に投射する軸索群はそれぞれ異なるオリゴデンドロサイトによって髄鞘を形成されており（図4A），そして，各軸索群を梱包化しているオリゴデンドロサイトの性質も異なっている可能性がある．

　オリゴデンドロサイトの脱分極は，自身が関与する神経回路のニューロンがどのくらい興奮しているかに依存し，そして，オリゴデンドロサイトはニューロンの興奮に応答してゆっくりとそして長く脱分極するので，神経回路の活性化の痕跡はオリゴデンドロサイト

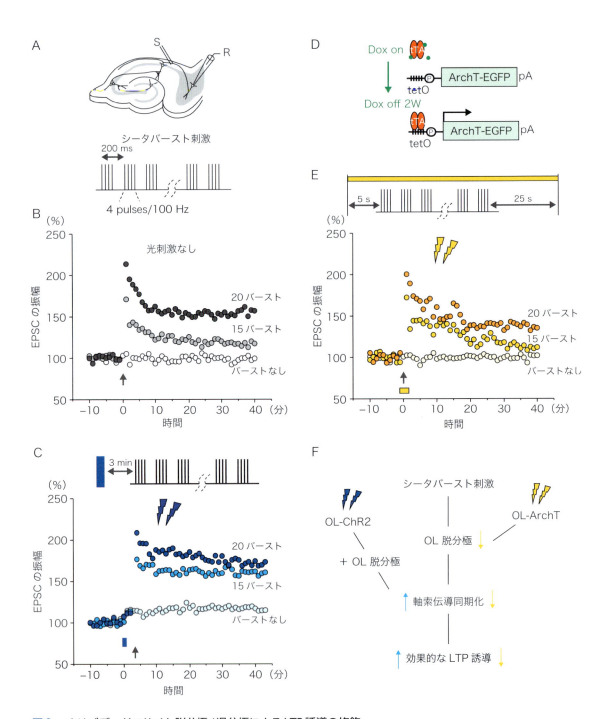

図3 オリゴデンドロサイト脱分極／過分極によるLTP誘導の修飾
A) LTP誘導のための記録と刺激プロトコール（シータバースト刺激）．B) 海馬台bursting cellにおけるLTP誘導（光刺激なし）．C) オリゴデンドロサイト脱分極によるLTP誘導に対する促進効果．D) オリゴデンドロサイト選択的なアーキロドプシン（ArchT）の発現．E) シータバースト刺激中のオリゴデンドロサイト脱分極抑制によるLTP誘導に対する抑制効果．F) シータバースト刺激によるLTP誘導機序における軸索伝導同期化の役割を示したチャート図．OL：オリゴデンドロサイト．A〜Eは文献12より引用．

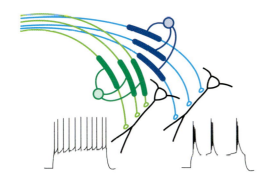

図4　神経回路におけるオリゴデンドロサイトの役割
A）海馬台のregular firing cellとbursting cellに投射する軸索は，別々のオリゴデンドロサイトによって髄鞘形成されている可能性を示した模式図．B）オリゴデンドロサイト脱分極を介したフィードバック機構を示した模式図．
Aは文献12より引用．

の脱分極として一定時間保持されるといえる．このことは，オリゴデンドロサイトは自身を強く脱分極させた神経回路を，さらに活性化させることを示唆する（**図4B**）．オリゴデンドロサイト脱分極の効果の初期相（数分間）では伝導速度が速くなっているため，情報処理のさらなる高速化と同期化によるシナプス機能促進が生じている．また，後期相（3時間以上続く）では，伝導速度は速くなってはいないものの，軸索の興奮性が増加している．これは，「神経回路の活性化－オリゴデンドロサイトを介するその神経回路のさらなる活性化というポジティブフィードバック」が，次のイベントでより起こりやすくなるような状況を形成していると考えられる．

おわりに

オリゴデンドロサイトの脱分極による，有髄線維における伝導速度のさらなる高速化，軸索興奮性の増加，そしてそれらが出力先でどのようにシナプス機能を促進するかについて論じてきた．しかし，そのダイナミクスさを維持するためには，軸索伝導を何らかの機序で抑制することも必要である．すなわち，シナプス可塑性における脱増強（depotentiation）のような活動依存的な変化の存在，あるいは神経伝達物質や神経修飾物質による抑制性作用の存在が考えられ，それらの解明が期待される．また，オリゴデンドロサイトおよびその系譜にある細胞では，発現・機能する分子が生後発達時期によって大きく変化することが知られている．オリゴデンドロサイト脱分極の効果に関与する分子も生後日数によってその発現が顕著に異なるのか，今回みてきたような変化が幼弱な動物あるいは老齢の動物ではどうなるのか，個体レベルではどのようなオリゴデンドロサイト操作が可能で，それらによりどのような機能的変化がみられるのか，いずれも今後の展開において興味深いテーマである．

文献

1) Battefeld A, et al：Nat Commun, 7：11298, 2016
2) Káradóttir R, et al：Nature, 438：1162-1166, 2005
3) Kettenmann H, et al：Neurosci Lett, 47：271-276, 1984
4) Gilbert P, et al：J Neurosci, 4：561-569, 1984
5) Butt AM & Tutton M：Neurosci Lett, 146：108-110, 1992
6) Zhou W, et al：Biochem Biophys Res Commun, 352：598-602, 2007
7) Yamazaki Y, et al：Glia, 62：1299-1312, 2014
8) Tomassy GS, et al：Science, 344：319-324, 2014
9) Arancibia-Cárcamo IL, et al：Elife, 6：doi:10.7554/eLife.23329, 2017
10) Yamazaki Y, et al：Neuron Glia Biol, 3：325-334, 2007
11) Yamazaki Y, et al：Neuroscientist, 16：11-18, 2010
12) Yamazaki Y, et al：J Neurosci, 39：4036-4050, 2019
13) Amaral DG, et al：Hippocampus, 1：415-435, 1991
14) Wozny C, et al：J Physiol, 586：2725-2734, 2008

15) Behr J, et al：Prog Neurobiol, 89：334-342, 2009
16) Debanne D, et al：Physiol Rev, 91：555-602, 2011
17) Larson J & Munkácsy E：Brain Res, 1621：38-50, 2015
18) de Hoz L & Simons M：Bioessays, 37：60-69, 2015
19) Osanai Y, et al：Glia, 65：93-105, 2017

＜著者プロフィール＞
山崎良彦：山形大学大学院医学系研究科にて博士号取得．カリフォルニア大学アーバイン校（澄川勝美研究室）に留学．大学院・ポスドク時代に行ったシナプス可塑性・ニコチン作用研究で得た経験をもとに，オリゴデンドロサイトのまだ知られていない機能に迫っていきたい．

第4章　グリア—神経の機能連関

6. オリゴデンドロサイト−軸索相互作用による脳機能発現
—神経軸索に依存した選択的な髄鞘形成

清水健史，池中一裕

> オリゴデンドロサイトは神経軸索をとり巻く単なる絶縁性の鞘と認識されていたが，ニューロンと相互作用することにより脳の高次機能を調節する作用が知られてきている．オリゴデンドロサイトは外界からの刺激や神経軸索の活動に応答して髄鞘の再編成（リモデリング）を行い，運動学習や社会性行動に寄与していると考えられるようになった．また神経軸索の電気的活動に応答して，オリゴデンドロサイトによる髄鞘形成が促進されることも知られてきている．より使用頻度の高い神経軸索を選択してオリゴデンドロサイトが髄鞘を形成しているとすれば，活性の高いニューロンの神経伝導速度が上昇し，情報伝達の効率が亢進すると考えられる．

はじめに

中枢神経系に存在するオリゴデンドロサイト（以下OL）は，ニューロンに髄鞘（ミエリン）を形成し，活動電位の伝達速度を飛躍的に上昇させている．従来，OLは神経軸索をとり巻く単なる鞘と認識されていたが，ニューロンと相互作用することにより脳の高次機能を調節する作用が知られてきている．ジャグリングやピアノなどの運動学習を行うと白質（脳梁）の異方性が増加することが拡散テンソル画像（DTI）解析によって明らかになっている．また，覚醒マウスの大脳皮質運動野ニューロンの神経活動を光遺伝学的刺激によって亢進させると，オリゴデンドロサイト前駆細胞の増殖および分化したOLによる髄鞘形成が促進される．さらに，このニューロン活動依存的な髄鞘形成は，マウスの行動機能の改善と関連しており[1]，OLの分化を抑制したマウスでは運動学習が成立しないことが報告されている．これらの報告からOLは神経活動に応

[略語]
AAV：adeno-associated virus（アデノ随伴ウイルス）
BDNF：brain-derived neurotrophic factor（脳由来神経栄養因子）
CNV：copy number variant（コピー数多型）
LIF：leukemia inhibitory factor（白血病抑制因子）
MBP：myelin basic protein（ミエリン塩基性タンパク質）
OL：oligodendrocyte（オリゴデンドロサイト）

Oligodendrocyte-neuron interactions: preference of myelination depending on neuronal activity and subtype
Takeshi Shimizu[1] /Kazuhiro Ikenaka[2] : Department of Neurophysiology and Brain Science, Graduate School of Medical Sciences, Nagoya City University[1] /Division of Neurobiology and Bioinformatis, National Institute for Physiological Sciences[2]（名古屋市立大学大学院医学研究科脳神経生理学分野[1] / 自然科学研究機構生理学研究所分子神経生理研究部門[2]）

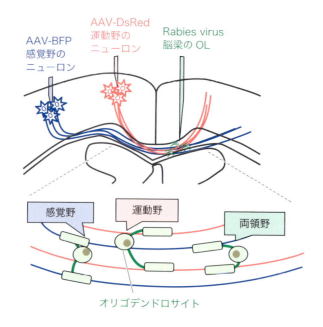

図1　ニューロンのサブタイプに依存した軸索選択的な髄鞘形成
弱毒化した狂犬病ウイルスを脳梁に注入するとOLを適度な密度で蛍光標識できることを見出した．アデノ随伴ウイルス（AAV）による大脳皮質ニューロンの標識と組合わせることにより，OLがどの領野から投射している軸索に対し髄鞘形成しているかを観察できる．解析の結果，ある一群のOLは，大脳皮質の運動野，もしくは感覚野から投射する神経軸索の一方を優先的に髄鞘形成していることが明らかになった．

答して髄鞘の再編成（リモデリング）を行い，運動学習の成立に寄与していると考えられる．また，離乳直後の若齢マウスを一匹飼いして社会的に孤立させると行動異常が引き起こされるが，これらのマウスでは，大脳皮質前頭前野の髄鞘形成の異常が観察されている[2)3)]．逆に，OLによる髄鞘形成を促進する薬剤を投与することにより前頭前野の髄鞘形成の改善が促され，社会的に孤立したマウスの行動異常を寛解させることがわかっている[4)]．これらの研究から，OLによる髄鞘のリモデリングが，運動学習や社会性行動にかかわっていることが明らかになった．さらに，ゼブラフィッシュの体の透明度を利用した最近の研究では，OLが活性の低い軸索よりも活性の高い軸索を優先的に髄鞘形成することが明らかになった[5)～7)]．OLが神経活動の強弱に応じて髄鞘形成する神経軸索を選択しているとすれば，より使用頻度の高いニューロンの神経伝導速度が上昇し，情報伝達の効率が亢進すると考えられる．このことから，OLは永続性のある絶縁性の単なる鞘ではなく，外界からの刺激，もしくは神経軸索の活性に応じて，可塑的にミエリンのリモデリングを行う．ミエリンの再編成を行うことにより，神経情報の伝導を調整し，脳高次機能の発現に寄与すると考えられるようになった．

1 ニューロンのサブタイプに依存した軸索選択的な髄鞘形成

　OLは，ミエリン形成後もニューロンの活動電位の伝導速度を調節していることが明らかとなり（第4章-5参照）[8)]，また1つのOLは複数の軸索に対してミエリンを形成することから，OLがニューロン間の情報伝達を仲介，調節している可能性が考えられている．われわれはこれらの疑問にアプローチする第一歩として，マウス脳内の個々のOLによるミエリン形成様式の詳細な解析を試みた．そしてわれわれは，GFP標識した弱毒化狂犬病ウイルスをマウス脳梁に注入することにより個々のOLの形態を蛍光標識することに成功した（**図1**）．一方，DsRed2およびBFP標識したアデノ随伴ウイルス（AAV）をマウス脳内にそれぞれインジェクションして，異なった領域のニューロンを赤色と青

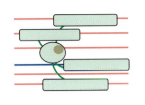 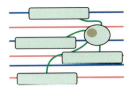 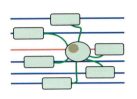

活性が高い軸索　　両タイプの軸索が同等に　　活動低下した軸索
が多い微小環境　　　混在している微小環境　　が多い微小環境

――― 活性が高い軸索
――― 活動の低下した軸索

図2　神経活動に依存した髄鞘形成とその構造変化
活動低下した神経軸索が，通常どおり活動している神経軸索と混在していても，単一のOLは，それらの活動低下した神経軸索を忌避することはなく，両者を同等の効率で髄鞘形成することがわかった．一方で，個々のOLの近傍に活動低下した軸索が多い微小環境下では，髄鞘のインターノードの長さが減少することがわかった．

色の蛍光で別々に標識した．これらDsRed2およびBFP標識したアデノ随伴ウイルス（AAV）と，狂犬病ウイルスを用いた3重標識法によりOL-神経軸索間の相互作用を詳細に解析できる新規の手法を開発した．そして，大脳皮質の運動野と感覚野から投射するサブタイプの異なる特定の神経軸索に対して，OLが選択的に髄鞘形成を行うかどうかを検討した．その結果，大脳皮質の運動野と感覚野の異なる領野から投射する神経軸索に対して，多くのOLは同等の効率で髄鞘を形成していた．その一方で，ある一群のOLは，大脳皮質の運動野，もしくは感覚野から投射する神経軸索の一方を優先的に髄鞘形成していることが明らかになった[9]．このことから，OLは，ニューロンのサブタイプに依存して軸索を選別して髄鞘形成している可能性が示唆された．

2 神経活動に依存した髄鞘形成

神経軸索の電気的活動に応答して，OLによる髄鞘形成が促進されることも知られてきている．活動依存的な髄鞘形成に関する最初の研究は，視神経の髄鞘形成で行われた．すなわち，暗所で飼育されたマウスは，視神経の軸索への髄鞘形成が低下することが報告された[10]．神経細胞とOLの共培養を利用した in vitro の研究は，神経細胞の電気的活動に依存した髄鞘形成のメカニズムの一端を明らかにした．石橋らは，髄鞘形成，アストロサイト，および神経軸索の電気的活性の三者間の連関を報告している．すなわち，活動的な軸索から放出されたATPに応答したアストロサイトが，サイトカインの1つである白血病抑制因子（leukemia inhibitory factor：LIF）を産生し，そのLIFは髄鞘形成を促進する[11]．また，和氣らはマウス後根神経節ニューロンの神経シナプスから放出されるグルタミン酸がミエリン形成を促進することを報告した．その際，主要ミエリン構成タンパク質であるミエリン塩基性タンパク質（myelin basic protein：MBP）の細胞内の局所合成の増加に依存することが見出された（第4章-7参照）[12]．さらに，シナプス小胞から分泌されたグルタミン酸に依存した髄鞘形成にはニューレグリンとbrain derived neurotrophic factor（BDNF）が必須の因子であることが報告されている[13]．ゼブラフィッシュの生体内においても，神経細胞活性は単一OLによる髄鞘形成を調節することが報告されている．Menschらは，シナプス小胞の放出を遮断することによって個々のOLによって形成されるミエリン鞘の数が減少することを見出した．逆に，神経細胞を刺激すると，これらOLによるミエリン鞘の増加が誘導された[14]．

しかしながら従来の研究は，多数の神経軸索の活動を全か無かの状態へ極端に変化させたり，特定のサブタイプの神経軸索のみの活動を人工的に活性化させたりして，マクロな操作と視点で研究が行われてきた．個々のOLの近傍に通常の軸索と神経活動の低い神経軸索とが混在している環境下で，単一のOLが神経活

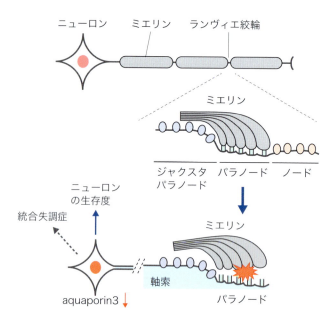

図3　パラノードの異常に応答したニューロンにおけるaquaporin3発現変化とその作用
パラノードの異常に応答したニューロンにおけるaquaporin3発現の減少は，ニューロンに対して神経保護作用を及ぼすことが示唆された．CNV解析を行った結果，統合失調症患者のサンプルではaquaporin3のCNV重複が認められた．パラノード異常と統合失調症との間に関連があることが報告されていることから，パラノードの破綻によるaquaporin3の発現変化，神経保護作用，統合失調症との関連が示唆された．

動に依存して軸索に対する選択性を発現するかどうかはいまだ解析されていない．そこでわれわれは，通常の軸索と神経活動の低い神経軸索とが混在している微小環境下で，個々のOLが通常の軸索に対して優先的に髄鞘形成するかどうかに興味をもった．マウスの口ひげ除去による大脳皮質感覚野の活動低下，およびマウスの眼瞼縫合による視神経の活動低下を誘起する系を確立し，個々のOLによる髄鞘形成が，神経活動に依存して変化するかどうかを調べた．外界からの感覚刺激を低下させたこれら2種類の生体マウス脳に対して，われわれが新規に開発したOL-神経軸索間の3重蛍光標識法を適用した．その結果，マウスの口ひげ除去によって活動低下した大脳皮質感覚野の神経軸索や，もしくは眼瞼縫合によって活動低下した視神経の神経軸索が，通常どおり活動している神経軸索と混在していても，単一のOLのレベルでは，それらの活動低下した神経軸索を忌避することはなく，両者を同等の効率で髄鞘形成することがわかった（図2）．一方で，個々のOLの近傍に活動低下した軸索が多い微小環境下では，髄鞘のインターノード※1の長さが減少するこ

とを見出した．これらの結果から，感覚刺激の減少による神経活動の低下に対しては，個々のOLによる髄鞘形成効率には変化がないものの，ミエリンの構造が可塑的に変化することが明らかになった[15]．

3 ミエリンのパラノード異常によるニューロンへの影響

ミエリンは神経細胞の生存に寄与することがわかってきた．これはミエリンから神経軸索への乳酸トランスポーターを介した乳酸の輸送に伴うミトコンドリアATP合成の代謝調節に起因する．一方，ミエリンのパラノード※1部位では，パラノーダルジャンクションが

> ※1　パラノード／インターノード
> ランヴィエ絞輪の両端にはパラノード（paranode）とよばれる構造が隣接する．パラノードの両遠部には，ジャクスタパラノード（juxtaparanode）があり，さらにその両遠部がインターノード（internode）である．パラノードには，神経軸索側にcaspr，contactin，ミエリン側にneurofascin 155などの接着分子が局在する．

形成され，髄鞘と軸索が緊密な相互作用を行い，さまざまな神経機能を調節する．今までに，パラノード形成が軸索上の機能ドメインの集積に寄与することや[16]，軸索輸送の恒常性維持に重要であることが明らかになってきた[17]．また，パラノード破綻により髄鞘と軸索との間に酸化ストレス等が惹起され炎症を招くことが報告されている[18]．一方で，多発性硬化症などの脱髄性疾患では，発症の最初期にパラノードの破綻が生じることが知られているものの，それらの破綻が神経細胞にどのような変化を及ぼすか，ほとんど理解されていない．

われわれはタモキシフェンを投与することにより，脳内で時期特異的にパラノード破綻を誘導できるconditional knockoutマウス（Neurofascin155 cKOマウス）を使用した．われわれは，このマウスに対して新たにマイクロアレイ解析を行い，パラノード破綻に応答してニューロン側で特異的に発現変動する遺伝子を複数個同定した．この結果から，パラノードの破綻が神経細胞の機能に影響する可能性が考えられた．われわれは同定した遺伝子のなかから，パラノード破綻に依存してニューロンで発現が減少するaquaporin[※2]に着目した．脱髄疾患モデルマウスの脱髄発症の最初期にパラノードの破綻が生じ，統合失調症様の行動異常が生じることが報告されている[19]．そこでわれわれは，名古屋大学医学部精神科の尾崎紀夫先生の研究室との共同研究によりcopy number variant（CNV）解析[※3]を行った結果，統合失調症患者のサンプルではaquaporin3遺伝子のCNV重複が認められた．この結果から，パラノードの破綻とaquaporin3の発現変化，統合失調症との関連が示唆された．次に，パラノード

※2 aquaporin

aquaporin（アクアポリン，AQP）は細胞膜に存在する膜孔（pore）をもったタンパク質である．水分子のみを選択的に通過させることができるため，細胞への水の取り込みを調節している．アクアポリン遺伝子に異常が生じると，いくつかの疾患が起こることがわかっている．

※3 CNV解析

コピー数多型（copy number variant：CNV）とは，ゲノムに生じた変異のうち，ゲノムDNAの配列のコピー数がスタンダードと異なるものを指す．コピー数多型は，対象群と比較して相対的にコピー数が多い場合と少ない場合があり，それぞれ重複，欠失とよばれる．CNVは，疾患に対する感受性や抵抗性に関係することが知られている．

が破綻したマウス生体内において，aquaporin3が神経細胞のストレス応答にかかわるかどうかを解析した．当該Neurofascin155 cKOマウスの大脳皮質運動野にaquaporin3を組込んだEGFP共発現アデノ随伴ウイルスを局所的にインジェクションした．大脳皮質の凍結切片を作製し，EGFPで標識された神経細胞における活性化型Caspase-3の変化を観察した．その結果，パラノード破綻を誘導したマウス脳内にaquaporin3を発現するアデノ随伴ウイルスを注入すると，ニューロンの細胞死が増加することがわかった（**図3**）[20]．この結果から，パラノードの異常に応答したニューロンにおけるaquaporin3発現の減少は，脱髄初期のニューロンに対して神経保護作用を及ぼすことが示唆された．すなわち，パラノード破綻に起因した細胞障害性ストレスに対してaquaporin3の発現低下が神経保護作用を呈する可能性が考えられた．

おわりに

この総説で述べてきたとおり，OLは単なる絶縁性の構造物ではなく，外界からの刺激，もしくは近傍の神経軸索の活動に応じて，可塑的にミエリンの再編成を行う．このようにミエリンのリモデリングを行うことにより，神経の活動をより高精度にチューニングしていると考えられる．また，OLは神経軸索を選別して髄鞘形成を行い，神経伝達速度を調節することによって，より積極的に脳高次機能の発現に寄与している可能性がある．また今回のわれわれの結果から，ミエリンに異常が生じ，パラノードが破綻するとニューロンがストレスを受け，遺伝子の発現変動が起こり，神経細胞の生存度にかかわることが明らかになった．今後は，OLがどのようなメカニズムで神経軸索を選別して髄鞘形成しているのかを明らかにしていく必要があるだろう．

文献

1) Gibson EM, et al：Science, 344：1252304, 2014
2) Makinodan M, et al：Science, 337：1357-1360, 2012
3) Liu J, et al：Nat Neurosci, 15：1621-1623, 2012
4) Liu J, et al：J Neurosci, 36：957-962, 2016
5) Hines JH, et al：Nat Neurosci, 18：683-689, 2015
6) Mensch S, et al：Nat Neurosci, 18：628-630, 2015

7) Koudelka S, et al：Curr Biol, 26：1447–1455, 2016
8) Yamazaki Y, et al：Neuroscientist, 16：11–18, 2010
9) Osanai Y, et al：Glia, 65：93–105, 2017
10) GYLLENSTEN L & MALMFORS T：J Embryol Exp Morphol, 11：255–266, 1963
11) Ishibashi T, et al：Neuron, 49：823–832, 2006
12) Wake H, et al：Science, 333：1647–1651, 2011
13) Lundgaard I, et al：PLoS Biol, 11：e1001743, 2013
14) Mensch S, et al：Nat Neurosci, 18：628–630, 2015
15) Osanai Y, et al：Glia, 66：2514–2525, 2018
16) Susuki K, et al：Neuron, 78：469–482, 2013
17) Ishibashi T, et al：J Neurosci Res, 93：19–27, 2015
18) Pillai AM, et al：J Neurosci Res, 87：1773–1793, 2009
19) Tanaka H, et al：J Neurosci, 29：8363–8371, 2009
20) Kunisawa K, et al：J Neurochem, 147：395–408, 2018

＜筆頭著者プロフィール＞

清水健史：博士課程で生理学研究所の池中一裕教授の研究室の門戸を叩いて以来，グリア細胞の研究に携わってきた．グリア細胞自体の性質，およびニューロン―グリア間の相互作用を解明することは，グリア細胞の異常による神経疾患や脳の高次機能を理解するうえできわめて重要だと考えている．今後のグリア研究のますますの発展を願っている．

第4章　グリア─神経の機能連関

7. 神経活動依存的な髄鞘化の障害がもたらす神経回路変容

加藤大輔，和氣弘明

超高齢化社会を迎え社会的生産性が低下しつつあるわが国において，生産性に悪影響を及ぼす神経・精神疾患は，患者および介護者への精神的負担かつ経済的な損失が大きいため，病態解明・治療法開発への社会的ニーズがきわめて高い．これまでの神経・精神疾患の基礎研究は，遺伝子改変マウスを用い遺伝的素因がもたらす神経細胞の特性変化に注目し，この変化が表現型としての高次脳機能障害・学習障害にどのような影響を与えるのかを行動実験で調べる研究が進められてきた．しかしながらこれらの表現型を神経回路活動に焦点を当て，遺伝子異常を神経回路活動の恒常性破綻の結果としての異常神経回路活動と結びつけ，その行動異常を検証する研究はいまだ少ない．白質は髄鞘化された軸索で構成され，脳の多領域間をつなぐケーブルとして機能する．そのうち髄鞘は神経伝導速度を制御することで，神経回路における情報処理の効率化に大きく貢献する．さらに，白質の構成成分である髄鞘には脳活動に依存した可塑的構造変化があり，この髄鞘の可塑性は学習や認知などの高次脳機能に必要不可欠であることが知られている．本稿では，神経活動依存的な髄鞘化に着目し，その破綻がもたらす学習障害の背景にある神経回路基盤に関する最近の知見を紹介する．

はじめに

　学習を効率的に行うには脳の柔軟な構造変化および機能的変化を要する．これを脳の可塑的変化とよび，主役と考えられてきた神経細胞の可塑的変化を学習・記憶などの高次脳機能と結びつける研究が精力的に進められてきた．しかし近年，これまで神経細胞の支持細胞と考えられてきたグリア細胞にも可塑的変化が存

[略語]
AAV：adeno-associated virus（アデノ随伴ウイルス）
G-CaMP：GFP-based calcium calmodulin probe
LIF：leukemia inhibitory factor

MBP：myelin basic protein
OPC：oligodendrocyte precursor cell（オリゴデンドロサイト前駆細胞）
PLP1：proteolipid protein 1

High spontaneous activity induced by disruption of activity-dependent myelination results in motor learning impairment
Daisuke Kato/Hiroaki Wake：Division of System Neuroscience, Kobe University Graduate School of Medicine（神戸大学大学院医学研究科システム生理学分野）

在し，積極的に脳の恒常性維持に寄与していることがわかってきた[1]～[4]．本稿では，グリア細胞のなかでもオリゴデンドロサイトとオリゴデンドロサイト前駆細胞（OPCs）の神経活動依存的な可塑的変化に注目する．髄鞘はOPCsが分化したオリゴデンドロサイトによって形成され，軸索周囲を層状に巻くことにより神経伝導速度を約50倍まで速めることができる[5]．そして，髄鞘化された軸索は脳の領野間を結ぶ白質を形成し神経伝導速度を緻密に制御することで，神経回路における情報処理の効率化を図っている[6]～[8]．このように白質は情報処理・学習過程に大きく貢献するにもかかわらず，神経細胞やシナプスが存在する灰白質に比べ，学習における可塑的変化についての議論はこれまでほとんどなされてこなかった．ところが近年のMRIを用いたヒトの研究により，学習や訓練などにより白質の信号強度が増強することが示され[9][10]，さらにマウスを用いた研究により運動学習に伴うMRIでの白質の信号変化は，髄鞘関連タンパク質の1つであるミエリン塩基性タンパク質の変化量と相関することも証明されたため[11]，神経活動依存的な白質の可塑的構造変化がたいへん注目されている．

1 神経活動依存的な OPCs の増殖・分化

OPCsはNG2やPdgfraなどの特異的な抗原を発現しており[12]，この抗原を利用したfate mapping実験により，OPCの起源は胎生期から生後にかけて時期により異なることが証明され[13]～[15]，さらに，成熟動物の中枢神経内にもOPCsが存在し，一部がオリゴデンドロサイトへ分化することも判明した[16]．また，OPCsは，海馬CA3領域[17]，小脳[18]，白質[19]などで神経軸索と機能的なシナプス様結合を形成する．このシナプス様結合にはグルタミン酸受容体やGABA受容体が存在しているため[19]，これらの受容体が活性化された結果膜電位が変化することで，電位依存性Ca^{2+}チャネルを介した細胞内Ca^{2+}濃度の変動が起こり，これがOPCsの増殖・分化に関与していることがわかった[20]．それに加え，神経軸索から放出されるATPがアストロサイトのLIF（leukemia inhibitory factor）の分泌を促し，LIFがOPCsの分化を促進することも示され

た[21]．このようにOPCsはダイナミックに増殖・分化が起こり，その機序として神経活動依存的な制御機構が存在しており[16]，例えば，眼球へのTTX投与により神経活動を抑制すると視神経でのOPCs増殖が抑制されること[22]，一方，電気刺激[23]や光刺激[24]により錐体細胞の神経活動を上昇させるとOPCsの増殖・分化が促進することが知られている．そして，脊髄後根神経節細胞とOPCsの共培養を用いた実験系により，この神経活動依存的なOPCsの突起における髄鞘化の分子メカニズムとして，軸索からの放出されたグルタミン酸によるOPCsの表面にある代謝型グルタミン酸受容体を介したFynキナーゼの活性化によって誘導されるミエリン塩基性タンパク質の局所発現が重要であることが証明された[25]．

2 神経活動依存的な髄鞘化 （図1）

オリゴデンドロサイトは単独の培養実験系でも経時的に髄鞘関連タンパク質を増加させ髄鞘様の構造を形成すること[26]，あるいは神経活動のないパラホルムアルデヒドで固定された軸索[27]や人工的なnanofiber[28]に対しても，OPCsは分化し髄鞘を形成することが示されており，必ずしも神経活動と髄鞘化を関連づけて捉える必要性はないという考えがある一方，眼球へのTTX投与により網膜の神経活動を低下させると髄鞘化された軸索のセグメント数が減少すること[29]や，末梢神経の連続的な活動電位の伝播により髄鞘径が増大すること[30]が報告されており，神経活動依存的に髄鞘の形態が変化することが示されている．さらに近年，ゼブラフィッシュを用いた*in vivo*での実験系により，神経活動依存的な髄鞘化を可視化することによって，軸索からの神経伝達物質の放出が髄鞘の形態維持に重要な役割を果たすこと[31]，また個々のオリゴデンドロサイトにおける髄鞘化された軸索のセグメント数を制御することも確認された[32]．このような神経活動依存的な髄鞘制御機構の存在は，髄鞘化された軸索とその標的である神経細胞によってつくり出される神経回路において状況に応じた正確な神経伝導速度の調節を可能とするため，その結果もたらされる標的細胞への同期的な神経活動の入力による情報処理の効率化は[8][33]，学習に大きく寄与すると考えられる．

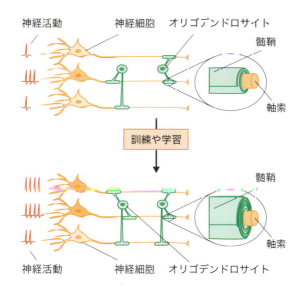

図1　神経活動依存的な髄鞘化
学習や訓練などの神経活動により軸索周囲をとり巻く髄鞘の形成が促進する．

3 白質および神経活動依存的な髄鞘化の障害に伴う学習障害

　白質または髄鞘化制御機構の障害は，学習障害や加齢性変化および認知機能障害患者でしばしば認められる現象である[34)〜37)]．例えば，認知機能低下患者では，頭部MRIの拡散テンソル画像で描出される白質の構造変化が病初期に認められる所見の1つとされている[38) 39)]．また，統合失調症患者においては，ゲノムワイド解析により髄鞘関連タンパク質の発現変化が報告されている[40)]．さらにマウスを用いた研究から，臨界期における社会的孤立性が社会性行動の責任領域と考えられる前頭前野内のオリゴデンドロサイトの成熟・髄鞘化を障害すること[35)]，およびオリゴデンドロサイトによる髄鞘形成に必要な転写因子の1つであるmyelin regulatory factor遺伝子の欠損によるOPCs分化の阻害が，運動学習障害を引き起こすことも判明した[24) 37)]．これらの事実は，神経活動依存的な髄鞘制御機構とその機能破綻による神経・精神疾患の学習障害およびその背景にある神経回路基盤について考察する必要性が増していることを意味すると考えられる[2)]．

4 神経活動依存的な髄鞘化の障害に伴う学習障害の背景にある神経回路基盤

　しかしながらこれまで，アルツハイマー病(AD)[41)]，脆弱X症候群[42)]，Rett症候群[43)]などの神経・精神疾患のモデルマウスでは，抑制性神経細胞の機能障害に起因する異常な神経細胞の活動が示唆されているが，髄鞘化が障害されたマウスにおける神経細胞の活動変化は全くわかっていない．それどころか，髄鞘化の障害に伴う神経伝導速度低下および神経伝導時間上昇に関する in vivo での研究はあるものの[44) 45)]，この髄鞘化の障害と学習・認知に寄与する神経回路とを関連付けて考察している研究はほとんどない．そこでわれわれは，髄鞘化の障害は神経回路を形成する個々の神経細胞の活動変化を惹起し，学習障害を引き起こすという仮説を検証した[46)]．しかし，広範囲な脱髄病変は運動・学習を含め重篤な機能障害を引き起こすため[47)]，神経活動依存的な髄鞘化の障害に伴う神経回路基盤を評価するためには，組織学的に明らかな脱髄所見を示さず，かつ神経伝導速度低下を示すマウスモデルを使用する必要がある．myelin proteolipid protein 1 (PLP1) は髄鞘を構成する主要なタンパク質の1つであり，髄鞘の恒常性維持にかかわっている[8)]．このタ

ンパク質を過剰発現したマウス（PLP-tg）は2カ月齢で，電子顕微鏡で認められるわずかな髄鞘の菲薄化[48]やオリゴデンドロサイトの突起の形態異常[49]に伴う神経伝導速度の低下と不安様行動を認めるが，wire hang, grip strength, and rotarod testをはじめとする行動テストで運動機能には異常がないことが報告されている[48]．そのためわれわれはまず，2カ月齢のPLP-tgを用いて運動学習障害の有無を確認した．運動学習課題として，飲水制限下のマウスが前肢レバー引きにより水報酬が得られる課題を用い[50) 51]，この課題を1日60分，12日間施行することでWTとPLP-tgの成功率および総試行回数の継時的変化を評価し，2群間で比較した．その結果，訓練前半（day1〜4）の成功率および総試行回数に2群間での有意差を認めなかった．このことは，PLP-tgの基本的な運動機能はWTと同じであることを意味しており，既報告と一致していた[48]．さらに，総施行回数にも有意差を認めないことから，PLP-tgのレバーを引く意欲もWTと同程度であると考えられた．ところが訓練後半（day9〜12）では，総施行回数は2群間で有意差を認めないものの，成功率はWTに比べPLP-tgで有意に低下していたため，PLP-tgでは水報酬を得るための意欲低下はなく，運動学習が障害されていると考えられた．PLP-tgはこれまで不安様行動を示すことが報告されている[48]．そのため，学習課題装置に対する不安を除くため，訓練開始前の1週間を利用してこの装置へマウスを馴化させ，その後，前述の運動学習課題（1日60分，12日間）を施行した．その結果，たとえ学習課題装置に馴化させても訓練前半では成功率・総施行回数に2群間で有意差を認めず，訓練後半ではPLP-tgの成功率が有意に低下していたことから（総回数に有意差なし），この学習障害は不安様行動に起因しないことがわかった．

　次に，運動学習障害の原因が神経活動依的な髄鞘化の障害によるものがどうかを検証した．まずはじめに，学習によって変化する白質・灰白質における新生オリゴデンドロサイト数を評価するために，運動学習を開始する10日前からEdU（5-ethynyl-2'-deoxyuri-dine）を腹腔内投与することで分裂細胞を標識し，12日間の運動学習後，脳組織切片を作製し，成熟オリゴデンドロサイトのマーカーの1つであるCC1を用いて免疫染色をすることによって，新生オリゴデンドロサ

イトを可視化した．その結果，WTでは白質・灰白質ともに運動学習によって新生オリゴデンドロサイト数が約1.5倍増加したが，PLP-tgでは上昇しなかった．次に，髄鞘関連タンパク質の1つであるMBP（myelin basic protein）は，その遺伝子発現量が髄鞘の厚みと関連すると報告されているため[52) 53]，運動学習によりMBP-mRNAの発現量が変化するのかを評価した．その結果，WTでは運動学習群は非学習群に比べ約1.5倍MBP-mRNAの発現量が増加していたが，PLP-tgではこの学習依存的なMBP-mRNAの変化を認めなかった．さらに，WTではMBP-mRNAの発現量と訓練後半の成功率が正の相関を示した．これらのことから，新生オリゴデンドロサイトおよびMBP-mRNAの増加は運動学習に重要であり，PLP-tgでは確かに神経活動依存的な髄鞘化の障害により運動学習を引き起こされることがわかった．それでは，PLP-tgで認められるこの運動学習障害の背景にある神経回路基盤はどのようなものなのだろうか？われわれはこの問いへ答えるために，カルシウム感受性蛍光タンパク質であるG-CaMP（GFP-based Calcium Calmodulin probe）3をコードする遺伝子をアデノ随伴ウイルス（AAV）により大脳皮質運動野第2/3層（L2/3）の神経細胞へ導入し，さらにウイルス接種部位にglass windowを作製することでウイルス接種3週間後から同一部位を2光子顕微鏡で観察することを可能とし，運動学習課題下で経時的に神経細胞活動を評価した．訓練の前半および後半で，PLP-tgではWTに比べL2/3にある神経細胞の自発的活動が増加し，レバー引きに関連する活動は低下していた．また，細胞外記録法を用いて，PLP-tgではL2/3にある神経細胞の自発的活動がWTに比べて増加していることを再確認するとともに，この神経活動の増加は麻酔によって消失し，WTと同程度の活動となることも確認した．さらに，カルシウムイメージングで得られたデータと成功率の変化を詳細に解析すると，WTとPLP-tg群でともに自発的な神経細胞の活動頻度が学習効率と負の相関を示すことが明らかとなり，これらの結果から自発活動の増加が運動学習に悪影響を与えることが判明した（**図2**）．これまでの基礎研究でAD[41]や脆弱X症候群[42]では神経細胞の自発的活動の上昇が報告され，その原因は抑制性神経細胞の機能異常とされている．そこでわれわれは，PLP-tgにおけ

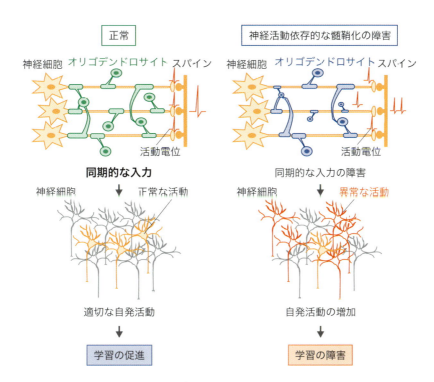

図2　神経活動依存的な髄鞘化の障害に伴う神経回路変容
神経活動依存的な髄鞘化の障害は，神経伝導速度制御不全をもたらし，情報伝達におけるシナプス後部への同期的な入力を障害する．その結果，不適切なタイミングでの出力が増加し，神経細胞の自発活動が上昇するため，学習障害が引き起こされる．文献46をもとに作成．

る運動学習課題下での抑制性神経細胞の機能を評価するために，WTとPLP-tgでパルブアルブミン陽性細胞にAAVを用いてカルシウム感受性蛍光タンパク質であるGCaMP6fを発現させ，2光子顕微鏡を用いて神経活動を評価した．その結果，自発およびレバー引きに関連するパルブアルブミン陽性細胞の神経活動に2群間での有意差を認めなかった．

これまでの実験結果からPLP-tgでは，神経活動依存的な髄鞘化が損なわれることで運動学習が障害されること，抑制性神経細胞の機能異常に依存しない自発的な神経細胞の活動上昇が生じていることがわかった．そのためわれわれは，神経活動依存的な髄鞘化の障害・軸索伝導のバラツキそのものが，神経回路の異常活動すなわち，神経細胞の自発活動上昇の直接的な原因となり得るのかに焦点を当て，さらなる実験を進めた．視床運動核は運動野L2/3へ髄鞘化された軸索を投射することで皮質の神経活動を制御し[54) 55)]，さらに髄鞘化された視床-皮質間の軸索による神経伝導速度の制御は，発達期における入力の同期性確立にきわめて重要であることが知られている[56)]．そこではじめに，AAVを用いて視床運動核にチャネルロドプシン2（ChR2）を発現させ，運動野においてChR2を発現した軸索を青色光で刺激することにより軸索を逆行性に伝播するスパイク（アンチドロミックスパイク）を発生させ，視床運動核でその応答を細胞外記録電極によって記録することで軸索伝導を評価し，2群間で比較した．その結果，PLP-tgでWTに比べ，軸索伝導時間が増加しているだけでなく，軸索伝導の時間的分散の増大が生じていることがわかった．次に，運動野でChR2を発現した視床から投射する軸索を青色光で刺激したときに誘発される運動野L2/3での神経細胞の応答を比較したところ，2群間で違いを認めなかった．このことはPLP-tgにおいてもChR2刺激による軸索活動に異常はなく，さらに運動野皮質内での神経伝達は正常であることを意味していると考えられた．最後に，視床運動核でChR2を発現した神経細胞を直接刺激し，

運動野L2/3の神経細胞の応答を細胞外記録電極で記録したところ，PLP-tgではWTと比較し誘発されたスパイクが記録される持続時間が長くなるだけでなく，誘発されるスパイク数そのものも有意に増加していることがわかった．これらの結果から，PLP-tgでは視床運動核と運動野をつなぐ軸索の神経伝導速度が低下し，さらに個々の軸索伝導のばらつきから生じる軸索伝導の時間的分散の増大が，運動野L2/3の神経細胞の自発的な活動上昇を惹起することが明らかとなった．もし，視床から運動野への持続するばらついた入力がPLP-tgで認められる学習障害の原因となるなら，この異常な入力を是正することによって学習が改善することが予想される．そこで，AAVを用いて視床運動核にChR2を発現させ，レバー引き運動に同期させてChR2を発現した軸索を運動野で光刺激しながら運動学習を行った．視床運動核にGFPを発現したマウスをコントロール群として成功率を比較した結果，PLP-tgでは有意な運動学習の改善を認めたため，視床運動核から運動野へのレバー引き運動に同期した入力が運動学習に重要であることがわかった．

おわりに

このように神経活動依存的な髄鞘化の障害は，個々の軸索の不規則な神経伝導速度の低下（神経伝導速度制御不全）をもたらし，その結果，情報伝達におけるシナプス後部への同期的な入力を障害することで，不適切なタイミングでの出力を増加させ，最終的にシナプス後細胞の自発活動を上昇させることで学習障害を引き起こすことがわかった．さらに，シナプス後部への同期的な入力を人為的につくり出すことが学習改善に有効であることも併せて判明した．白質機能障害は，統合失調症患者で認められ学習障害と関連すること[2][40][57][58]，さらにアルツハイマー型認知症患者では，臨床経過や認知機能の低下を促進[59]させることもわかってきている．そのため，特定の行動や感覚入力に合わせ，これらと関連する大脳皮質へ投射する軸索を経頭蓋刺激装置を用いて同期的に活動させることは[60]〜[62]，神経回路において白質機能障害を補正することができるため，今後，病初期の白質機能が障害された疾患の治療法の1つとなる可能性がある．

文献

1) Kato D, et al：J Biochem, 163：457–464, 2018
2) Nave KA & Ehrenreich H：JAMA Psychiatry, 71：582–584, 2014
3) Sloan SA & Barres BA：Curr Opin Neurobiol, 27：75–81, 2014
4) Wake H, et al：Trends Neurosci, 36：209–217, 2013
5) Sanders FK & Whitteridge D：J Physiol, 105：152–174, 1946
6) Emery B：Science, 330：779–782, 2010
7) Fields RD：Trends Neurosci, 31：361–370, 2008
8) Nave KA：Nature, 468：244–252, 2010
9) Scholz J, et al：Nat Neurosci, 12：1370–1371, 2009
10) Zatorre RJ, et al：Nat Neurosci, 15：528–536, 2012
11) Sampaio-Baptista C, et al：J Neurosci, 33：19499–19503, 2013
12) Nishiyama A, et al：Nat Rev Neurosci, 10：9–22, 2009
13) Hill RA, et al：Nat Neurosci, 17：1518–1527, 2014
14) Kessaris N, et al：Nat Neurosci, 9：173–179, 2006
15) Menn B, et al：J Neurosci, 26：7907–7918, 2006
16) Hill RA & Nishiyama A：Glia, 62：1195–1210, 2014
17) Bergles DE, et al：Nature, 405：187–191, 2000
18) Lin SC, et al：Neuron, 46：773–785, 2005
19) Kukley M, et al：Nat Neurosci, 10：311–320, 2007
20) Gallo V, et al：J Physiol, 586：3767–3781, 2008
21) Ishibashi T, et al：Neuron, 49：823–832, 2006
22) Barres BA & Raff MC：Nature, 361：258–260, 1993
23) Li Q, et al：Neurosci Lett, 479：128–133, 2010
24) Gibson EM, et al：Science, 344：1252304, 2014
25) Wake H, et al：Science, 333：1647–1651, 2011
26) Dubois-Dalcq M, et al：J Cell Biol, 102：384–392, 1986
27) Rosenberg SS, et al：Proc Natl Acad Sci U S A, 105：14662–14667, 2008
28) Lee S, et al：Nat Methods, 9：917–922, 2012
29) Demerens C, et al：Proc Natl Acad Sci U S A, 93：9887–9892, 1996
30) Wurtz CC & Ellisman MH：J Neurosci, 6：3133–3143, 1986
31) Hines JH, et al：Nat Neurosci, 18：683–689, 2015
32) Mensch S, et al：Nat Neurosci, 18：628–630, 2015
33) Feldman DE：Neuron, 75：556–571, 2012
34) Bennett IJ & Madden DJ：Neuroscience, 276：187–205, 2014
35) Makinodan M, et al：Science, 337：1357–1360, 2012
36) McKenzie IA, et al：Science, 346：318–322, 2014
37) Xiao L, et al：Nat Neurosci, 19：1210–1217, 2016
38) Amlien IK & Fjell AM：Neuroscience, 276：206–215, 2014
39) Back SA, et al：Ann Neurol, 70：465–476, 2011
40) Hakak Y, et al：Proc Natl Acad Sci U S A, 98：4746–4751, 2001
41) Busche MA, et al：Science, 321：1686–1689, 2008
42) Gonçalves JT, et al：Nat Neurosci, 16：903–909, 2013
43) Zhang W, et al：J Neurosci, 34：2754–2763, 2014
44) Bando Y, et al：Eur J Neurosci, 28：1731–1742, 2008

45) Tanaka H, et al：J Neurosci Res, 84：1206–1216, 2006
46) Kato D, et al：Glia：doi:10.1002/glia.23713, 2019
47) Saugier-Veber P, et al：Nat Genet, 6：257–262, 1994
48) Tanaka H, et al：J Neurosci, 29：8363–8371, 2009
49) Shimizu T, et al：J Neurosci Res, 91：178–186, 2013
50) Hira R, et al：J Neurosci, 33：1377–1390, 2013
51) Masamizu Y, et al：Nat Neurosci, 17：987–994, 2014
52) Martini R & Schachner M：Glia, 19：298–310, 1997
53) Shine HD, et al：J Neurochem, 58：342–349, 1992
54) Bosch-Bouju C, et al：Front Comput Neurosci, 7：163, 2013
55) Hooks BM, et al：J Neurosci, 33：748–760, 2013
56) Kalami M, et al：Proc Natl Acad Sci U S A, 100：6174–6179, 2003
57) Schulman JJ, et al：Front Hum Neurosci, 5：69, 2011

58) Whitford TJ, et al：Schizophr Bull, 38：486–494, 2012
59) Gold BT, et al：Biochim Biophys Acta, 1822：416–422, 2012
60) Frantseva MV, et al：Cereb Cortex, 18：990–996, 2008
61) Thabit MN, et al：J Neurosci, 30：11529–11536, 2010
62) Zeller D, et al：Neurology, 74：728–735, 2010

＜筆頭著者プロフィール＞
加藤大輔：2002年，名古屋市立大学医学部卒業．'13年，名古屋市立大学大学院医学研究科博士課程修了，医学博士．'14年，名古屋市立大学神経内科学助教．'17年，米国マウントサイナイ医科大学博士研究員，'19年から神戸大学大学院医学研究科特命助教．

第5章　グリアの解析手法

1. グリア─ニューロン間情報発信・受信イメージング技術

繁冨英治，小泉修一

> ニューロンが発する情報はシナプス接続するニューロンに伝えられるが，その周囲のグリア細胞もその情報を「受信」する．受信された情報は細胞内シグナルに変換・統合され，グリア細胞もその情報を「発信」する．すなわち，ニューロンとグリア細胞間には情報の受信─発信を介した双方向性情報伝達が存在する．近年のグリア情報受信・発信解析技術の発達により，グリア細胞は，神経活動を，誘発，調節，および統合・媒介することが明らかになってきた．本稿では，最新の知見を交えて，グリア情報発信・受信イメージングについて概説したい．

はじめに

　グリア細胞は活動電位のような大きな電気的シグナルを示さない．しかし，その細胞内シグナル伝達を観察すると，非常にダイナミックに活動する細胞であることがわかる．これらの活動は，周囲の神経活動によって変化するだけでなく，周囲の神経活動に影響を与える．すなわち，周囲のニューロンから情報を「受信」して，これをシグナルに変換しニューロンへ「発信」する．グリア細胞は，神経活動を誘発，調節および統合・媒介することにより神経回路機能に深く寄与する．グリア─ニューロン間情報伝達が脳機能および行動にどのような影響をもたらすのか，これを知るためには，この「発信・受信」が，いつ，どこで，どのようにして，どの細胞と起こるのかを知る必要がある．イメージング技術はこの問いに答える有力な方法の1つである．本稿では，近年開発されたグリア細胞の情報発信・受信イメージング技術を概説し，これらの技術により明らかとなってきたグリア細胞機能のうち特にアストロサイト機能をとり上げて紹介したい．

1 グリア情報受信メカニズム

　グリア細胞の細胞膜上には，種々のイオンチャネル，トランスポーターおよび神経伝達物質受容体などの細胞膜センサーが発現しており，これらを介してグリア細胞は環境の変化を感受する．細胞膜センサーを介した情報は細胞内シグナルに変換されるため，Ca^{2+}やcAMPという2次メッセンジャーの動態を指標に細胞の活動をモニターすることにより，情報受信の有無が推測可能となる．

　ミクログリアにはATP感受性のある$P2Y_{12}$受容体や

[略語]
ACh：acetylcholine（アセチルコリン）
GECI：genetically encoded calcium sensor
NAd：noradrenaline（ノルアドレナリン）

Imaging techniques of glia-neuron communication
Eiji Shigetomi/Schuichi Koizumi：Department of Neuropharmacology, Interdisciplinary Graduate School of Medicine, University of Yamanashi（山梨大学大学院総合研究部医学域基礎医学系薬理学講座）

ATP代謝物であるアデノシンに対する受容体を発現し，これらの活性化はミクログリア突起の伸長・退縮およびケモタキシス（走化性）と密接に連関する．UDPに応答するP2Y$_6$受容体は活性化されると細胞内Ca^{2+}濃度を上昇させ，ミクログリアの貪食に寄与する．ミクログリアに存在するK$^+$チャネルは，周囲のK$^+$イオン濃度変化を感受して，その形態をダイナミックに変化させる[1]．オリゴデンドロサイトはグルタミン酸やGABAなどに対する神経伝達物質受容体を発現しており，これらの活性化は神経活動に依存したミエリン形成を調節する[2]．ゼブラフィッシュのオリゴデンドロサイトにおいて，神経活動に依存したCa^{2+}シグナルはミエリン鞘の伸長と連関する[3]．アストロサイトにはさまざまな種類の神経伝達物質および神経修飾物質の受容体が発現しており，これら受容体活性化はCa^{2+}シグナルを誘発する．アストロサイトのCa^{2+}シグナルは，アストロサイト由来の液性因子放出，イオンチャネル・トランスポーター機能の調節および代謝を調節して，アストロサイト—ニューロン間の情報伝達と密接に連関する．

2 グリア情報受信イメージング

グリア細胞の情報受信をイメージングするうえで最も広く利用されているのがCa^{2+}シグナルである．神経伝達物質受容体の活性化により誘発されたCa^{2+}シグナルを検出することで受信の有無を推測できる．Ca^{2+}シグナルを検出する方法として膜透過性のあるCa^{2+}蛍光指示薬が広く用いられてきたが，細胞選択性が乏しく，指示薬の褪色や細胞外への排出などによって長期間の観察ができないなどの問題点があった．近年開発・改良されたCa^{2+}感受性蛍光タンパク質（genetically encoded Ca^{2+} indicator：GECI）は，遺伝子にコードされているため遺伝子改変マウスやウイルスベクターなどを用いることにより，特定の細胞種選択的に導入できる[4]．GCaMP，R-CaMPおよびGECOとよばれる緑色や赤色GECIは1波長励起プローブとして広く用いられている．FRETを利用したGECIであるYCnano50は，ほかの1波長励起のプローブと比較して*in vivo*観察中の動きに起因したアーチファクトによる影響を受けにくく，細胞の微細形態を観察しやすい

という特徴を有する[5]．また，Ca^{2+}濃度の低下も検出可能である．

3 アストロサイトCa^{2+}シグナルの多様性

これまでの多くの研究は，主に電気刺激と薬理学的手法を組合わせてアストロサイト—ニューロン間の情報伝達の有無を決定してきた．アストロサイトはCa^{2+}シグナル依存的にグリア伝達物質を放出して，シナプス伝達調節およびシナプス可塑性に寄与することが多く報告されてきた[6]．近年，特定のニューロンを光遺伝学的手法で活性させ，その影響をアストロサイトのCa^{2+}イメージングによって観察できるようになった[7]〜[9]．ニューロンでは，Ca^{2+}応答の大きさ，時間経過が発火回数および頻度とある程度相関していることから，細胞がいつどの程度活動したのか解析可能となる．一方，アストロサイトのCa^{2+}シグナルは時空間的多様性を有するため，それぞれのCa^{2+}応答がどのような神経情報に起因するかをCa^{2+}イメージングのみで判別することはきわめて困難である．

アストロサイトの突起など細胞局所で起こるマイクロドメイン様のCa^{2+}シグナルは，神経活動によって誘発されるものと神経活動に依存しない自発的なものに分けられる[7]．神経活動依存的に誘発されるマイクロドメイン様のCa^{2+}シグナルは，シナプスから放出されたグルタミン酸，GABAを介すると考えられる（**図1**）[9]〜[11]．グルタミン酸は主にmGluR5あるいはmGluR2/3受容体を介してCa^{2+}シグナルを誘発する．アストロサイトのmGluR5は発達期初期でのみ発現しているが，病態時では成体のアストロサイトにmGluR5が再発現して病態形成に寄与する[12]．グルタミン酸取り込みを抑制すると，マイクロドメイン様のCa^{2+}シグナルが増強することから，生理的条件下において，アストロサイトのグルタミン酸受容体の活性化は制限されている．マイクロドメイン様のCa^{2+}シグナルは，グリア伝達物質放出を介して定常レベルのシナプス伝達の維持に重要であることも報告されている（**図2A**）[6]．GABAは，GABA$_B$受容体活性化あるいはGABAトランスポーターからのGABA取り込みを介してマイクロドメイン様Ca^{2+}シグナルを誘発する[8][9]．ソマトスタチン陽性細胞から放出されるソマトスタチンもその受容体活性化を介し

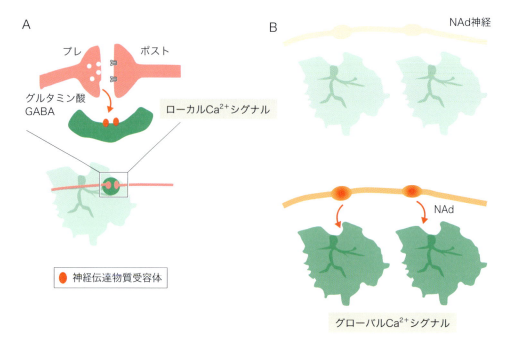

図1　アストロサイト―ニューロン間の双方向性情報伝達
　アストロサイトは，シナプスからの局所的な情報（ローカルCa^{2+}シグナル）を受けとる一方で，拡散性伝達を介した情報伝達は広範囲の細胞が情報を受けとり大きなグローバルCa^{2+}シグナルを示す．

てマイクロドメイン様のCa^{2+}シグナルを生じる[9]．これまでのほとんどの研究は，2次元平面における観察によるものであるが，3次元で観察することにより，シナプス部における活動と関連したアストロサイトの微細突起のCa^{2+}シグナルが観察しやすくなる[7]．

　一方，神経活動に依存しないマイクロドメイン様のCa^{2+}シグナルの発生メカニズムとして，イオンチャネルの活性化を介して細胞外からのCa^{2+}流入で起こるもの[4]，ミトコンドリアからのCa^{2+}放出[13]などが報告されている．神経活動に依存しないCa^{2+}シグナルは病態時において増加する[13][14]．

　アセチルコリン（ACh）やノルアドレナリン（NAd）作動性神経などの汎性投射系※1では，神経活動に応じて放出されたこれらの伝達物質が拡散性伝達※2を介して，広範囲の複数の細胞に作用し非常に大きなグローバルCa^{2+}シグナルを起こす（**図1**）[15]～[17]．これらのCa^{2+}シグナルはD-セリンなどのグリア伝達物質を介して，長期増強を起こす（**図2B**）[6][17]．

4 多細胞・多機能同時計測

　グリア細胞が，どのような神経情報を受けとって細胞応答に変換しているかを知るためには，①特定のニューロン活動の操作②特定の情報伝達物質の可視化③特定のニューロン活動の可視化が有用である．①では，入力線維を光遺伝学的に操作することで可能となる．特定のニューロンにチャネルロドプシン2を発現させて，そのニューロンの投射先を光刺激して誘発され

※1　汎性投射系
中枢神経系においてNAd作動性神経やコリン作動性神経は，それぞれの起始核から脳に広く投射して脳活動の調節に寄与する．

※2　拡散性伝達
グルタミン酸やGABA作動性神経は特定のニューロンに向けて伝達物質を放出し情報を伝えるが，NAd作動性神経やコリン作動神経は，特定のニューロンではなく，広範囲の細胞に向けて伝達物質を放出する．これは拡散性伝達とよばれる．

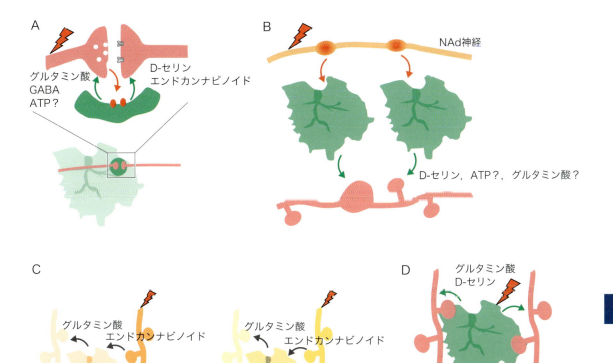

図2　アストロサイト―ニューロン間情報伝達様式
アストロサイト―ニューロン間情報伝達にはさまざまな様式が知られている．**A**）シナプスからの情報を受けとって，シナプス伝達を促進，抑制，あるいはシナプス可塑性に寄与する．**B**）ニューロン由来の情報はアストロサイトに収斂・蓄積し，異なるタイプのニューロンに受け渡される．すなわち，アストロサイトが異なるクラスのニューロン間情報を媒介する．**C**）線条体アストロサイトは，特定のニューロンからの情報を受けとり，同じ種類のニューロンへ情報を伝える．アストロサイトの情報発・受信は，特定のニューロンに対して行う可能性がある．**D**）アストロサイトが周囲のニューロンに情報を伝達し，同期活動を誘発する．

るアストロサイトの Ca^{2+} 応答を記録する[7]．②については，近年開発が進んでいるグルタミン酸（iGluSnFR），ACh（GACh），NAd（GRAB$_{NE}$）などに応答する伝達物質センサーを特定の神経細胞に発現させて[18)19)]，これをアストロサイトの Ca^{2+} シグナルと同時に計測することで，情報の伝達を可視化できる．③については，特定の神経伝達物質を放出する細胞に Ca^{2+} 蛍光タンパク質を選択的に導入し，特定の神経細胞とアストロサイトの活動を同時に Ca^{2+} イメージングすることにより可能となる（**図3**）．③については，ここ数年の間に目覚ましく発展してきた．1つの駆動力は，GECIのバリエーションが増えたことである．特にR-CaMPやR-GECOなどの赤色GECIが改善され多色同時イメージングが可能となった[20)～23)]．

アストロサイトとニューロンの同時イメージングを用いた解析により，情報伝達の流れが in vivo で可視化されるようになった．ショウジョウバエ[24)] やゼブラフィッシュ[25)] などの比較的小さな脳の観察により，興味深い知見が得られてきている．ショウジョウバエの幼虫が化学物質の匂いに誘引される行動中，腹側神経索のTdc2陽性ニューロン（チラミンとオクトパミン放出ニューロン）とアストロサイトの活動を2色の

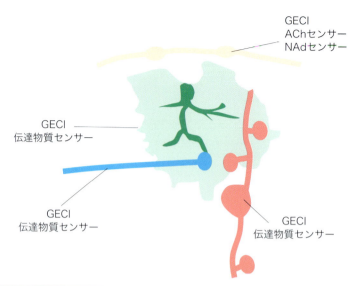

図3 アストロサイト―ニューロン間の情報伝達の操作と可視化
アストロサイト―ニューロン間の情報伝達を可視化するために利用可能な方法．ACh, NAd, グルタミン酸などのさまざまな情報伝達物質の細胞外ダイナミクスが可視化されている．情報を発信，あるいは受信するニューロンのCa^{2+}シグナルを同時に操作および記録することにより，アストロサイト―ニューロン間の情報伝達の流れを観察することができる．

GECIでそれぞれ標識すると，ニューロン活動に引き続いてアストロサイトの活動が観察される．これはニューロンの活動によって放出されたチラミンおよびオクトパミン（哺乳類におけるNAdに相当）がアストロサイトの受容体を活性化したものである．このCa^{2+}シグナルは，細胞外アデノシン濃度上昇を起こし近傍のドパミン作動性ニューロン活動を抑制する．細胞外アデノシン濃度上昇は，アストロサイト由来のATPが細胞外で代謝を受けて産生されたものと考えられる[24]．

一方，ゼブラフィッシュのアストロサイト―ニューロン間の情報伝達の観察から，アストロサイトが無益な行動をやめるかを決定する際の情報を蓄積しているのではないか，という興味深い報告がされている．ヴァーチャルリアリティ（VR）環境下に魚を入れ，遊泳活動（尾を振る行動を誘発する運動神経活動）に応じてVRの映像を動かす（closed-loop；遊泳活動に応じた視覚フィードバックを与える）と規則的な遊泳活動が惹起される．途中で，遊泳活動を起こしても映像を動かないようにする（open-loop；視覚フィードバックを与えない）と，最初は活発に遊泳活動を増加させるが，急に遊泳活動をやめこの受動的な状態が長時間続く．このopen-loopで観察された受動的な状態は，魚が遊泳活動することを無益であると判断した結果と解釈される．ライトシート顕微鏡を用いた，全脳の

ニューロンとアストロサイト（radial astrocyte）活動の同時イメージングにより，その両者の情報伝達が明らかにされた．無益な遊泳活動が続くと，まずNAd作動性ニューロン活動が増加する．増加したニューロン活動によって放出されたNAdはアストロサイトの受容体を刺激してそのCa^{2+}シグナルを引き起こす．アストロサイトのCa^{2+}シグナルはNAd神経活動の増加に応じてゆっくりと遅れて立ち上がり，このCa^{2+}シグナルに依存して運動を抑制するニューロン活動が増強されて遊泳活動がとまる．すなわち，アストロサイトはニューロン活動をCa^{2+}シグナルに変換してその情報を蓄積し，これがある閾値を超えると，その情報を別のニューロン群に伝える役割がある[25]．

以上の結果は，アストロサイトがニューロン情報を蓄積して，その情報を別のニューロンに伝えて，行動を変化させるもので（**図2B**），アストロサイトを介した脳情報処理を理解するうえでも非常に興味深い．ニューロンからニューロンへの情報伝達をアストロサイトが媒介するというメカニズムは，哺乳類でも報告されている．マウスにおいても，中隔由来コリン作動性神経は歯状回アストロサイトを介して歯状回門の抑制性細胞を興奮させて，顆粒細胞の活動を抑制する[26]．

線条体には，D$_1$あるいはD$_2$ニューロンのどちらかの特定ニューロンと情報伝達するアストロサイトが存在すると報告されている（**図2C**）[27]．D$_1$ニューロンが興奮すると，エンドカンナビノイドが放出され，アストロサイトのCB$_1$受容体活性化を介してCa^{2+}シグナルが誘発され，その結果，D$_1$ニューロンに選択的に情報が伝達される．D$_2$ニューロンでも同様の情報伝達が存在する．解剖学的にはD$_1$およびD$_2$ニューロンは混在しており，どのようにしてアストロサイトがある特定のニューロンと情報伝達を行うのか，その詳細なメカニズムは不明である[28]．

サーカディアンリズムを担う視交叉上核において，ニューロンとアストロサイトは交互に活動してリズムを形成することがdual color imagingにより明らかとなった．培養スライスを用いた実験により，日中に対応する時間ではニューロン活動が上昇し，夜間に対応する時間ではアストロサイトのCa^{2+}シグナルが上昇する．夜間のアストロサイトはグルタミン酸取り込みが低下して，細胞外グルタミン酸濃度を上昇させ，シナ

プス前性のメカニズムを介してニューロン活動が抑制される[29]．このように，細胞集団で観察するとニューロン活動に引き続いてアストロサイトの活動が起こり，今度はアストロサイトから情報がニューロンへ受け渡される．一方，局所的に見ると，感覚入力で誘発されるアストロサイトのCa^{2+}活動の一部（〜8％）は神経活動とほぼ同時に起こる速いものも存在し，必ずしも神経活動に遅れるわけではない[30]．局所Ca^{2+}応答と細胞全体のCa^{2+}応答は機能的な意義が異なると考えられる．

以上のように，アストロサイトとニューロンを同時に観察することは，情報伝達のしくみを理解するうえで有用である．最近報告されたX-CaMPシリーズを用いれば，同時に4色（複数種のニューロンおよびグリア細胞）の観察が原理的に可能である[22]．軸索（シナプス前），樹状突起（シナプス後）およびアストロサイトという3者間シナプスの構成要素の活動を観察することも不可能ではない．

Ca^{2+}シグナルはアストロサイトを含めたグリア細胞の重要な活動様式の1つであるが，cAMPやNa$^+$などもグリア細胞の活動を示すと考えられており，Ca^{2+}シグナル以外の活動様式を可視化する研究から新たなグリア細胞活動の側面が見えることが期待される．1波長励起の赤色蛍光cAMPプローブであるPink Flamidoは緑色蛍光のGECIと組合わせ可能でcAMPとCa^{2+}を同時に観察可能である[31]．

5 グリア情報発信メカニズムと発信イメージング

グリアが発信する情報伝達物質には，グルタミン酸，D-セリン，ATPやGABAなどの低分子，NPYなどのペプチド伝達物質，BDNFなどの神経栄養因子，サイトカイン，ケモカインなどの炎症性物質など，その性質および機能の点で多様である．グリア由来の情報伝達物質は，エキソサイトーシス，イオンチャネル，トランスポーターなどを介して放出され，非常に多様な放出機構が知られている．放出される情報伝達物質によって下流のニューロン活動が亢進も抑制もされる．そのため，グリア由来のどの情報伝達物質が，いつ，どこで放出されるかを知ることは，グリア情報発信の

意義を理解するうえで重要である．

　グリア細胞の情報発信を観察する方法として，それぞれの情報伝達物質の細胞外の量を可視化することがある（**図3**）．グルタミン酸イメージングはその好例である[10) 29) 32)]．大脳皮質アストロサイトのグルタミン酸イメージング（iGluSnFR）によって，大脳皮質アストロサイト周囲のグルタミン酸の一過性の上昇（グルタミン酸スパイク）がニューロンの同期活動の状態遷移に先行して起こる[32)]．このグルタミン酸スパイクは神経活動の状態遷移の引き金と考えられる．すなわち，アストロサイトの情報伝達が神経の同期活動を制御する可能性がある（**図2D**）．このグルタミン酸スパイクはアストロサイトのCa^{2+}シグナルによって誘発されるが，その詳細なメカニズムは不明である．今後ATPやD-セリンなどほかのグリア伝達物質のセンサーがグリア情報発信イメージングに応用・最適化されることで，グリア発信機構とその意義が明らかにされることが期待される．

おわりに

　脳機能および中枢神経系疾患を理解するうえでグリア―ニューロン間の情報伝達の理解は欠かせない．グリア細胞の活動とその下流シグナルの関係性は一義的でないため，ある活動を観察しただけで，その機能を予測することはきわめて困難である．本稿で紹介した多細胞・多機能イメージング解析は，グリア―ニューロン間の情報伝達の流れを明らかにするうえで強力なツールと考えられる．アストロサイト機能は，神経回路ごとに異なることが指摘されており[28)]，今後，アストロサイトの多様性も含めた解析の重要性は増すと考えられる．新たなイメージングツールを用いることで，グリア―ニューロン間の情報伝達の時空間的特性およびそのメカニズムの理解が進み，グリア細胞が脳機能・脳病態に果たす役割が明らかになることが期待される．

文献

1）Izquierdo P, et al：Trends Neurosci, 42：278-292, 2019
2）Mount CW & Monje M：Neuron, 95：743-756, 2017
3）Krasnow AM, et al：Nat Neurosci, 21：24-28, 2018
4）Shigetomi E, et al：Trends Cell Biol, 26：300-312, 2016
5）Kanemaru K, et al：Cell Rep, 8：311-318, 2014
6）Araque A, et al：Neuron, 81：728-739, 2014
7）Bindocci E, et al：Science, 356：doi:10.1126/science. aai8185, 2017
8）Matos M, et al：Nat Commun, 9：4254, 2018
9）Mariotti L, et al：Nat Commun, 9：82, 2018
10）Haustein MD, et al：Neuron, 82：413-429, 2014
11）Otsu Y, et al：Nat Neurosci, 18：210-218, 2015
12）Kim SK, et al：Glia, 65：1719-1727, 2017
13）Agarwal A, et al：Neuron, 93：587-605.e7, 2017
14）Shigetomi E, et al：Int J Mol Sci, 20：doi:10.3390/ijms20040996, 2019
15）Ding F, et al：Cell Calcium, 54：387-394, 2013
16）Paukert M, et al：Neuron, 82：1263-1270, 2014
17）Takata N, et al：J Neurosci, 31：18155-18165, 2011
18）Jing M, et al：Nat Biotechnol, 36：726-737, 2018
19）Feng J, et al：Neuron, 102：745-761.e8, 2019
20）Dana H, et al：Elife, 5：doi:10.7554/eLife.12727, 2016
21）Inoue M, et al：Nat Methods, 12：64-70, 2015
22）Inoue M, et al：Cell, 177：1346-1360.e24, 2019
23）Ohkura M, et al：PLoS One, 7：e39933, 2012
24）Ma Z, et al：Nature, 539：428-432, 2016
25）Mu Y, et al：Cell, 178：27-43.e19, 2019
26）Pabst M, et al：Neuron, 90：853-865, 2016
27）Martín R, et al：Science, 349：730-734, 2015
28）Chai H, et al：Neuron, 95：531-549.e9, 2017
29）Brancaccio M, et al：Neuron, 93：1420-1435.e5, 2017
30）Stobart JL, et al：Neuron, 98：726-735.e4, 2018
31）Harada K, et al：Sci Rep, 7：7351, 2017
32）Poskanzer KE & Yuste R：Proc Natl Acad Sci U S A, 113：E2675-E2684, 2016

＜筆頭著者プロフィール＞
繁冨英治：2005年，東京慈恵会医科大学大学院医学研究科博士課程修了（医学博士），同年，東京慈恵会医科大学・神経生理学研究室にて日本学術振興会特別研究員（PD），2007年，上原生命科学記念財団海外ポストドクトラルフェローシップ・UCLA博士研究員を経て，2010年よりUCLAアシスタントリサーチャー．2012年より山梨大学大学院医学工学総合研究部薬理学講座・助教．2017年より現職（山梨大学大学院総合研究部薬理学講座・学部内講師）．脳の（病態）生理機能を，グリア細胞の視点から解き明かすべく研究を進めている．

第5章 グリアの解析手法

2. ライブ超解像イメージングによる三者間シナプスのアストロサイト信号の解明

有菌美沙, U. Valentin Nägerl

> 脳の機能には神経細胞と非神経細胞の一種である「アストロサイト」が連携して働くことが重要である．この連携を理解するうえで，アストロサイトの活動の指標である「細胞内Ca^{2+}濃度の変化（Ca^{2+}シグナル）」を精確にモニターすることは欠かせない．従来アストロサイトのCa^{2+}シグナルは，神経細胞のシナプス伝達に比べ，時空間精度が低いと思われてきた．しかし近年，Ca^{2+}イメージング技術の発達により，アストロサイトも局所的で速いCa^{2+}シグナルを生じることがわかってきた．ここでは超解像イメージングを応用することにより，1シナプスレベルでアストロサイトのCa^{2+}シグナルを可視化するアプローチについて紹介したい．

はじめに

　細胞内のCa^{2+}動態を可視化するCa^{2+}イメージング[※1]によりアストロサイトの活動がはじめて観察された．これを機に，それまで沈黙の細胞と思われてきたアストロサイトが注目を浴びるようになった．その後，一連の研究によりアストロサイトは多くの神経伝達物質受容体を発現し，さまざまな刺激にCa^{2+}シグナルで反応するばかりか，このCa^{2+}シグナルを介して神経活動を制御するということが明らかになった[1]．神経伝達

におけるアストロサイトの役割が認知されるにつれて，アストロサイトを神経細胞の前シナプスと後シナプスに加えて第三のシナプスパートナーとみなす「三者間シナプス」という概念も広く普及した．一方でアストロサイトのCa^{2+}シグナルの役割については未知なことも多く，なかには相反する報告もある[2]．この要因の1つとして，Ca^{2+}イメージング方法によってCa^{2+}シグナルの検出感度が異なることが考えられる．例えば，時間解像度が足りないために速いCa^{2+}シグナルを見落とすことや，空間解像度が足りないために近接した複

[略語]

FRAP：fluorescence recovery after photobleaching（光褪色後蛍光回復法）
LTP：long-term potentiation（長期増圧）
PALM：photoactivated localization microscopy
PFA：paraformaldehyde

STED：stimulated emission depletion（誘導放出抑制）
STORM：stochastic optical reconstruction microscopy
SUSHI：super-resolution shadow imaging
YFP：yellow fluorescent protein

Investigating astrocytic Ca^{2+} signals at tripartite synapses using live super-resolution microscopy
Misa Arizono/U. Valentin Nägerl：The Institute for Interdisciplinary Neuroscience, University of Bordeaux（ボルドー大学 The Institute for Interdisciplinary Neuroscience）

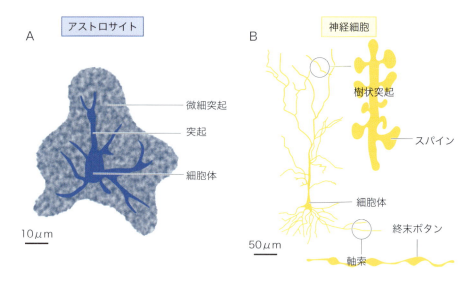

図1　アストロサイトと神経細胞の構造
A）アストロサイトの細胞構造．B）神経細胞の細胞構造．

数のCa^{2+}シグナルを同一のCa^{2+}シグナルと見なすことが起こりうる[3]．今後アストロサイトのCa^{2+}シグナルを正しく理解するうえで，その時空間ダイナミクスを細胞全体で精確にモニターできる系が必要である．

1 アストロサイトのCa^{2+}シグナルの多様性

アストロサイトは，核を含む細胞体，放射状に伸びる太い突起，および無数の「微細突起」からなる（**図1**）．この微細突起が主にアストロサイトとシナプスとのやりとりを担う部分である．従来の研究ではCa^{2+}指示薬を用いて比較的容易に観察できることから，主にアストロサイトの細胞体におけるCa^{2+}シグナルが観察されてきた．近年，遺伝子コード型Ca^{2+}センサーの導入によって，細胞体のみならず突起のCa^{2+}シグナルもはっきりと可視化できるようになった．その結果，細胞体よりもむしろ突起の方が活発であることがわかり，

> **※1　Ca^{2+}イメージング**
> Ca^{2+}と結合すると蛍光強度が変化するCa^{2+}センサーを細胞内に導入し，この蛍光変化の観察を通して，細胞内のCa^{2+}濃度の変化（Ca^{2+}シグナル）を調べる方法．Ca^{2+}センサーには，主にCa^{2+}指示薬と，遺伝子コード型のCa^{2+}センサーの2種類がある．

これまで多くの活動が見落とされてきたことが明らかになった[4,5]．またCa^{2+}センサーを細胞膜にターゲットすることで，細胞膜が豊富な微細突起の活動をよりよく観察する方法も開発された[6]．これらのCa^{2+}イメージングの向上に伴い，アストロサイトのCa^{2+}シグナルは，「細胞全体に広がるゆっくりとしたCa^{2+}シグナル」から「突起や微細突起における局所的で速いCa^{2+}シグナル」までさまざまな時空間ダイナミクスを呈することがわかった．1つのアストロサイトは微細突起を介して10万個以上ものシナプスに接するので[7]，アストロサイトがこれらの多様なCa^{2+}シグナルをどのように使い分けているのかというのは重要な課題である．例えばアストロサイトが細胞全体に広がるCa^{2+}シグナルを用いて幾千ものシナプスを同時に制御する場合と，局所的なCa^{2+}シグナルを用いて少数または個々のシナプスを別々に制御する場合とでは，神経ネットワークへの影響が全く異なってくる．

2 アストロサイトの微細構造

さて，アストロサイトがどのようにCa^{2+}シグナルの広がりを決めているかを考えるうえで，微細突起の構造は一考に値する．例えば神経細胞は，興奮性のシナプス入力を受ける後シナプス構造として，樹状突起に

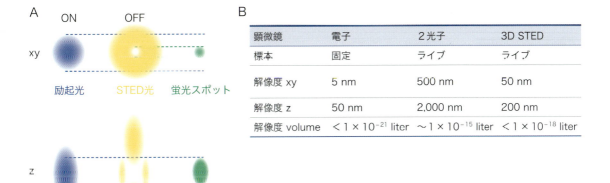

図2 STED顕微鏡の原理と特色
A) STED顕微鏡の原理．B) 電子顕微鏡，2光子顕微鏡，STED顕微鏡の比較．

「スパイン」という小さな突出部を発達させている（**図1**）．この特別な構造によってスパインは樹状突起から独立した小区画として機能することができ，隣のスパインへのCa^{2+}シグナルの波及を制限しているとされている．アストロサイトの微細突起もまた入り組んだ構造をしており[8]，Ca^{2+}シグナルを細かく区画化し，小区画として機能するのに適しているように見受けられる．アストロサイトの微細突起とCa^{2+}シグナルの関係を検証するには，両者を対応づける必要がある．しかし微細突起はあまりに小さく高密度で存在するので，通常の光学顕微鏡では個々の微細突起を見分けることができない．そのため，これまでアストロサイトの微細突起の構造に関する知識は電子顕微鏡画像から得られたものが主であった．一方で，最近電子顕微鏡によく使われるPFA固定が，アストロサイトの微細突起を歪める可能性が報告された[9]．PFA固定した標本と，細胞外スペースを保持する凍結固定した標本を比較した場合，アストロサイトの微細突起の構造が大きく異なることが明らかにされたのである．そこで，Ca^{2+}シグナルとの関係を調べるためのみならず本来の微細構造を知るためにも，アストロサイトの微細突起を生理的な環境で観察することがますます重要となっている．

3 超解像STEDイメージング

超解像イメージング[※2]は，光学的なトリックを使って通常の光学顕微鏡のそれを超えた解像度を実現する技術である．多くの超解像イメージング技術が培養細胞や固定細胞に用いられるなかで，STED（stimulated emission depletion）顕微鏡は生きた脳スライスや個体脳を観察する *in vivo* イメージングにも使えることが強みである．レーザー顕微鏡の解像度はどれだけ蛍光スポットを小さくできるかによって決定されている．STED顕微鏡は，通常の励起レーザーに加え，蛍光分子を脱励起するSTEDレーザーを備えており，このSTEDレーザーをドーナッツ型にし，励起レーザーとともに照射することで，蛍光スポットをより小さくできる（**図2A**）．このSTEDレーザーの効果によって，STED顕微鏡では通常の共焦点顕微鏡の解像度（～250 nm）の数倍の解像度（～50 nm）を実現できる．この結果，電子顕微鏡の解像度（～0.1 nm）には，は

※2 超解像イメージング
従来の光学顕微鏡の解像度は，光が波としての性質をもつためその波長によって制限されてきた．近年この限界を超える顕微鏡を用いたイメージング方法，超解像イメージングが次々と開発された．これらの方法には，顕微鏡の光学系の特性を生かしたものや，観察対象である蛍光タンパク質の特性を生かしたものがある．

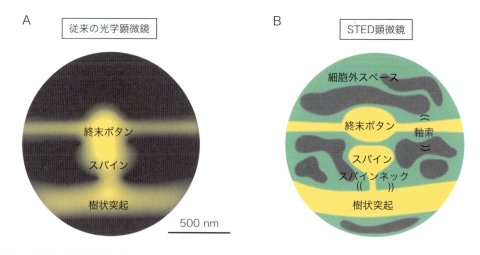

図3 STED顕微鏡が明らかにするシナプス生理
A) 従来の光学顕微鏡で観察できるシナプス構造．B) STED顕微鏡で観察できるシナプス構造．

るかに及ばないものの，通常の顕微鏡ではよく見えないシナプスの詳しい形態や動態を生きた標本で観察することができる（**図2B**）[10]．筆者の留学先であるフランス・ボルドー大学のValentin Nägerl研究室はSTED顕微鏡を用いたシナプス生理学の研究で世界をリードしている．アストロサイトを用いた研究例を紹介する前に，Nägerl研のこれまでの成果を例にとってSTED顕微鏡を用いたアプローチの有用性を説明する．

4 STEDイメージングが明かすシナプス生理

シナプスはちょうどSTED顕微鏡の強みを存分に活かせるサイズである．樹状突起スパインは，比較的大きい頭部（〜600 nm）と細いスパインネック（〜150 nm）からなる（**図3B**）．スパインネックは樹状突起とスパイン頭部の分子のやりとりを制限することで，個々のスパインが独立した小区画として機能するために重要な役割を果たすとされる．しかし，通常の顕微鏡でははっきりと見ることができない（**図3A**）．そこでTønnesenらは海馬スライスで，「スパインの形態を調べるSTEDイメージング」と「分子の拡散を調べるFRAP※3実験」を組合わせることで，スパインネックが細いほど樹状突起とスパイン頭部の分子のやりとりが制限されることを示した．さらに電気生理実験を組合わせることで，シナプス伝達強度を増加させるLTP（long term potentiation）誘導によってスパイン頭部が肥大するとともにスパインネックが太くなるということを明らかにした[11]．前シナプス構造である軸索終末「終末ボタン」および軸索（**図1**）も細く通常の顕微鏡では正しく測ることができない（**図3B**）．Chéreauらは同様の実験系を用いて，LTP誘導後一過的に終末ボタンが肥大した後，軸索が徐々に太くなるということを発見した[12]．また，この形態の変化と活動電位の伝導速度の変化が連動していることを明らかにした．これらの研究結果は，従来生きた状態で観察できなかったシナプスの微細形態が，じつはシナプス可塑性に応じてダイナミックに変化していることを示している（**図3B**）．

STED顕微鏡は *in vivo* 実験にも応用できる．2光子顕微鏡は脳の深部を観察することができる一方で，共焦点顕微鏡に比べ解像度が低い（〜500 nm）．そこで2光子顕微鏡とSTED顕微鏡を組合わせた2光子STED顕微鏡を用いると，脳の深部を高解像度で観察するこ

※3 FRAP
分子の拡散をみる方法．蛍光分子を含む細胞に局所的に強いレーザーをあてて蛍光を退色させると，周りの蛍光分子がこの部分に拡散し蛍光が回復する．蛍光分子の拡散が速いほど蛍光の回復が速いので，この回復度合いを測ることで分子の拡散についての情報が得られる．

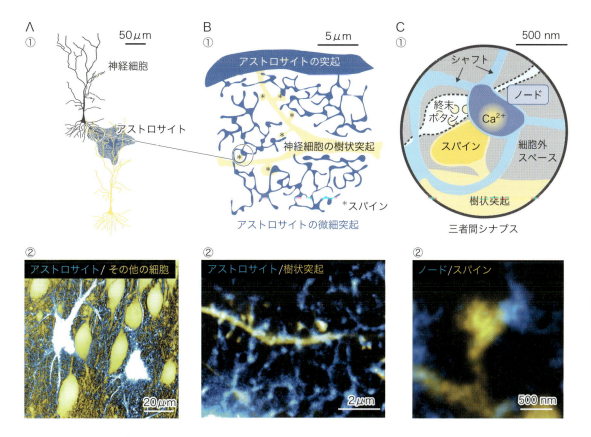

図4　STED顕微鏡が明らかにするアストロサイトの細胞生理
A)–①：神経細胞とアストロサイト．**B)**–①：神経細胞の樹状突起とアストロサイトの微細突起．**C)**–①：神経細胞のスパインとアストロサイトのノード．**A)**–②：アストロサイトとその他の細胞のSTED画像．その他の細胞の形態は，SUSHI技術で細胞外スペースを標識し，その像を反転することで可視化した．**B)**–②：神経細胞の樹状突起とアストロサイトの微細突起のSTED画像．**C)**–②：神経細胞のスパインとアストロサイトのノードのSTED画像．

とができる．海馬観察用の窓（hippocampal window）を通して，海馬のスパインを追跡した結果，スパインが従来の光学顕微鏡を用いた報告の2倍の密度で存在し，4日で40％と高いスパインのターンオーバーが起こっていることが明らかになった[13]．

STED顕微鏡の応用例はシナプスにとどまらない．最近，STED顕微鏡で細胞外スペースを観察するSUSHI（super-resolution shadow imaging）という技術が開発された[14]．細胞外液に蛍光物質を入れるだけの画期的な手法で，これまで組織レベルで間接的にしか測定できなかった細胞外スペースを直接詳細に可視化できる手法として注目を浴びている．この細胞外スペースのシグナルを反転することで，標本中に存在するすべての細胞構造を可視化することもでき，元来の個々の細胞を直接標識する方法に代わる手法としても期待されている（図3B，図4A-②）．

5 STEDイメージングが明かすアストロサイトの細胞生理

このようにSTED顕微鏡は生きたシナプス微細構造を可視化し，他の生理的実験と組合わせられるパワフルなツールである．筆者はこの技術をアストロサイトに応用することで，Ca^{2+}シグナルにおける微細突起の構造の役割を調べようと考えた．ここにその研究結果を紹介する[15]（Cell Press pre-print server

SSRN-id3287791）.

まず微細突起を生きた標本で観察するために，アストロサイトにZsGreenという蛍光タンパク質を発現する海馬培養スライスを用いた．この標本を用いてSTEDイメージングを行った結果，アストロサイトの微細突起は，末端に向かうにつれ細く枝分かれしていく神経細胞の樹状突起とは異なり，細胞体付近も末端も一様の3Dの網目構造（**図4**）を呈することがわかった．網目構造は多くのループ様構造からなり，このような構成をとるにあたって，アストロサイトの微細突起が分岐した後また再融合する，または1つの微細突起が真ん中から裂ける可能性が示唆された．この網目の分岐点にはしばしば肥大した節のような構造が観察され，サイズや密度が神経細胞のスパインにも似ていることから，何らかの機能ユニットであると推測された．この構造を「ノード」と命名した．ノードとスパインを同時に観察したところ，半数以上ものスパインがノードに接していることが明らかになった．大きいスパインはより大きいノードと接することから，両者の間に何らかの機能的連携があることが示唆された（**図4C**-①，②）．従来の電子顕微鏡画像ではアストロサイトの微細突起がシナプスの大部分を被覆する様子がよくみられるが，生きた脳スライスにおいてはアストロサイトのノードはスパインの一部に接するのみで，完全な被覆は稀であることがわかった（**図4C**-①，②）．またSUSHIを用いて細胞外スペースを染色した結果，ノードとシナプスの周辺に大きな細胞外スペースがみられ，細胞外スペースがほぼない電子顕微鏡の画像とは対照的なシナプス環境が観察された．ベースラインにおけるノードとスパインの接触の安定性を2時間半に渡って調べた結果，数秒単位で変化するミクログリアとスパインとの接触[16]とは対照的に，両者とも動くにもかかわらず接触自体は比較的安定していることがわかった．

アストロサイトのノードは丸く，神経細胞のスパイン頭部や終末ボタンに似ており，細いシャフトに挟まれることによって独立した小区画として機能する可能性がある（**図4C**-①，②）．FRAP実験を行った結果，シャフトがノードに対して細いほど，分子のやりとりが制限されていることが明らかになった．この結果を受けて，ノードがスパインのように独立したCa²⁺シグ

ナルを担うことができるかどうかを調べることにした．アストロサイトにCa²⁺センサーGCaMP6s[17]を発現し，高解像度共焦点顕微鏡で，外的刺激がない状態でみられるアストロサイトの自発的Ca²⁺シグナルを観察した．この結果，おのおののノードは高密度で分布しているのにもかかわらず独自の自発的Ca²⁺シグナルを呈することがわかった．これはCa²⁺シグナルがノードに限局している可能性を示している．微細突起におけるCa²⁺シグナルの広がりを計測したところ，大部分のCa²⁺シグナルは1 μm未満で，単一のノードにとどまっていることが示唆された．Ca²⁺イメージング後にGCaMP6sシグナルのSTEDイメージングを行い，Ca²⁺シグナルと微細構造を対応させたところ，ほぼすべてのCa²⁺シグナルがノードにおいて生じることがわかった．これらの結果はノードがCa²⁺シグナルの発生する場所として機能し，アストロサイトの微細構造がCa²⁺シグナルを区画化していることを強く示唆している．薬理実験によってこのCa²⁺シグナルにIP₃受容体が寄与していることも明らかになった．

さて，ここまでの結果はノードが個々のスパインに特異的なCa²⁺シグナルを担う区画として機能する可能性を示している．そこで個々のスパインにおけるノードのCa²⁺シグナルを可視化するために，神経細胞を蛍光タンパク質YFP（yellow fluorescent protein）で標識した脳スライスにおいてアストロサイトのCa²⁺イメージングを行った．アストロサイトのCa²⁺シグナルをスパインのSTEDイメージに重ねたところ，大半のアストロサイトの自発的Ca²⁺シグナルが個々のスパインに特異的である，つまり隣のスパインに接するノードに波及しないということが明らかになった．また大きいスパインに接するノードはより大きなCa²⁺シグナルを呈することがわかり，それぞれノードが接するスパインと機能的に連携している可能性が示唆された．

本研究からノードは神経細胞のスパインや終末ボタンに並ぶアストロサイトの機能ユニットであることが強く示唆された（**図4C**）．アストロサイトはノードを介して一つひとつのシナプスと特異的なコミュニケーションを行っていることが考えられる．

STED顕微鏡は，アストロサイトの細胞生理を解くにあたって微細構造と機能を同時に観察できるたいへん有用なツールである．今後，生きた個体脳での三者

間シナプスの *in vivo* STEDイメージングの結果が待たれる．アストロサイトのノードが，無数のタンパク質の複合体を含むスパインと同様のサイズであることを考えると，ノードもまたCa^{2+}シグナルにかかわる大きな複合体を擁する可能性がある．ノードの内部構成の解明にはシナプス分子の詳しい局在を明らかにしてきたSTORM，PALMといった一分子局在化観察法[18] と言われる超解像イメージング技術が有用になってくるだろう．

おわりに

ノードの分子構成が解明されれば，これらの分子を操作することでノードの生理的な役割を調べることが可能になる．ノード構造が破綻し，Ca^{2+}シグナルの区画化メカニズムが失われた場合，神経活動および記憶・学習にはどのような影響があるのだろうか．興味深いことにアルツハイマー病のモデルマウスでは，アストロサイトのCa^{2+}シグナルが異常に亢進し，Ca^{2+}waveが広範囲に波及することが報告されている[19]．このような脳ではCa^{2+}シグナルの区画化メカニズムが崩壊している可能性がある．ノードの生理的役割を理解するうえで，これらの病態脳における微細突起とCa^{2+}シグナルの関係について調べることも不可欠である．

文献

1) Araque A, et al：Neuron, 81：728-739, 2014
2) Fiacco TA & McCarthy KD：J Neurosci, 38：3-13, 2018
3) Rusakov DA：Nat Rev Neurosci, 16：226-233, 2015
4) Srinivasan R, et al：Nat Neurosci, 18：708-717, 2015
5) Sherwood MW, et al：Glia, 65：502-513, 2017
6) Shigetomi E, et al：J Gen Physiol, 141：633-647, 2013
7) Bushong EA, et al：J Neurosci, 22：183-192, 2002
8) Ventura R & Harris KM：J Neurosci, 19：6897-6906, 1999
9) Korogod N, et al：Elife, 4：doi:10.7554/eLife.05793, 2015
10) Chéreau R, et al：Methods, 88：57-66, 2015
11) Tønnesen J, et al：Nat Neurosci, 17：678-685, 2014
12) Chéreau R, et al：Proc Natl Acad Sci U S A, 114：1401-1406, 2017
13) Pfeiffer T, et al：Elife, 7：doi:10.7554/eLife.34700, 2018
14) Tønnesen J, et al：Cell, 172：1108-1121.e15, 2018
15) Arizono M, et al：Cell Press pre-print server（2018），https://ssrn.com/abstract=3287791
16) Wake H, et al：J Neurosci, 29：3974-3980, 2009
17) Chen TW, et al：Nature, 499：295-300, 2013
18) Sydor AM, et al：Trends Cell Biol, 25：730-748, 2015
19) Kuchibhotla KV, et al：Science, 323：1211-1215, 2009

＜筆頭著者プロフィール＞
有薗美沙：東京大学大学院医学系研究科脳神経医学専攻卒業．フランス国立保健医学研究所（Inserm）研究員．アストロサイトのCa^{2+}シグナルには，神経細胞の電気シグナルのみでは説明できなかった脳の生理・病理をひも解く鍵が隠されていると考え，その解読に情熱を燃やしている．

| 第5章 | グリアの解析手法 |

3. グリア活動を反映するBOLD-fMRI信号

高田則雄，田中謙二

機能的磁気共鳴画像法（fMRI）によってヒトの脳全体が動的で多様な活動を示すことが判明している．ただしfMRIは神経細胞の活動を直接計測しておらず，脳血中の酸素化濃度を反映した信号（BOLD信号）を検出する．BOLD信号は神経細胞活動の指標として用いられてきたが，グリア細胞の活動と相関することも近年報告されている．そこでBOLD信号発生の物理学的・生理学的背景を概説したうえで，グリア細胞の活性化がBOLD信号を誘導する因果関係を示したわれわれの仕事を紹介する．BOLD信号は神経細胞だけでなくグリア細胞の代謝活動も反映している可能性がある．

はじめに

fMRIを用いると非侵襲的にヒトの全脳活動を撮像できる．例えば安静時のヒト脳活動には10種類以上の広域ネットワーク群が存在する[1]．fMRI撮像にはヒトと実験動物とに対して同様に適用できる利点もある．そのためヒトの脳活動研究と，その生理学的基盤を探る実験動物を用いた研究とをつなぐ橋渡し研究に適する．一方fMRI撮像で得た結果の解釈には慎重さが求められる．fMRI撮像は神経活動を直接計測しておらずBOLD信号を検出しているからである[2]．このためBOLD信号の発生機序を考慮しないとその解釈を誤る恐れがある．そこでBOLD信号発生の物理学的・生理学的背景をまず概説する．そのうえでグリア細胞活動がBOLD信号を誘導する因果関係を示したわれわれの仕事を紹介する[3]．

1 BOLD fMRI信号の物理学的背景

1）MRI装置

小動物用MRI撮像装置を**図1A**に示す．MRI撮像装置には外側から内側に向かって順番に主に3つのコイルが存在する：①超電導コイル，②傾斜磁場コイル，③RFコイルである．超電導コイルに大電流を流して

[略語]
BOLD信号：blood oxygenation level dependent signal（血中酸素濃度依存信号）
Deoxy-Hb：deoxyhemoglobin（脱酸素化ヘモグロビン）
fMRI：functional magnetic resonance imaging

（機能的磁気共鳴画像法）
LFP：local field potential（局所電場電位）
Oxy-Hb：oxyhemoglobin（酸素化ヘモグロビン）
RF：radio frequency
Tg：transgenic（遺伝子改変）

BOLD-fMRI signal that reflects glial activity
Norio Takata/Kenji F. Tanaka：Department of Neuropsychiatry, Keio University School of Medicine（慶應義塾大学医学部精神・神経科学教室）

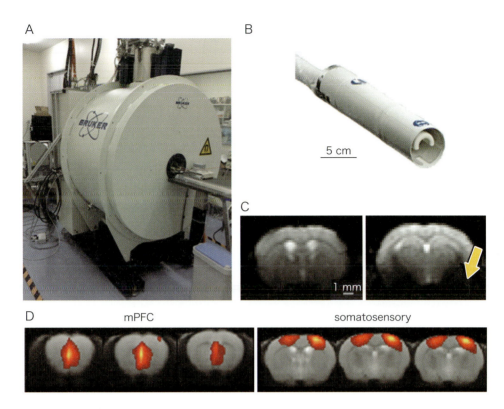

図1　小動物用MRI撮像装置

A）小動物用MRI装置の外観（Bruker社 7.0 T MRI）．マウスやラット，マーモセットなどを撮像できる．B）マウス専用のMR信号検出器（Bruker社 CryoProbe）．脳容積がヒトの約 1/1,000 のマウスでは 7.0 T MRIでも機能的 MRI撮像には困難が伴う．CryoProbeは液体ヘリウムを利用して熱雑音を抑制し，7.0 T MRIのSNRが 15〜21 T MRI相当に向上する．C）マウス脳をBOLD fMRI撮像した元画像（冠状断）．CryoProbeを用いた．空間分解能は 0.2×0.2×0.75 mm³．マウス耳孔近傍の扁桃体の信号が消失している（黄色矢印）．これは空気（マウス耳孔）と隣接する脳組織とで磁化率が異なるために生じるアーチファクトである．D）覚醒マウスの安静時脳活動（10分間，0.5 Hz で BOLD fMRI撮像）を解析したところ，ヒト fMRI結果と同様の，脳両側にまたがる広域ネットワークが存在した[23]．mPFC：内側前頭前皮質，somatosensory：体性感覚野．（A，B はBruker社より許可を得て掲載，C，D は文献23より引用）

MRI装置内に強力で均一な静磁場 B_0 を形成する．水分子中の水素原子核は磁石の性質（核磁気モーメント μ）をもつが，B_0 が存在しない場合は個々の水素原子核の向きは乱雑で核磁気モーメントが相殺され，全体として磁石の性質は現れない．しかし B_0 の印加によって水素原子核の μ の向きが静磁場の方向に揃うため全体として磁石の性質が現れる（これを巨視的磁化と言う）．傾斜磁場コイルは，静磁場 B_0 に磁場傾斜を付加する．これによって後述するMR信号がどの場所から得られたかの空間情報を付加する．RFコイルはラジオ周波数帯の電磁波（RF波）を送受信する．RFコイルから適切な周波数の電磁波（RF波）を脳組織へ送信すると，水素原子核の μ に核磁気共鳴が生じて巨視的磁化を操作できる．RF波の送信を止めると巨視的磁化は元の状態へ戻って行く．このときにRFコイルで受信される信号がMR信号である．傾斜磁場コイルやRFコイルに印加する電流の強度やパターンを工夫することで，MRI撮像装置を用いて脳機能画像（BOLD信号）だけでなく，脳構造画像や拡散画像などさまざまな種類の撮像を行える．

2）BOLD信号発生のしくみ

前述したようにMR信号の発生には均一な静磁場 B_0 が必須である．脳血中を流れる酸化ヘモグロビン（Oxy-Hb）は反磁性体であり磁化（磁石としての性質）が小さいが，還元ヘモグロビン（Deoxy-Hb）は常磁性体であり磁化が大きい．このため Deoxy-Hb が存在

すると周囲の静磁場B_0が乱され，その部分のMR信号強度が減少する．一方で神経細胞の活性化は，脳酸素代謝量の増加（5％）に比べて大きな脳血流量の増加（29％）を引き起こす（機能的充血）[4]．このことから神経細胞の活性化は，その部分における単位体積あたりのDeoxy-Hb量を減少させるので，MR信号が増加すると考えられている．BOLD信号が脳酸素代謝量（cerebral metabolic rate of O_2：CMR_{O_2}）や脳血液量（cerebral blood volume：CBV），脳血流量（cerebral blood flow：CBF）に依存して変化する関係は以下のようにモデル化されている[5]．

$$\frac{\Delta\,\mathrm{BOLD}}{\mathrm{BOLD}_0} = \mathrm{M}\left[1 - \left(\frac{\mathrm{CMR}_{O_2}}{\mathrm{CMR}_{O_2,0}}\right)^{\beta}\left(\frac{\mathrm{CBV}}{\mathrm{CBV}_0}\right)\left(\frac{\mathrm{CBF}}{\mathrm{CBF}_0}\right)^{-\beta}\right]$$

ここでMとβは定数で，βの大きさは1.2程度である．右辺を見ると酸素消費にかかわる項（CMR_{O_2}）と血流応答に関する項（CBVとCBF）とに分けられることがわかる．つまりCMR_{O_2}の増加でBOLD信号が低下すること，またCBFの増加でBOLD信号が増加することを示す．

2 BOLD fMRI信号の生理学的背景

BOLD信号は脳血管で生じるが，MRIの撮像条件に応じて通常は毛細血管（capillaries）や細静脈（venules）で生じたBOLD信号を検出する．それでは脳血流量の制御は脳内でどのように行われているのだろうか？BOLD信号の発生について，脳血管細胞との関連をまず述べて，その次に神経細胞やグリア細胞などの神経血管連関との関係を解説する．

1）血管細胞

脳微小血管は複雑なネットワークを構成する（**図2**）．動脈は平滑筋に覆われており，平滑筋は神経活動に応じて弛緩する．この結果，神経活動の後に脳動脈の直径が20〜30％増加しうることが覚醒動物で示されている[6]．脳動脈の拡張は神経活動開始後の数百ミリ秒以内に開始する．神経活動が持続した場合には血管拡張は2〜3秒以内にピークに達して持続する．神経活動の停止後数秒以内に動脈直径はもとに戻る．一方で動脈拡張に応じて受動的に膨張する静脈の応答はより遅く小さい．直径変化は最大10％程度であり最大拡張

には数十秒間かかる．以上のことから，BOLD信号の時間応答は神経活動よりも秒単位で遅れてぼやけていると考えられる．血管内皮細胞は過分極性の電気信号を脳表動脈まで伝播させて血管拡張を伝達できる[7]．このことからBOLD信号応答は空間的にもぼやけることがわかる．

2）興奮性神経細胞

視覚刺激に対するサルの大脳皮質第一次視覚野の応答についてfMRI撮像と電気生理学的計測とを同時に行って，BOLD信号応答が局所電場電位（local field potential：LFP）と相関することが示された[8]．この結果はBOLD信号を神経活動の指標とする根拠となっている．その後，安静時の血液動態が興奮性神経細胞の活動と相関することも示された[9]（ただし1 Hz以下の皮質電位変化は神経細胞由来ではなく，血管拡張そのものによる電位変化だとしてこれと相反する報告もある）[10]．

3）抑制性神経細胞

抑制性神経細胞を光遺伝学的に特異的に活性化した場合には，周囲の神経細胞活動が抑制されるにもかかわらず血管拡張が生じた[11]．光遺伝学的手法と薬理学的手法とを組合わせて，興奮性神経細胞群と抑制性神経細胞群とをそれぞれ活性化した研究によると，興奮性神経細胞だけを活性化した場合は小さな脳血流上昇と大きな酸素消費が生じた．一方で抑制性神経細胞だけを活性化した場合は大きな脳血流上昇と小さな酸素消費とが生じた[11]．抑制性神経細胞が関与するとされるLFPのγ周波数帯（40〜100 Hz）のパワーとBOLD信号応答とが相関することも示されている[12]．これらの結果は，神経細胞活動を反映するBOLD信号上昇において，興奮性神経細胞よりも抑制性神経細胞の活性化が主要因であることを示唆する[13]．

4）グリア細胞

グリア細胞（アストロサイト）はプロスタグランジン（PG）を放出することで，動脈直径を持続的に拡張していることがラット脳体性感覚野の急性スライスを用いた研究によって示された[14]．この一方で，アストロサイトが一過性の血液動態制御に関与するかは議論が続いている．カルシウム（Ca^{2+}）ケージド試薬を用いてアストロサイトの終末足（エンドフィート）内のCa^{2+}濃度を上昇させると動脈断面積が18％増加する

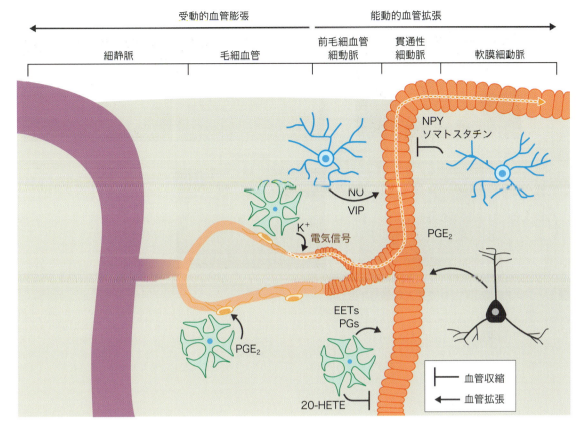

図2 神経血管連関の模式図
神経細胞とグリア細胞の両方が脳血管制御に関与する．BOLD信号は血管で生じる．ただしMRIの撮像条件に依存して，通常は毛細血管（capillaries）や細静脈（venules）で生じたBOLD信号を検出する．黒色：興奮性神経細胞，水色：抑制性神経細胞，緑色：グリア細胞（アストロサイト），橙色：血管周皮細胞（ペリサイト）．細動脈（arterioles）は平滑筋に覆われている．橙色矢印：毛細血管床で生じた内皮細胞の過分極が伝搬して上流の細動脈を拡張させる．（文献13をもとに作成）

ことが報告された[15]．しかしより自然な体性感覚刺激（ネズミの前肢刺激）への応答では，アストロサイトのCa^{2+}応答は動脈拡張よりも遅いとの報告もある[16]．さらにアストロサイトのCa^{2+}上昇を阻害した遺伝子改変マウスを用いても，脳血液動態は不変だったとの報告がある[16)17]．これらの相反する結果のためアストロサイトがBOLD信号応答に関与するか決着していない．

3 神経活動と相関しないBOLD信号

前項で紹介したように，神経活動の活性化に応じてBOLD信号が応答することが数多くの研究で実証されている．その一方でBOLD信号と神経活動との相関関係が崩れる状況も多数報告されている．例えば前肢への侵害刺激に対して線条体の神経発火活動が増加するにもかかわらずBOLD信号は低下した[18]．さらにサルの先読み行動中には局所的な神経細胞の活性化なしにBOLD信号が上昇することが示唆された[19]．このような状況を反映して，2012年にはNature誌において「fMRIの最大の謎は，この技術が正確には何を計測しているかということだ」と指摘されている[20]．

BOLD信号応答が神経活動応答と相関しない状況があるとするならば，どの細胞がBOLD信号と関連しているのだろうか？細胞内Ca^{2+}活動の光ファイバー計測とfMRI撮像とを融合した計測によって，電気的な前肢刺激に対するBOLD信号応答が，グリア細胞のCa^{2+}活動が存在した場合には延長していることが示された[21]．同様の計測によってグリア細胞の自発的なCa^{2+}活動は

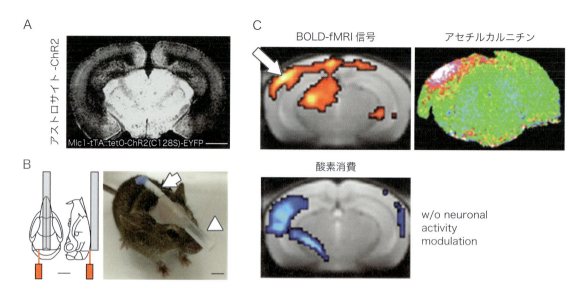

図3 グリア細胞活動だけでBOLD信号が生じた
A）アストロサイトだけにChR2を発現させた遺伝子改変マウスの冠状断脳切片．スケールバー＝3 mm．B）アストロサイトを光活性化するための光ファイバー（矢印）を頭蓋骨上に接着した．覚醒下のマウスでfMRI撮像するために，頭蓋保持具（矢頭）も接着した．スケールバー＝5 mm．C）光遺伝学的にアストロサイトを刺激したところBOLD信号が誘導された（左上）．このBOLD信号応答には酸素消費が伴っていた（左下）．酸素消費を伴う代謝活動としてアセチルカルニチンが合成されていた（右上）．この際に神経細胞活動は認められなかった（右下）．（文献3より引用）

BOLD信号の低下と対応すること，前肢刺激に対するグリア細胞Ca^{2+}活動はBOLD信号の上昇に対応することが示された[22]．しかしこれらの報告はグリア細胞活動とBOLD信号との相関関係を示すに留まっており，グリア細胞活動がBOLD信号を誘導するのかその因果性は不明である．そのうえ，体性感覚刺激などを用いた場合には神経細胞も必然的に活性化してしまうために，グリア細胞だけの寄与を考えることは難しい．

4 グリア活動を反映するBOLD信号

そこでわれわれはグリア細胞活動とBOLD信号発生との因果関係を検証するために，アストロサイトを対象とした光遺伝学的fMRI計測に取り組んだ[3]．そのためにまずアストロサイト特異的に光感受性陽イオンチャネル（ChR2）を発現させた遺伝子改変（Tg）マウスを作出した（**図3A**）．このマウスの頭蓋骨上にChR2活性化用の光ファイバーを接着した（**図3B**）．光ファイバーを脳内へ刺入しなかった理由は，グリア細胞の障害を避けるためである．なおマウスfMRIは麻酔下で行われることが一般的であるが，われわれはfMRI撮像を覚醒下のマウスで行う方法を考案し，そのための頭蓋保持具を頭蓋に接着した（**図3B**右）[23]．光照射によってグリア細胞を刺激したところ，グリア細胞活性化部位において3〜4％のBOLD信号上昇を検出した（**図3C**左上）．この条件下において神経細胞活動は誘導されなかった（**図3C**右下）．具体的にはc-fos mRNAに対するin situハイブリダイゼーションおよびシリコンプローブを用いた多点電気生理学的計測を行ったが，神経細胞活動の変化は認められなかった．なおグリア細胞によって誘導されたBOLD信号応答の振幅は，大脳皮質神経細胞を光遺伝学的に活性化したときの応答と同程度であった（4〜5％）．グリア細胞によって誘導されたBOLD信号応答が，単に血管拡張を反映しているのか，それともその背景に酸素消費を伴う代謝活動が生じているのかを次に検証した．グリア細胞を光遺伝学的に活性化する前に，一酸化窒素放出剤を用いて血管を事前に拡張させた．この結果，グリア細胞の活性化によってBOLD信号が低下すること（**図3C**左下），つまり酸素消費が生じていることが判

明した（BOLD応答の式を参照．CMVとCVFが不変なときにCMR$_{O_2}$が増加するとBOLD信号は低下する）．それではどのような代謝活動が生じていたのだろうか？慶應義塾大学医学部医化学の杉浦悠毅博士にイメージング質量分析を行っていただいた（**図3C右上**）．その結果，グリア細胞の活性化部位においてエネルギー産生にかかわるアセチルカルニチンが生成されていた．大脳皮質神経細胞を光遺伝学的に活性化した場合にはアセチルカルニチンの上昇は認められなかった[3]．これらの結果は，神経細胞活動に伴うBOLD信号と，グリア細胞活動に伴うBOLD信号とでは，それらの背景に存在する代謝活動が異なる可能性を示唆する．以上の結果によって，グリア細胞活動とBOLD信号発生との因果関係をはじめて示した．ただし光遺伝学的なグリア細胞活動の操作は非生理的である．生理的条件下で，局所的な神経細胞の活性化なしにグリア細胞活動によるBOLD信号が生じることはあるのだろうか？1つの可能性として，青斑核のノルアドレナリン神経細胞やマイネルト基底核のアセチルコリン神経細胞から大脳皮質への投射線維が考えられる．細胞内Ca^{2+}計測によるとノルアドレナリンやアセチルコリンに対する応答性は神経細胞よりもグリア細胞の方が大きい[24][25]．もしそれらの投射線維が大脳皮質の神経細胞には影響せずにグリア細胞活動だけを活性化する状況があれば，大脳皮質の局所神経細胞活動は変化せずに，グリア細胞だけが活性化し，これを反映するBOLD信号が大脳皮質で生じ得る．グリア細胞の活性化はアセチルカルニチン合成を介してエネルギー産生を促進できるため，グリア細胞活動を反映するBOLD信号は，神経細胞活動が生じる前にあらかじめ必要なエネルギー産生を準備しておく脳の準備活動を反映するのかもしれない．

おわりに

BOLD信号の成り立ちを物理学的・生理学的背景から概説した．一般にBOLD信号は神経活動の指標とされているが，実際は一筋縄では行かず複雑なしくみでBOLD信号が生じていることを示した．ヒトfMRI撮像で得られた結果を適切に理解するためにも，小動物fMRIを用いた生理学的基盤の解明が欠かせない．fMRI撮像とEEGなど各種の神経活動計測とを組合わせて，

ヒト脳活動について神経細胞の種類ごとの活動を推定する試みが提案されている[26]．もしグリア細胞活動を反映するBOLD信号に時空間的な特徴を見つけられればグリア細胞活動の全脳計測を実現できるかもしれない．

文献

1）高田則雄：Clinical Neuroscience, 37：185-188, 2019
2）Ogawa S, et al：Proc Natl Acad Sci U S A, 87：9868-9872, 1990
3）Takata N, et al：Glia, 66：2013-2023, 2018
4）Fox PT & Raichle ME：Proc Natl Acad Sci U S A, 83：1140-1144, 1986
5）Shen Q, et al：J Magn Reson Imaging, 27：599-606, 2008
6）Drew PJ, et al：Proc Natl Acad Sci U S A, 108：8473-8478, 2011
7）Longden TA, et al：Nat Neurosci, 20：717-726, 2017
8）Logothetis NK, et al：Nature, 412：150-157, 2001
9）Mateo C, et al：Neuron, 96：936-948.e3, 2017
10）Winder AT, et al：Nat Neurosci, 20：1761-1769, 2017
11）Vazquez AL, et al：Cereb Cortex, 28：4105-4119, 2018
12）Niessing J, et al：Science, 309：948-951, 2005
13）Drew PJ：Curr Opin Neurobiol, 58：61-69, 2019
14）Rosenegger DG, et al：J Neurosci, 35：13463-13474, 2015
15）Takano T, et al：Nat Neurosci, 9：260-267, 2006
16）Nizar K, et al：J Neurosci, 33：8411-8422, 2013
17）Takata N, et al：PLoS One, 8：e66525, 2013
18）Shih YY, et al：J Cereb Blood Flow Metab, 31：832-841, 2011
19）Sirotin YB & Das A：Nature, 457：475-479, 2009
20）Smith K：Nature, 484：24-26, 2012
21）Schulz K, et al：Nat Methods, 9：597-602, 2012
22）Wang M, et al：Proc Natl Acad Sci U S A, 115：E1647 E1656, 2018
23）Yoshida K, et al：J Neurosci Methods, 274：38-48, 2016
24）Takata N, et al：J Neurosci, 31：18155-18165, 2011
25）Pankratov Y & Lalo U：Front Cell Neurosci, 9：230, 2015
26）Uhlirova H, et al：Philos Trans R Soc Lond B Biol Sci, 371：doi:10.1098/rstb.2015.0356, 2016

＜筆頭著者プロフィール＞
高田則雄：東京工業大学理学部物理学科の卒業研究（西森秀稔教授）でニューラルネットワークのシミュレーションに取り組み実際の脳活動に興味をもった．東京大学大学院生物物理学教室（川戸佳教授）で学位取得，理化学研究所脳科学総合研究センター（平瀬肇チームリーダー）でポスドク．田中謙二准教授の研究室立ち上げに誘っていただき2012年から現所属特任講師．小動物fMRIと神経生理学とを融合した「全脳生理学」に取り組んでいる．

第5章 グリアの解析手法

4. 神経─アストロサイト─脳血流の マルチモーダルイメージング

松井鉄平，大木研一

> 脳活動は，神経活動そのものを計測しなくても，それに伴って起こる脳血流の変化を計測する
> ことで間接的に調べることができる．脳血流の信号はMRI装置などによって非侵襲的に計測
> できるため，認知心理学的な研究から，精神疾患の新しい診断手法の開発まで広く利用されて
> いる．しかしながら，脳血流信号が神経活動を何処まで精確に反映しているのかという問題
> は，実は未だに解決していない．近年，光学的手法による脳活動計測が飛躍的に進歩したこと
> により，神経活動と脳血流の関係を理解する新しい研究が始まっている．本稿では，そのよう
> な最近の進展について解説する．

はじめに

　人間の脳が体重に占める割合はわずか2％だが，それにもかかわらず全体のエネルギーの20％を消費している．最近20年くらいの研究から，行動や認知活動をしているときだけでなく，何も行動していない安静時でも脳は活発に活動していることがわかってきた．このような活動は安静時脳活動（resting-state brain activity）とよばれ，機能的磁気共鳴画像法（fMRI）などを用いてヒトの脳でも簡単に計測できる．驚くべきことに，脳が消費するエネルギーの9割以上が安静時脳活動に使われているとの試算もある[1]．このように莫大なコストで賄われている安静時脳活動だが，その生理学的な意義や認知・行動への役割は，いまだによくわかっておらず「脳の暗黒エネルギー」とよばれている[1]．

　生理学的な意味は未解明な一方で，安静時脳活動のもつ時空間パターンについては最近10年ほどのヒトfMRI研究を中心に多くの知見が得られている．重要な知見の一つが，安静時脳活動の空間パターンと解剖学的な結合関係との対応である[2]．安静時脳活動の空間パターンを調べる一つの指標に，離れた脳の部位間での安静時脳活動の時間相関を計測する安静時機能結合（resting-state functional connectivity：FC）があるが，さまざまな研究からこの指標は解剖学的な結合関係とよく相関することが明らかになっている[2]．この特徴に加え，安静時脳活動とFCはfMRIにより10分程度で非侵襲的に計測できるという利便性があり，ヒトやその他の霊長類の脳がもつ機能的なネットワーク構造を調べる基本的なツールとして使用されている[3]．さらに，さまざまな精神疾患においてFCが変化するとの報告もあり，基礎科学のみならず臨床医学においても応用が期待される技術である[4]．

　このように，fMRIとの相性の良さからさまざまな面

Multimodal functional imaging of neurons, astrocytes and hemodynamics
Teppei Matsui/Kenichi Ohki：Graduate School of Medicine, The University of Tokyo（東京大学大学院医学系研究科）

でヒトへの応用が期待される安静時脳活動とFCだが，それが実際にはどのような神経活動から生じているのかについては，じつはよくわかっていなかった．fMRIで計測される信号は，神経活動が起きた際に局所的に流入する脳血流に由来する間接的な神経活動の信号である．神経活動がミリ秒単位の発火現象から構成されるのに対して，脳血流の変化は数秒程度のゆっくりした変化である．また空間的にも，神経活動の分布に比べて，毛細血管を通して起きる脳血流の変化はより拡がった分布になる．このため，fMRI信号は時間的にも空間的にもボヤけた信号になっている．したがって，fMRIで計測されるFCが実際にはどのような神経活動に由来しているのかは，自明ではない．FCの神経基盤を理解するには，神経活動そのものを計測し，さらにそれが脳血流へと変換される過程を観察する必要があるが，こうした研究は神経活動の大規模計測が難しいヒトやサルで行うことが困難である．そこでわれわれは，遺伝子改変マウスを用いた脳活動イメージングによる実験手法を開発し，FCを生み出す安静時脳活動の実態と，それがfMRI信号へとつながる過程を明らかにする研究を行った．

1 安静時脳における神経活動と脳血流の同時計測

fMRI信号は脳血流由来の信号であり，神経活動と脳血流信号との関係を正確に理解することが，fMRIによる結果を正しく解釈するために必要である[5]．われわれはこのことを調べるため，遺伝子改変マウスを用いて神経活動と脳血流信号を光学的に同時計測する方法を開発した[6]．この手法では，細胞内のCa^{2+}流入に応じて蛍光強度が変化するCa^{2+}感受性蛍光タンパク質GCaMPを大脳皮質の興奮性神経細胞全体に発現する遺伝子改変マウスを使用し，Ca^{2+}イメージングによる神経活動の可視化を行った．マウスの大脳皮質には皺がないため，広域で観察可能な蛍光実体顕微鏡を使うことで，大脳皮質のほぼ全域から網羅的に神経活動を計測できる（図1）．脳血流の計測には内因性シグナルイメージングを使用した．赤色光を脳表面にあてて反射光を計測すると，脳内のヘモグロビンの還元型と酸化型の割合や総量によって反射光の強度が変化する．

この変化を時系列として測定することにより，代謝活動や脳血流の変化を見ることができる．われわれの手法では，このCa^{2+}信号（神経活動）と内因性信号（脳血流）に2つの異なる波長を割り当てることで同時計測を可能にした．

同時記録した神経活動と脳血流信号の様子を観察すると，いくつかの特徴が明らかになった．まず，どちらの信号にも，大脳皮質全体として非常によく似た空間パターンが現れていた．したがって，大域的な空間パターンとしては，神経活動の空間分布と脳血流信号の空間分布は似通っていることがわかった．また，これらの信号の時間的な関係を詳しく見てみると，脳血流信号は，それよりも2秒ほど前の神経活動を反映しているということがわかった．この時間差は，神経活動が脳血流に変換される際にかかる時間（hemodynamic delay）を反映しているものと考えられる．また，神経活動から計算したFCと脳血流から計算したFCの空間パターンを比較してみたところ，両者は非常によく一致していることがわかった．以上のことから，安静時の大域的な神経活動と脳血流信号の時空間的な対応関係があり，その結果として2種類の信号で見たFCの空間パターンは非常によく似ていることが示唆された．

2 安静時機能結合の基盤となる神経活動

このようなFCの空間パターンが出てくる背景にはどのような神経活動があるのだろうか．安静時の神経活動を詳しく調べたところ，脳全体を伝播する大域的な波のような神経活動が頻繁に起きていることがわかった（図2A）．興味深いことに，この大域的な波は前頭部から後頭部に向かって流れる傾向があり，20秒に1回（0.05 Hz）くらいの頻度という，ヒトfMRI研究からのFCにとって重要だと考えられている周波数帯域で起こっていた．そこで大域的な神経活動の波に着目し，その空間パターンを詳細に調べてみると，波のなかの異なるタイミングで，さまざまなFCの空間パターンが瞬間的に現れていることがわかった．われわれはこの瞬間的な神経活動の空間パターンを「モチーフ」と名付け，それが脳血流の空間パターンとして，どの

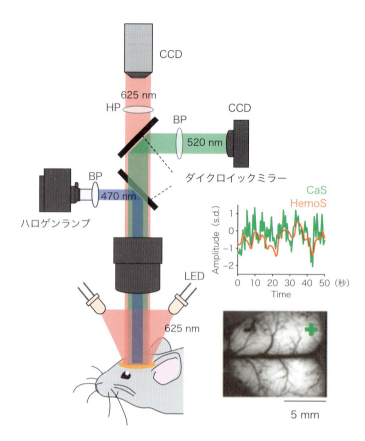

図1 神経活動と脳血流の同時計測装置
神経活動は緑蛍光,脳血流(内因性信号)は赤色の反射光として,波長フィルターにより別々のCCDカメラで計測している.写真は実際に記録したマウス大脳皮質のほぼ全体(左が前側).写真内の緑の十字は右脳の一次視覚野で,その部分で同時記録された神経活動(CaS)と脳血流(HemoS)のタイムコースが写真上のプロットに示されている.文献6をもとに作成.

ように現れているかを調べた.すると,神経活動に現れたモチーフは,数秒の時間的な遅れを挟んで,脳血流の空間パターンに変換されていることがわかった.さらに,モチーフが出ている期間と出ていない期間にデータを分けて,それぞれのデータでFCを計算したところ,モチーフがない期間では神経活動のFCと脳血流のFCの類似性が失われていることがわかった.以上のことから,安静時脳活動のなかには大脳皮質全体を伝播する大域的な波状の神経活動があり,そのなかに埋め込まれたモチーフが脳血流の空間パターンに変換されることがfMRIで計測されるFCの神経基盤になっているというシナリオが示された(**図2B**).これらの結果は軽い麻酔をかけたマウスで得られたものだが,覚醒下のマウスでは少し違ったパターンで安静時脳活動が伝播することがわかっている[7].覚醒下のマ

ウスでもモチーフが存在することは報告されているが[8],覚醒下でのモチーフが大域的な活動の伝播とどのような関係にあるのかはいまだわかっておらず今後の研究課題である.

3 神経活動とアストロサイトとの関係

ここまで,神経活動が脳血流へと変換されfMRIで計測するFCにつながるというシナリオが提示されましたが,「神経活動から脳血流の変換」はどのようなメカニズムで起きているのだろうか.この変換過程(neurovascular coupling)は重要な問題として現在も活発に研究されており,おそらく単一ではないさまざまなメカニズムにより複合的に起きる現象だと考えられている[9].グリア細胞の1つであるアストロサイトは,古

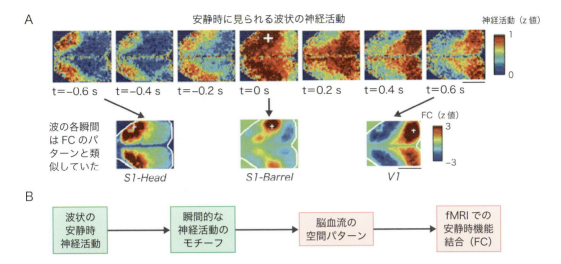

図2 安静時神経活動にみられる大域的な波状の活動とFCとの関係
A) 安静時脳では頻繁に波状の神経活動がみられた（上部）．この波の各瞬間に現れるパターンは，異なる脳部位を起点とした安静時機能結合（FC）の空間パターンと酷似していた（下部）．B) 安静時の神経活動とfMRIで計測される安静時機能結合とのつながり．波状の安静時神経活動にはFCと類似した空間パターン（モチーフ）が埋め込まれており，その空間パターンが脳血流へと変換されることでfMRIで計測されるFCの空間パターンが生まれる．文献6より引用．

くから神経活動と脳血流をつなぐメカニズムの候補と考えられてきたが，最近ではこの仮説に否定的な証拠も見つかっている[9]．アストロサイトは神経細胞と異なり電気的な発火活動をしないため，発火活動の細胞外電位記録ができる神経細胞と違い，アストロサイトの活動の様子を生体内で調べることができる技術は限られていた．過去の細胞内電位記録を行った研究では，大脳皮質視覚野のアストロサイトが視覚刺激の提示に対してわずかながら脱分極をすることが知られていたが，この実験手法は非常に困難である[10]．しかしながら，最近10年ほどで in vivo Ca^{2+} イメージングの技術が発展・普及した結果，生体内でのアストロサイトの活動を調べる研究がさかんになってきている．以下では，われわれが最近 in vivo Ca^{2+} イメージングを用いて行った，大脳皮質視覚野のアストロサイトの視覚刺激に対する活動を調べる研究を紹介する[11]．

アストロサイト活動の in vivo イメージングを行った初期の研究の一つに，フェレットの大脳皮質一次視覚野でアストロサイトの感覚応答が神経活動と脳血流を媒介する役割を果たしていることを示唆したものがある[12]．この研究では，視覚刺激を動物に見せたときに，神経細胞の活動に数秒遅れてアストロサイトが Ca^{2+} 活動を示すことが発見された．このアストロサイトの活動の役割を明らかにするために，この研究ではさらにグルタミン酸トランスポーター阻害剤を大脳皮質に注入しアストロサイトの Ca^{2+} 活動が抑制された状態で，光学的内因性シグナルによる脳血流の計測を行っている．すると，薬剤を注入した部分で特異的に内因性シグナルが消失していることがわかった．この薬剤を注入しても神経活動は消えていなかったため（むしろ増強されていた），内因性シグナルの消失はアストロサイト活動が阻害されたことによると考えられる．これらの証拠は，アストロサイトが神経活動を脳血流の変化に結び付ける役割を果たしていることを示唆している．

一方，マウスの大脳皮質でアストロサイトの活動を調べた最近の研究では，アストロサイトは感覚刺激に対して反応しないという報告がなされている[13]．興味深いことに，覚醒状態のマウスでは，大脳皮質視覚野のアストロサイトは，マウスが走ったり動いたりしたときには活動したものの，受動的に視覚刺激を受けたときには反応しなかった．体動に伴う大きなアストロサイト活動は，青斑核からくるノルアドレナリン系の入力によって起きる，脳全体にわたる大域的な活動であることがわかっている[14]．このように，アストロサ

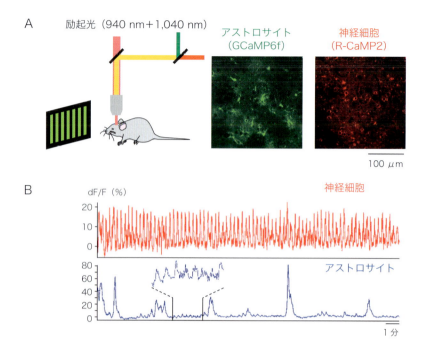

図3 神経活動とアストロサイト活動の同時計測
A）アストロサイトにGCaMP6f，神経細胞にR-CaMP2をそれぞれ発現させ，2波長の励起光でそれぞれを励起した．得られた2色の蛍光は波長フィルターで分離し，独立に計測した．B）視覚刺激を周期的に提示した際の神経活動とアストロサイト活動．神経細胞は視覚刺激の提示に合ったタイミングで周期的に活動している一方，アストロサイトは異なるタイミングで起きる大きな活動が目立つ．しかし，大きな活動がない期間を拡大して見てみると，神経活動と同様な周期的な活動がアストロサイトでもみられた．文献11をもとに作成．

イトが感覚応答を示すか否か，という基本的な事項においても，これまでの研究では統一的な見解は得られていなかった．

これらの先行研究の食い違いは何が原因なのだろうか．一つのおもしろい仮説として，この差はフェレットとマウスの種差であると考えることができる[15)16)]．もう少しおもしろくない説明としては，覚醒マウスを用いた研究では，体の動きに伴って起きる大きなアストロサイトの活動に，感覚刺激由来の小さいアストロサイト活動が隠されてしまっていた可能性がある．また，アストロサイトが感覚応答を示さないと主張する研究の大多数は，神経活動の計測はされていなかった．したがって，神経活動が存在することが計測できている状態で，あらためてアストロサイト活動を見ると，違った結論が得られる可能性も考えられる．そこでわれわれは，これらの問題点を考慮したうえで，あらためてアストロサイトの視覚応答の有無を確かめる実験を行った．われわれの実験では特に，神経活動とアス

トロサイト活動を同時計測するために，東京大学の尾藤晴彦教授らが新しく開発した高感度の赤色のCa^{2+}感受性タンパク質R-CaMP2[17)]を神経細胞に，緑色のCa^{2+}感受性タンパク質GCaMP6f[18)]をアストロサイトにそれぞれ遺伝子導入し，2つの波長のレーザーを用いた2色2光子Ca^{2+}イメージングを行った（**図3A**）．

覚醒マウスに視覚刺激を定期的に与えながら観察を行うと，神経細胞は周期的な視覚刺激の提示を反映して活動していた（**図3B**）．一方，同時計測したアストロサイトでは視覚刺激のタイミングとは無関係に，体動に関係して起きる大きい活動が目立った．しかしながら，これらの大きい活動がないときのアストロサイト活動を注意深く見てみると，小さいながらも，神経活動と同じような周期的活動が部分的に観察される．そこでわれわれは，この小さいアストロサイト活動を分離して，大きなアストロサイト活動を薬理的に止める実験を行った．体動に伴う大きなアストロサイト活動は青斑核からくるノルアドレナリン系の入力によっ

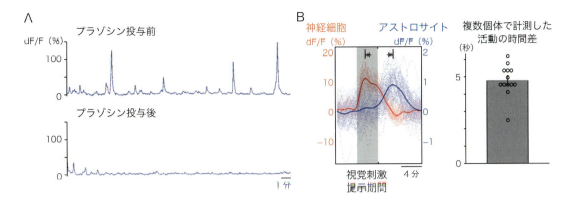

図4 アストロサイトは神経細胞から数秒遅れた視覚応答を見せた
A) プラゾシン投与前後のアストロサイト活動．プラゾシン投与によりアストロサイトの大きい活動は消失した．B) 視覚刺激に対する神経活動とアストロサイト活動．刺激提示のくり返しについて平均したタイムコース．神経活動（赤）は視覚刺激提示期間（灰）に上昇しているのに対して，アストロサイト活動（青）は数秒遅れて上昇していた（左）．神経活動とアストロサイト活動の時間差を複数個体で計測した結果，多くの個体で5秒程度の時間差があった（右）．文献11をもとに作成．

て起きるため[14]，交感神経α受容体遮断薬であるプラゾシンを腹腔投与したところ，投与前には頻繁に見えていた大きなアストロサイト活動が，薬剤投与後には大幅に減少した．一方，プラゾシンの投与は神経活動にはほとんど影響を与えず，投与前後での統計的に有意な活動の変化はなかった．

そこでいよいよアストロサイト活動を見てみると，期待した通り，小さいアストロサイト活動と感覚刺激との関係がよく見えるようになった（**図4**）．視覚刺激をくり返し提示して平均したアストロサイト活動を見てみると，小さいながらも視覚刺激に対して毎回アストロサイトが反応している様子がみられ，このアストロサイト活動が視覚応答であることが確かめられる．さらに，同時記録した神経活動とアストロサイト活動の時間的な関係を見てみると，大体5秒ほどアストロサイト活動が神経活動に対して遅れていることがわかった．この時間差は，フェレットで報告されていた3～4秒の時間差と近い値である．

最後に，アストロサイトのどの部分が視覚応答を示しているのかを調べてみた．アストロサイトでは，細胞体から伸びている樹状突起状のプロセス部分において，細胞体とは独立に高頻度なCa^{2+}の濃度上昇が起きていることが知られている[19]．そこで，視覚刺激時に両者を比較したところ，プロセスではなく細胞体が視覚応答を示していることがわかった．フェレットのアストロサイトの活動も細胞体での活動だったので，この点でもわれわれがマウスで得た結果はフェレットでの先行研究と似ていると考えられる．以上の結果から，マウス大脳皮質視覚野のアストロサイトは，視覚刺激の入力に対して小さいながらも一貫した感覚応答を示すことがわかった．つまり，この点に関してマウスとフェレットの種差はない，というのがわれわれの研究の結論である．しかしながら，感覚応答の大きさはマウスとフェレットで異なり，フェレットのアストロサイトの方が大きい感覚応答を示していた．したがって，アストロサイトの感覚応答の大きさに関しては，マウスとフェレットでの大脳皮質構造の種差を反映したものである可能性が示唆された[15]．

おわりに

今回われわれが行った神経活動と脳血流の同時計測実験から，fMRIで見たFCの神経基盤は瞬間的な神経活動の空間パターンであるということが示唆された．今後の展開としては，今回開発した実験手法を精神疾患モデルマウスに応用することで，精神疾患による神経活動の変化と，そのFCへの影響を調べることが重要である．この点を理解することにより，精神神経疾患におけるFCの変化が，神経活動そのものの変化によるものなのか，もしくは神経活動と脳血流の関係性

の変化によるものなのかが明らかになり，将来的にはfMRIによる安静時脳活動計測の臨床検査技術への応用に結び付いていくものと期待される．また，基礎研究の面でも，近年ヒトのfMRI研究で注目を集めている安静時脳活動のダイナミクスについて，マウスを用いた脳活動イメージングにより神経基盤を明らかにできると期待される[20]．

神経活動と脳血流をつなぐ役割をしていると考えられるアストロサイト活動に関しては，これら3つの時間的関係を精確に調べることが大事である．われわれの今回の研究では，アストロサイトは神経活動に比べて5秒ほど遅れた活動を示したが，この時間差は当初の予想より大きく，脳血流の変化を起こすにはアストロサイト活動のタイミングが遅すぎる可能性がある．したがって，アストロサイトが神経活動と脳血流を媒介しているのか，というもともとの疑問点を明らかにするには，アストロサイトと脳血流の時間的な関係性を抑えることが肝心だ．このような時間的関係を調べるには神経活動と脳血流に加えて，アストロサイト活動の同時計測を行う必要がある．かつては難しかった複数シグナルの同時計測も，多色かつ高感度のカルシウム感受性タンパク質X-CaMP[21]の開発などにより手の届く技術になりつつある．また，アストロサイトの活動を光によって直接操作することでfMRI信号との因果関係を調べることも可能になってきている[22]．このように，光学的技術のレパートリーが拡がったことで，ヒトでの神経科学や臨床研究で出てきた問題意識に対して，マウスの脳活動イメージングでアプローチする研究の重要性が今後も高まっていくだろう．

文献

1) Raichle ME：Science, 314：1249-1250, 2006
2) Vincent JL., et al：Nature, 447：83-86, 2007
3) Glasser MF, et al：Nat Neurosci, 19：1175-1187, 2016
4) Woodward ND, et al：Am J Psychiatry, 169：1092-1099, 2012
5) Logothetis NK：Nature, 453：869-878, 2008
6) Matsui T, et al：Proc Natl Acad Sci U S A, 113：6556-6561, 2016
7) Mitra A, et al：Neuron, 98：297-305.e6, 2018
8) Mohajerani MH, et al：Nat Neurosci, 16：1426-1435, 2013
9) Hillman EM：Annu Rev Neurosci, 37：161-181, 2014
10) Kelly JP & Van Essen DC：J Physiol, 238：515-547, 1974
11) Sonoda K, et al：Biochem Biophys Res Commun, 505：1216-1222, 2018
12) Schummers J, et al：Science, 320：1638-1643, 2008
13) Paukert M, et al：Neuron, 82：1263-1270, 2014
14) Ding F, et al：Cell Calcium, 54：387-394, 2013
15) López-Hidalgo M, et al：Front Neural Circuits, 11：16, 2017
16) Ohki K & Reid RC：Cold Spring Harb Protoc, 2014：402-416, 2014
17) Inoue M, et al：Nat Methods, 12：64-70, 2015
18) Chen TW, et al：Nature, 499：295-300, 2013
19) Kanemaru K, et al：Cell Rep, 8：311-318, 2014
20) Matsui T, et al：Cereb Cortex, 29：1496-1508, 2019
21) Inoue M, et al：Cell, 177：1346-1360.e24, 2019
22) Takata N, et al：Glia, 66：2013-2023, 2018

＜筆頭著者プロフィール＞
松井鉄平：2012年東京大学大学院理学系研究科物理学専攻修了（理学博士）．学術振興会特別研究員PD（九州大学）を経て'19年より東京大学大学院医学系研究科統合生理学分野講師（JSTさきがけ兼任）．

第5章 グリアの解析手法

5. グリア細胞の３次元超微形態学

大野伸彦

近年の顕微鏡観察技術の進歩は，グリア細胞の構造と機能の関連性の理解を飛躍的に高めている．特に電子顕微鏡による効率的な連続画像取得を基盤技術とする電子顕微鏡ボリュームイメージングは，グリア細胞の形態変化や周囲の細胞との相互作用などを３次元的に詳細に明らかにするうえで，強力なツールになりつつある．グリア細胞の３次元超微形態学の進歩によって，正常組織のみならずさまざまな神経疾患におけるグリア細胞の機能と役割の理解がさらに進むと期待される．

はじめに

　脳は神経細胞を上回る多数のグリア細胞から構成されており，それぞれのグリア細胞の特徴的な構造が，それらの機能にかかわっている．例えば，オリゴデンドロサイトが形成する髄鞘は軸索の跳躍伝導に必須であるが，この髄鞘の形成にはオリゴデンドロサイトからの多数の突起の伸長と，それらの突起による軸索周囲の被覆が必要である．エネルギー基質の輸送や神経

伝達物質の代謝などのアストロサイトの機能には，シナプスや血管の周囲のアストロサイトの突起が重要な調節機能を果たしている．

　こうしたグリア細胞の形態学的特徴と多様性の理解に，顕微鏡技術の進歩は大きな役割を果たした．特に電子顕微鏡の開発と普及は，各細胞の微細な形態情報を明らかにすることによって，グリア細胞の機能にかかわる構造の理解を飛躍的に高めた．一方で，従来の電子顕微鏡観察法ではさまざまな制約のため，生体を

[略語]
ATUM：automated tape-collecting ultramicrotome
EAE：experimental autoimmune encephalomyelitis（実験的自己免疫性脳脊髄炎）
FIB-SEM：focused ion beam scanning electron microscopy
GFAP：glial fibrillary acidic protein
MDM：monocyte-derived macrophages（単球由来のマクロファージ）
MiDM：microglia-derived macrophages（ミク

ログリア由来のマクロファージ）
SBF-SEM：serial block-face scanning electron microscopy
SEM：scanning electron microscopy（走査型電子顕微鏡）
ssTEM：serial sectioning transmission electron microscopy
TEM：transmission electron microscopy（透過型電子顕微鏡）

Tri-dimensional ultrastructural morphology of glia
Nobuhiko Ohno：Department of Anatomy, Division of Histology and Cell Biology, Jichi Medical University[1] /Division of Ultrastructural Research, National Institute for Physiological Sciences[2]（自治医科大学医学部解剖学講座組織学部門[1] / 自然科学研究機構生理学研究所超微形態研究部門[2]）

構成する3次元的な組織の微細構造の情報を大きな領域から取得することは容易ではなかった．しかし近年，高いスループットで連続電子顕微鏡画像を取得する技術の開発によって，脳の機能の裏付けとなる立体的な微細構造の理解が急速に進んでいる．

本稿では，こうした大容量の組織から3次元微細構造情報を明らかにするための技術である電子顕微鏡ボリュームイメージングについて概説し，こうした手法を用いることによって明らかになってきたグリア細胞の3次元超微形態学の一端を紹介するとともに，今後の展望についても議論したい．

1 電子顕微鏡ボリュームイメージングの特徴

20世紀前半にはじまった電子顕微鏡の発達によって，細胞膜やオルガネラなどの微細構造の観察がnmレベルの解像度で可能となった．グリア細胞の形態学的分類や，神経−グリア細胞の相互作用など，それまで光学顕微鏡で観察されていた諸構造に対する理解を深めるうえで，電子顕微鏡観察は大きく貢献した．生物組織の解析の際に広く用いられている電子顕微鏡観察法には，透過型電子顕微鏡（transmission electron microscopy：TEM）と走査型電子顕微鏡（scanning electron microscopy：SEM）を用いた方法があげられる．TEMでは多くの場合，樹脂に包埋して硬化させた組織の超薄切片に電子線を照射して，透過してきた電子を用いて切片の内部構造に関する情報を得る．SEMでは大きな試料塊に電子線を照射し，試料塊から発生するシグナルを検出して，試料の凹凸構造などの表面近くの情報を得る．TEMやSEMによる観察では組織の内部あるいは表面の微細構造に関して一定の情報が得られるが，一方で情報の得られる領域が限られるため，複雑な細胞組織構造の同定や連続性の評価が難しい場合が少なくなかった．

こうした問題に対して，過去数十年間にわたって細胞や組織の3次元構造情報を得るために使われてきた手法が，連続切片のTEM観察（ssTEM）や厚い試料を用いた電子線トモグラフィーである．電子線トモグラフィーでは試料に異なる傾斜をかけながら多数のTEM画像を取得することで，薄い組織領域から解像度

の高い構造情報を得ることができるが，観察できる試料の厚さに制限が大きいという問題がある[1]．一方，ssTEMでは数十〜数百μmに及ぶ比較的大容量の組織から3次元的な微細構造データを取得することができる（**図1**）[2]．ssTEMの際には，樹脂に包埋された試料から作製した多数の連続切片を観察用グリッドの上に回収し，TEMで一枚ずつ観察する．得られた連続画像から任意の構造を抽出し，3次元再構築を行うことで，その構造の形態学的特徴を立体的に把握することが可能である．ssTEMは高度な技術を要するものの，免疫電顕法の応用も可能であり，オリゴデンドロサイトやアストロサイトなどのグリア細胞も含め，神経組織の立体構造に関する研究に広く用いられてきた．

近年，主に表面の凹凸情報を得るために用いられてきたSEMを使って，樹脂に包埋された組織試料から連続電顕画像を取得する手法が普及してきている[3]．これらの手法ではblock-faceイメージング※1とよばれる，平坦に加工された，あるいは切片として回収された樹脂包埋試料の表面をSEMで観察することで，TEM観察と類似した画像を取得する．こうしたSEMを用いる連続画像取得の方法にはSEM筐体内に組込まれたダイヤモンドナイフによる切削とSEMによる画像取得を自動的に反復するserial block-face SEM（SBEMもしくはSBF-SEM），イオンビームによる切削と画像取得を自動的に反復するfocused ion beam SEM（FIB-SEM），切片を直接導電性基盤上に回収してSEMで観察するarray tomography，切片を導電性テープ上に回収してSEMで観察するautomated tape-collecting ultramicrotome（ATUM），などとよばれる方法があり，これらは目的や観察対象に応じて用いられている（**図1**）[4]．

近年のグリア細胞の超微形態を明らかにする研究には，従来のssTEMに加えて，SEMを用いた電子顕微鏡ボリュームイメージングも用いられるようになってきている．次にこうした手法を用いて明らかになってきた，各グリア細胞の3次元超微形態学の最近の知見

※1 block-faceイメージング

染色され，樹脂に包埋された試料の平坦な表面を走査型電子顕微鏡で観察し，表面から切片を作製して透過型電子顕微鏡で観察した場合と類似した電顕画像を，切片を作製することなく取得する技術

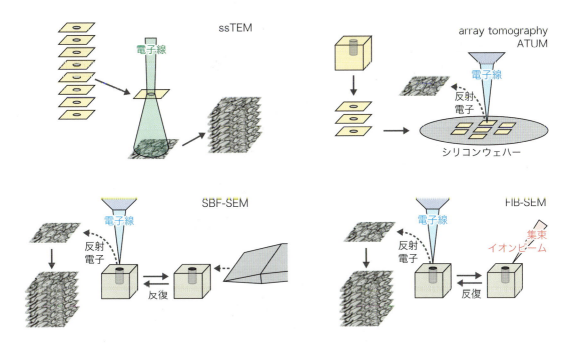

図1 主な電子顕微鏡ボリュームイメージング手法
連続切片の透過型電子顕微鏡観察(ssTEM),automated tape-collecting ultramicrotome(ATUM),serial block-face SEM(SBEM もしくはSBF-SEM),focused ion beam SEM(FIB-SEM)などがある.ssTEMでは透過型電子顕微鏡内で切片に電子線(緑)を照射して画像を取得するが,それ以外の手法では走査型電子顕微鏡内で電子線(青)によって発生する反射電子などを用いて画像を得る.

を紹介する.

2 アストロサイトの3次元超微形態解析

　イオンやエネルギーの代謝,血液脳関門の維持,病態下の組織障害・修復などに関連して多くの機能を有するアストロサイトは,比較的大きな細胞体と核,星形に伸びる多数の突起をもち,glial fibrillary acidic protein(GFAP)などの中間径フィラメントの束を細胞内に有する.アストロサイトは多くの突起を血管周囲や脳表面へ伸ばし,その先端で血液脳関門周辺や脳軟膜周辺などの脳実質の境界部を被覆することで,脳の環境の制御に重要な役割を果たしている.金属染色や蛍光色素の細胞内注入によるアストロサイト細胞質全体の観察を行うと,アストロサイトの突起はきわめて繊細な分枝をもち,神経細胞を含む他の細胞の間を埋めるように拡がっていることが観察される[5)6)].さらに,これらの繊細なアストロサイトの突起は細胞外スペースの制御にもかかわることが示唆されており,

細胞間のシグナル伝達の制御だけでなく,酸欠などによる組織構造の変化にも関与している可能性がある[7)].

　高圧電子顕微鏡やssTEMを用いた電子顕微鏡レベルの詳細な3次元形態解析から,これらの突起の一部は神経細胞間のシナプスの多くを,種々の程度で被覆すると考えられている[8)].また,アストロサイトの突起は血管の周囲を被覆し,血液脳関門の維持にかかわっている[9)].試料作製過程で細胞外スペースに生じるアーチファクトを低減したうえで高圧凍結固定とFIB-SEM観察を行った研究では,アストロサイトの突起は従来考えられていたよりも疎にシナプス周囲や血管周囲をとり巻いていることがわかった[10)].この結果は他のアプローチによるこれまでの研究結果を支持するものであり[11)],シナプスの神経伝達物質や血液由来の物質の細胞外スペースへの拡散の制御に,アストロサイトの突起・終足の形態が深くかかわる可能性を示している.

　アストロサイトは脳の障害などのさまざまな刺激・環境に応じてその形態と機能を変え,脳障害の進展や防止に大きな役割を果たしている.例えば,脳の虚血-

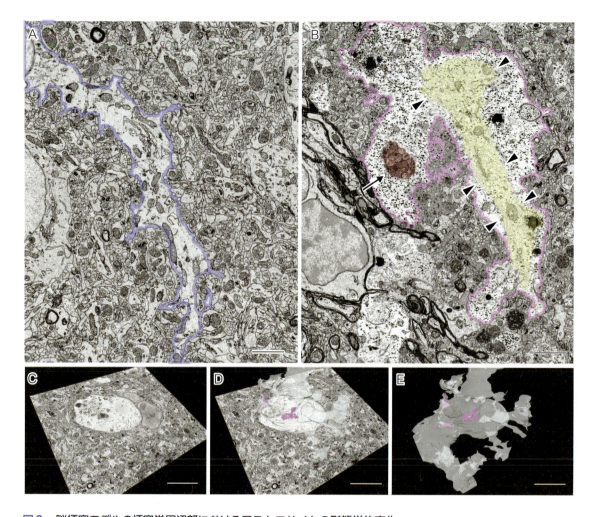

図2 脳梗塞モデルの梗塞巣周辺部におけるアストロサイトの形態学的変化
健常側のアストロサイト（A）と比較して，病側のアストロサイト（B）は著明な中間径フィラメントの束（黄色，矢頭）と貪食した死細胞断片（赤，矢印）をもつ．病側のアストロサイトの3次元再構築（C〜E）と貪食された死細胞断片（ピンク）．スケールバー＝2μm（A，B）もしくは5μm（C〜E）．文献13より転載．

再灌流障害においては，アストロサイトは炎症の制御や栄養因子の放出などの役割をもち，神経系のリモデリングにかかわることが示唆されている[12]．最近の脳の虚血-再灌流モデルとSBF-SEMを用いた研究では，アストロサイトは脳の虚血-再灌流後の死細胞の貪食にかかわる可能性が示唆された（図2）[13]．虚血-再灌流後の脳組織の主に梗塞巣の周辺部において，アストロサイトは中間径フィラメントの束と多数のグリコーゲンを有する太い突起をもち，細胞質内に死細胞を含むファゴソームを有していた（図2）．ミクログリアもこうした細胞断片の貪食において主要な役割を果たすが，アストロサイトは主に断片化された小さな死細胞断片を貪食していることがわかった．興味深いことに，C. elegansの死細胞貪食にかかわるccd-7のオーソログであり，末梢組織においてアポトーシス細胞の貪食に重要なABCA1がアストロサイトに発現しており，ABCA1のアストロサイト特異的欠損は，アストロサイトによる死細胞断片の貪食を抑制し，死細胞断片のクリアランスを阻害する可能性が示唆された[13]．こうした3次元超微形態解析によって，アストロサイトの生理的状態下だけでなく，病態下における機能を反映する形態変化の詳細な観察が可能となった．

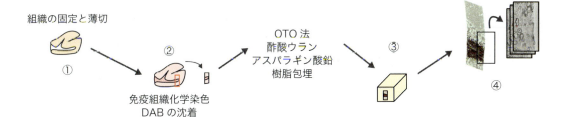

図3 包埋前免疫電顕法による電子顕微鏡ボリュームイメージング用の免疫電顕法のプロトコール
組織の固定とビブラトームによる薄切（①）に続き，DABを用いた免疫染色（②），電子顕微鏡ボリュームイメージングのためのブロック染色と樹脂包埋（③）を行い，連続電顕画像の取得（④）を行う．文献17をもとに作成．

脳の正常発達あるいは疾患における貪食細胞として，ミクログリアが知られている．次にこのミクログリアに焦点を絞り，電顕ボリュームイメージングによって明らかになってきたミクログリアの3次元形態学に関連する最近の研究について紹介する．

3 ミクログリアの細胞形態およびオルガネラの3次元微細形態解析

脳内に常在する免疫細胞であるミクログリアは神経細胞や他のグリア細胞と異なり中胚葉に由来し，胎生期に中枢神経系に移行した造血前駆細胞より分化する．電子顕微鏡による観察では，健常時のミクログリアは核膜直下のヘテロクロマチンに富む楕円形の核を有する，細胞質に乏しい小型の細胞である．またミクログリアは多数の突起を有するが，光学顕微鏡によるライブイメージングから，これらの突起を活発に伸長・退縮させ，スパインやシナプスの形成および消失にかかわる可能性が示唆されている[14]．ライブイメージングとFIB-SEMの相関解析から，これらのミクログリアの突起がシナプス構造の近傍に伸展し，"trogocytosis"とよばれる特殊な現象を介してシナプス前終末の一部の除去にかかわる可能性が示唆された[15]．

神経疾患においてミクログリアは刺激に応じて機能と形態を変化させ，組織の障害や再生に寄与すると考えられている．また，組織障害時には循環血液中の単球も中枢神経系に移行し，マクロファージとして貪食や組織障害に関与することが知られている．ミクログリア由来のマクロファージ（MiDM）と単球由来のマクロファージ（MDM）に異なる蛍光タンパク質を発現させた動物モデルを用いた研究では，MiDMは血中から移行したMDMと形態学的，機能的に大きく異なる可能性が明らかになりつつある．例えば，炎症性脱髄モデルである実験的自己免疫性脳脊髄炎（experimental autoimmune encephalomyelitis：EAE）の脱髄初期における光学顕微鏡およびSBF-SEMを用いた研究では，MDMは突起の少ない比較的小さい細胞で，ランビエ絞輪部周辺を起点として髄鞘の破壊に深くかかわる可能性が指摘されている[16]．また，3次元免疫電顕解析を用いたより詳しい研究の結果，これらの細胞はオルガネラ形態も大きく異なることが明らかになった[17]．MiDMおよびMDMのそれぞれが発現する蛍光タンパク質に対する特異抗体を用いた免疫染色（包埋前免疫電顕法※2）とSBF-SEM観察を組合わせることで（図3），MDMはMiDMに比較してきわめていびつな形の核を有することそしてMDMは球形に近い，短いミトコンドリアを多数有すること，などがわかった（図4）[17]．

こうしたミトコンドリアの形態変化にはどのような役割があるのであろうか？遺伝性慢性脱髄疾患のモデルマウスでは，脱髄病変部の活性化ミクログリアは，非脱髄部のミクログリアに比較してミトコンドリアの分裂がみられた（図4）[17]．そして，ミクログリアの初代培養系において，LPS刺激などの炎症性刺激に反応してミトコンドリアの分裂と活性酸素種（ROS）の産

> **※2 包埋前免疫電顕法**
> 免疫染色を行った後，染色ずみの試料塊を樹脂に包埋し，電顕観察を行う方法である．塊全体を染色でき，樹脂包埋前であるため免疫反応を保持しやすいが，組織塊深部の染色やよい形態像の保持が難しい．

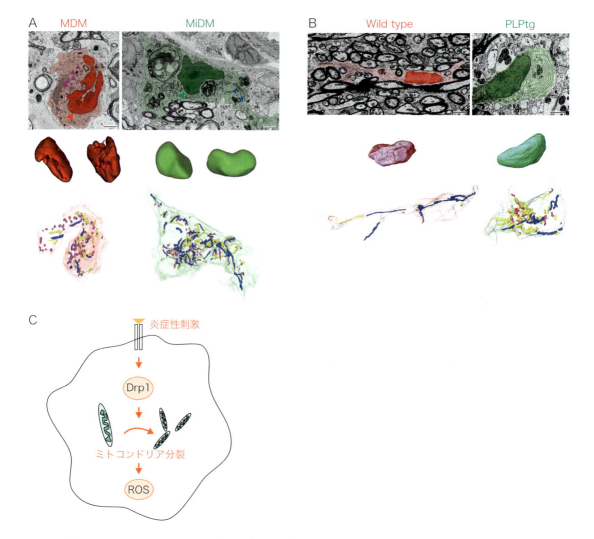

図4 脱髄病変におけるマクロファージおよびミクログリアのオルガネラ形態の変化
A）実験的自己免疫性脳脊髄炎の脱髄初期において，単球由来のマクロファージ（MDM，赤）はミクログリア由来のマクロファージ（MiDM，緑）に比較して，複雑な形態の核を有し，短いミトコンドリア（赤〜黄色）を有する．B）野生型マウス（Wild type）におけるIba1陽性ミクログリア（赤）は長いミトコンドリアを有するが，遺伝性脱髄モデルマウス（PLPtg）における反応性ミクログリア（緑）は短いミトコンドリア（赤〜黄色）を多く有する．C）ミクログリアの炎症性刺激がミトコンドリア分裂タンパク質Drp1を介したミトコンドリア分裂を促進し，活性酸素種（ROS）の産生を誘導するモデル．スケールバー＝2μm（A）もしくは2.5μm（B）．文献17より転載．

生が惹起され，ミトコンドリアの分裂の抑制によって，活性酸素種の産生が抑制される可能性が示された（**図4**）[17]．また，末梢組織にみられるマクロファージはlipopolysaccharideなどの炎症性の刺激に反応してミトコンドリアの分裂が惹起され，こうしたミトコンドリアの分裂の亢進が活性酸素種を介した組織障害にかかわることが示唆されている[18]．したがって，MDMが髄鞘疾患などの神経炎症においてMiDMと異なる細胞・オルガネラ形態をもち，これらの細胞のミトコンドリアの分裂は炎症性の活性化の促進と組織障害にかかわる可能性が考えられる．

髄鞘疾患において破壊がみられる髄鞘は，中枢神経系においてはオリゴデンドロサイトによって形成されている．次に，このオリゴデンドロサイトと髄鞘に関

連した3次元微細形態解析に関する最近の研究を紹介する.

4 オリゴデンドロサイトの髄鞘形成に関する3次元微細形態解析

髄鞘は脊椎動物の神経系において多くの軸索を被覆する,多重の細胞膜からなる構造であり,跳躍伝導と軸索の長期生存に重要な役割を果たしている.末梢神経系においてはSchwann細胞が,また中枢神経系においてはオリゴデンドロサイトが髄鞘を形成する.各Schwann細胞は単一の軸索の周囲に髄鞘を形成するが,オリゴデンドロサイトは多数の突起を伸ばし,複数の軸索に対して髄鞘を形成する.多くの電子顕微鏡を用いた解析から,オリゴデンドロサイトは比較的丸い核と小さい細胞質をもち,一方向にオルガネラが集まった明らかな極性をもつ細胞として知られている.発達期のネコの脳梁および脊髄における,白質のオリゴデンドロサイトのssTEMによる3次元微細形態解析では,オリゴデンドロサイトは多数の突起を伸ばして細い軸索に髄鞘を形成する場合に加え,少数の太い軸索に髄鞘を形成する場合も確認された[19) 20)].また,各オリゴデンドロサイトごとに軸索径と髄鞘厚に明らかな正の相関がみられ,大きな軸索にはより多くの被覆による厚い髄鞘が形成されていることも明らかになった.

一方,近年のボリュームイメージングを用いた研究から,特に灰白質においてオリゴデンドロサイトが特徴的な髄鞘形成の様式をとることが明らかになりつつある.ATUM法を用いた観察と光学顕微鏡観察を組合わせた研究では,マウスの大脳皮質においてオリゴデンドロサイトによる髄鞘形成は,脳表面近傍と比較して深部で密に起こることが示された[21)].神経細胞移動の異常に伴ってこうした髄鞘形成のパターンが消失することから,オリゴデンドロサイトは,深部に位置する神経細胞の軸索に対して優位に髄鞘を形成すると考えられる.

また,大脳皮質の個々のオリゴデンドロサイトの細胞全体の3次元再構築を行うことで,一部のオリゴデンドロサイトは興奮性もしくは抑制性の軸索に偏った髄鞘形成を起こすものがあることも明らかになった[22)].

ウイルスベクターを用いてオリゴデンドロサイトととともに異なる脳領域からの軸索をそれぞれ蛍光色素でラベルし,光学顕微鏡観察を行った研究では,一部のオリゴデンドロサイトが特定の脳領域に由来する軸索に,選択的に髄鞘を形成していることも示唆されている[23)].オリゴデンドロサイトが被覆する軸索を選択する機序については,今後の研究によって明らかになることが望まれる.

おわりに

近年のさまざまなイメージングの進歩は,グリア細胞の構造変化とそのメカニズム,さらにはその役割について多くの知見をもたらした.そして,すでに述べてきたように,電子顕微鏡ボリュームイメージング技術の進歩によって,脳の生理機能やさまざまな神経疾患におけるグリア細胞の3次元超微形態学的変化の新たな側面とその機能的意義が明らかになりつつある.一方で,こうした電子顕微鏡ボリュームイメージングでは人的コストの問題などもあり,取得した大容量データを効率的に解析する技術はいまだ発展途上である.また,電子顕微鏡ボリュームイメージングだけでは構造がもつ機能的意義の全容を理解することは難しく,他のモダリティの観察技術との組合わせが,今後はますます重要になると考えられる.人工知能を用いた解析アルゴリズムの進歩は著しく,また光顕-電顕の相関顕微鏡法などのアプローチも広く応用されてきている.これらの3次元形態解析に関連した技術革新が土台となることで,グリア細胞の構造の変化が脳の機能において果たす役割の理解が,今後ますます進むことが期待される.

文献

1) Baumeister W：Curr Opin Struct Biol, 12：679-684, 2002
2) Harris KM, et al：J Neurosci, 26：12101-12103, 2006
3) Briggman KL & Bock DD：Curr Opin Neurobiol, 22：154-161, 2012
4) 大野伸彦：実験医学, 34：2210-2216, 2016
5) Bushong EA, et al：J Neurosci, 22：183-192, 2002
6) Hama K, et al：J Neurocytol, 33：277-285, 2004
7) Nicholson C & Hrabětová S：Biophys J, 113：2133-2142, 2017
8) Ventura R & Harris KM：J Neurosci, 19：6897-6906,

1999

9) Daneman R & Prat A：Cold Spring Harb Perspect Biol, 7：a020412, 2015

10) Korogod N, et al：Elife, 4：doi:10.7554/eLife.05793, 2015

11) Ohno N, et al：J Comp Neurol, 505：292-301, 2007

12) Sofroniew MV：Nat Rev Neurosci, 16：249-263, 2015

13) Morizawa YM, et al：Nat Commun, 8：28, 2017

14) Miyamoto A, et al：Nat Commun, 7：12540, 2016

15) Weinhard L, et al：Nat Commun, 9：1228, 2018

16) Yamasaki R, et al：J Exp Med, 211：1533-1549, 2014

17) Katoh M, et al：Sci Rep, 7：4942, 2017

18) Galván-Peña S & O'Neill LA：Front Immunol, 5：420, 2014

19) Remahl S & Hildebrand C：J Neurocytol, 19：883-898, 1990

20) Remahl S & Hilderbrand C：J Neurocytol, 19：313-328, 1990

21) Tomassy GS, et al：Science, 344：319-324, 2014

22) Zonouzi M, et al：Cell Rep, 27：2799-2808.e3, 2019

23) Osanai Y, et al：Glia, 65：93-105, 2017

＜著者プロフィール＞

大野伸彦：2001年，東京大学医学部卒業．'06年，山梨大学大学院医学工学総合教育部修了．医学博士．同大学解剖学講座，米国クリーブランドクリニック留学，生理学研究所分子神経生理部門などを経て，'18年4月より現職．3次元形態解析技術を用いて，生理的・病的状態下の脳組織の神経・グリア細胞の構造変化の機序とその役割を明らかにし，同時にこうした技術を使って他分野における研究にも貢献できればと考えている．

第5章　グリアの解析手法

6. 単一細胞解析により明らかになった ミクログリアの時空間的多様性

増田隆博

> ミクログリアは中枢神経系組織を構成し，組織の恒常性維持など多種多様な機能を担う免疫細胞である．近年，単一細胞RNAシークエンシング解析（scRNA-seq）等の単一細胞解析技術が急速な進歩を遂げ，これまで不可能であった単一細胞レベルでの遺伝子発現解析を介した細胞の多様性解析を可能にし，それに伴った細胞サブタイプの特定も進んでいる．本稿では，最新の単一細胞解析を使って明らかになったマウスおよびヒトミクログリアの時空間的多様性に関して最新の知見を紹介し，さらに今後の方向性に関して議論する．

はじめに

　ミクログリアは，中枢神経系を構成する常在性マクロファージで，中枢神経系組織において神経シナプスの剪定や死細胞の除去など，組織の恒常性維持に重要な役割を果たしている[1]．一方，神経変性等の異常を感知した際には，細胞増殖や形態変化，機能分子の発現変化を伴って活性化型へと移行し，その異常に対して適宜応答する[2]．そうした多様な役割を果たすため，ミクログリアには遺伝子プロファイルおよび機能の異なるサブタイプが存在し，それぞれの局面で重要な機能を

担っているのではないかと考えられてきた．こうした仮説を支持するように，これまで細胞表面マーカーや細胞形態，それに加えて細胞膜電位等の違いによって，ミクログリアの多様性が明らかにされてきた[3]〜[5]．しかし，事前に選択された数種類の分子マーカーや，細胞形態などの限られた指標によってミクログリアを分類するこうした解析では，時間・空間的なミクログリアの多様性を無作為かつ単一細胞ごとに解析することは難しい．一方，近年，単一細胞RNAシークエンシング解析（scRNA-seq[※1]）などの単一細胞解析技術の急速な進歩により，単一細胞レベルでの遺伝子発現プロファイルを感度よく捉えることができるようになり，さまざまな細胞種においてこれまで明らかになっていなかった細胞サブクラスの特定が可能になってきた．本稿で

[略語]
CyTOF：cytometry by time-of-flight mass spectrometry
scRNA-seq：single-cell RNA-sequencing （単一細胞RNAシークエンシング解析）
snRNA-seq：single-nucleus RNA-sequencing （単一核RNAシークエンシング解析）

> **※1　単一細胞RNAシークエンシング解析**
> 細胞がもつRNA情報を1細胞ごとに解析し，網羅的かつ定量的にその量や種類を決定する方法．

Spatial and temporal heterogeneity of microglia revealed by single cell analysis
Takahiro Masuda：Institute of Neuropathology, Medical Faculty, University of Freiburg（フライブルク大学神経病理学研究所）

は，最先端の単一細胞解析技術を用いた解析により最近明らかになったミクログリアの時空間的多様性について概説する．

1 ミクログリアの多様性解析の歴史

ミクログリアは，その領域によってまちまちであるが中枢神経系細胞の10％程度を占める免疫細胞である[3]．ミクログリアは，その起源とする胎生期の卵黄嚢由来前駆細胞が脳内に移行・分化成熟した後は，少なくとも正常時においては，末梢血から骨髄由来細胞の供給を受けることなく，低頻度に増殖と細胞死をくり返しながら組織内細胞密度および機能を厳密に制御している[6]〜[8]．前述のように，ミクログリアはこれまで，その細胞形態，分布密度や電気生理学的特性，免疫関連分子の細胞膜上発現パターンなどに基づいて分類されてきた[3]〜[5]．その結果，中枢神経系組織内には，表現型および機能の異なる多様なミクログリアのサブタイプが存在していると考えられてきた．確かに，発達期における神経新生の促進や，シナプス剪定，死細胞の除去といったさまざまな生理学的に重要な役割を担っていることを考慮すると，すでに組織内に特定の機能をもったサブタイプが存在し，種々の生理現象に適宜対応しているという考え方は理に適っている[9]．その一方で，ミクログリアの高度な可塑性を考慮した場合，普段はより均一な集団として存在し，周囲環境の変化もしくは需要に対して適宜反応している可能性もある．

中枢神経系組織は，神経細胞やアストロサイト，オリゴデンドロサイトやミクログリアといったさまざまな細胞種によってきわめて厳密に制御された細胞ネットワークで構成されている．そうした中枢神経系微小環境の複雑性や領域ごとの異なった細胞構成によってミクログリアの機能的特性は大きく異なっているかもしれない．つまり，ミクログリアは受容体などの細胞表面タンパク質を介して周囲微小環境内分子を持続的に検知しており，それによってミクログリアの行動的また機能的多様性が生み出されている可能性が考えられる[10]〜[13]．

歴史的に，ミクログリアの多様性に関する報告は数多く存在している[14]〜[16]．例えば，小脳のミクログリアは，他の脳領域に比べ，F4/80の発現レベルが高い[3]．また，ミクログリアにおけるCD68の発現レベルも脳領域ごとに異なっていることが知られており[17][18]，これらは脳領域間でミクログリアの貪食能が異なっていることを示唆している．こうした知見は，ミクログリアの機能的，または空間的多様性を知るうえで重要な手掛かりとなっており，事実としてさまざまなミクログリアの細胞状態に関する議論を促進してきた．しかしながら，限定的な遺伝子に焦点を当てた遺伝子発現解析では，包括的にミクログリアの多様性を解明することはできない．そのようななか，最近bulk RNA-seq解析を用いてミクログリアの脳領域依存的な多様性が明らかになった[15]．この報告では，大脳皮質，海馬，線条体，および小脳から単離したミクログリアを用いてトランスクリプトーム解析を行い，小脳のミクログリアがその他の領域のミクログリアと比較して，遺伝子発現プロファイルが異なることを明らかにした．確かに小脳のミクログリアは特殊な遺伝子プロファイルを有した細胞集団なのかもしれない．しかしながら，こうしたbulk RNA-seq解析では，1サンプル当たり数千から数万個のミクログリアから抽出されたmRNAが含まれていることから，そこから得られた遺伝子発現レベルは，それら細胞個々から得られた平均値でしかない．そのため，仮に遺伝子発現プロファイルの異なる数種類のミクログリアサブタイプが存在し，それらが異なる割合でサンプル内に含まれた場合，それら単一細胞レベルでの多様性は完全に消失してしまい，本来存在しうるミクログリアサブタイプは捉えることができない（**図1**）．さらに，遺伝子プロファイルの異なるサブタイプがすべての領域に存在していたとしても，その存在割合の差によって，ある領域から得られたミクログリアがあたかも特殊な遺伝子発現プロファイルを有していると結論付けられることさえ起こりうる．そのため，本当の意味でミクログリアの空間的多様性を解析するには，単一細胞レベルでの解析が不可欠である．

2 単一細胞解析

フローサイトメトリー法や*in situ* hybridization法，免疫染色等といった単一細胞解析技術は非常に有用な

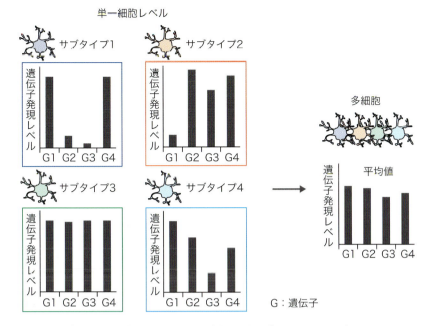

図1　単一細胞解析および多細胞解析により得られる遺伝子発現プロファイルの違い
単一細胞レベルで解析した場合，細胞個々の遺伝子発現プロファイルを特定できるのに比べ，多細胞（bulk）での解析では，細胞個々の遺伝子情報は特定できず，遺伝発現レベルが細胞集団の平均値としてあらわされる．

解析ツールである．しかしその一方で，数種類のみのタンパク質やRNAに焦点を当てた実験手技であり，その数少ないターゲット分子を前もって選択する必要がある．そのため，ミクログリアの多様性を無作為かつ包括的に解析することはできない．

近年，さまざまなオミクス解析技術が進歩し，各研究領域で数々のブレークスルーを生み出している．なかでも，scRNA-seq解析法やCyTOF解析など単一細胞解析技術は，単一細胞がもつ遺伝子情報を高感度に解析することを可能にし，その後にクラスター解析および遺伝子発現の確認を行うことで細胞サブクラスもしくは特殊な細胞状態の特定および機能解析をきわめて高精度に行うことができる（図2）．現在のところ，scRNA-seq解析法にはさまざまなプロトコール（scRNA-seqプロトコール[※2]）が存在し，解析深度やコストなど，それぞれの解析法がもつ利点および弱点

を考慮しながら実際使用する解析法を選択する必要がある．一方，CyTOF解析は，無作為とはいかないものの40以上の異なる細胞マーカーの選択を可能にしており，細胞内外に発現するタンパク質の発現を検出できるため，非常に複雑な細胞の多様性を解析することを可能にしている．そうした単一細胞解析は，より包括的かつ複雑な細胞の分子解析を進める手助けとなっており，新規細胞マーカーに加え，発達期や病態時に重要な役割を果たす細胞内の複雑な分子メカニズムや制御因子の特定を行ううえで，非常に重要なツールとして確立されつつある．

3 scRNA-seqを用いたマウスおよびヒトミクログリアの多様性解析

1）正常発達期および成体マウスにおけるミクログリアの多様性

最近まで，ミクログリアの時空間的多様性を単一細胞レベルで無作為かつ包括的に解析した報告は全く存在しなかった．そこでわれわれは，発生各時期におけ

> **※2　scRNA-seqプロトコール**
> Smart-seq, Cel-seqなど異なる解析原理に基づく単一細胞RNAシークエンシング技術．

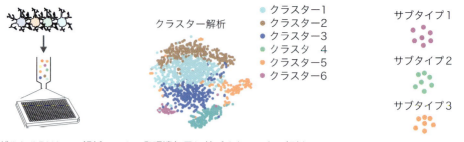

図2　単一細胞RNAシークエンシング解析を用いた細胞サブタイプの同定
scRNA-seq解析により明らかになった細胞個々の遺伝子発現情報をもとにしてクラスター解析を行う．得られた細胞クラスター内で特異な発現パターンを示した遺伝子に着目し，*in situ* hybridization法や免疫染色法等を用いて特異遺伝子の発現の有無を確認することで，細胞サブタイプもしくは特殊な細胞状態を同定する．

るマウス脳領域からミクログリアを単離し，scRNA-seq解析を行った[19]．解析に使用するミクログリアを，胎生期の前脳・中脳・小脳・脊髄，幼少期および成体の大脳皮質・海馬・脳梁・小脳・顔面神経核・脊髄を含めた多領域から単離し同時解析することで，時間軸（発生時期）および空間軸（脳領域）の異なるミクログリアを単一細胞レベルで比較することができた．その結果，胎生期から幼少期にかけミクログリアの多様性が顕著に観察され，これまで明らかになっていなかった胎生期依存的なミクログリアサブタイプを特定するに至った（**図3**）．そのなかには，リポタンパク質の認識や脂質代謝に関与する酵素群の活性化に関与するアポリポプロテインE（*Apoe*）やシステインプロテアーゼのカテプシンB（*Ctsb*），アクチン重合の制御にかかわっていると考えられているサイモシンβ4x（*Tmsb4x*）といった遺伝子の発現レベルが異なるミクログリアサブタイプが含まれていた．さらに，成体マウスのミクログリアは，シスタチンC（*Cst3*）およびオステオネクチン（*Sparc*）の発現レベルの違いによって数種類に分類された．しかしながら，成体ミクログリアは，発達段階と比較して，より均一な細胞集団へと表現型移行していることが明らかになった（**図3**）．正常時，小脳などの白質組織に存在するミクログリアは，他の中枢神経系領域に存在するミクログリアと異なる遺伝子発現プロファイルを有していると考えられている[15]．しかしながら，われわれのものを含め最近報告されたscRNA-seq解析においては，発達時期依存的に観察されるミクログリアサブタイプは存在するものの，それらは各脳領域に異なった分布割合で存在しており，脳領域特異的なサブタイプは全く観察されなかった[19]〜[21]．しかし，小脳における各ミクログリアサブタイプの分布割合は大脳皮質や海馬とは大きく異なっていたことから[19]，これらがbulk RNA-seq解析による脳領域間の遺伝子発現プロファイルの差を生み出した可能性がある．一方，線条体および小脳ミクログリアを用いたsnRNA-seq解析の結果，小脳ミクログリア内において高度にクリアランス活性を制御するエピジェネティックな変化が確認された[18]．そのため，小脳ミクログリアの独自性に関してはいまだ議論の余地があり，その答えを出すには今後さらなる解析が必要である．

2）病態時におけるコンテクスト依存的なミクログリアの活性化

ミクログリアはその特徴である可塑性により，病態時には周囲環境の変化に即座に応答して，遺伝子発現変化を伴って活性化状態へと移行する．しかし，この"活性化ミクログリア"として一括りにされた細胞状態に関して，疾患ごとの表現型に類似性もしくは相違が存在するのか，さらには特殊なサブタイプの存在の有無を解析した報告は少ない．そこでわれわれは，顔面神経切断モデル（神経損傷後に顔面神経核周辺でミクログリアの活性化が観察されるモデル）およびクプリゾン誘発脱髄モデル（クプリゾン投与により脳梁を含む白質領域においてオリゴデンドロサイトの細胞死が誘発され，それに伴ってミクログリアが活性化するモ

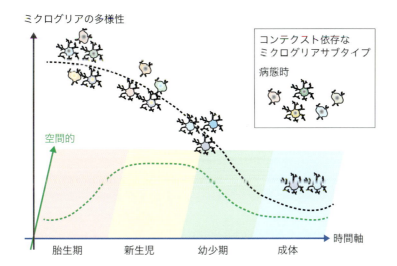

図3　マウス脳内におけるミクログリアの時間的および空間的多様性
マウスミクログリアの時空間的な多様性は，胎生期から幼少期にかけてより強く観察され，成長とともに減少する．一方，病態時にはコンテクスト依存的なミクログリアサブタイプが出現し，多種多様な機能を果たす．

デル）を用いて，それぞれの病態モデルマウスにおける"活性化ミクログリア"をscRNA-seq解析により比較解析した[19]．その結果，それぞれの疾患病態モデルマウスにおいて，ミクログリアの遺伝子発現パターンに大きな違いがみられた．顔面神経切断モデルの顔面神経核においては，カテプシンC（*Ctsc*）を高発現したミクログリアサブタイプが観察され，一方で脱髄モデルマウスの脳梁内では遺伝子発現プロファイルの異なる2種類のサブタイプが観察された．興味深いことに，オステオポンチン（*Spp1*）やシスタチンF（*Cst7*）といった遺伝子を高発現したサブタイプは主に脱ミエリン化ステージに観察され，NADPHオキシダーゼ2（*Cybb*）やMHC class II関連遺伝子である*Cd74*や*H2-Aa*を高発現したサブタイプは，主に再ミエリン化ステージで観察された．これらの結果は，病態時におけるコンテクスト依存的な活性化ミクログリアの存在を示唆しており（図3），またそれと同時に，それぞれの場面で複雑かつ独自のメカニズムを介して特定の機能を有したサブタイプが形成されていることを示唆している．しかし，ミクログリアの状態およびそれぞれの病態時に表現型を決定づけるコンテクストとは何なのか？ミクログリアは各種中枢神経系疾患の治療標的として非常に有望であることを考慮すると，遺伝子発現プロファイルの異なるミクログリアサブタ

イプの特定およびそれらを形成するコンテクストおよび細胞内メカニズムの解明は今後解決すべき重要な課題である．

3）正常ヒト脳におけるミクログリアの多様性

近年，ヒトミクログリアのトランスクリプトーム解析が急速に進み，ヒトおよびマウスのオーソロガスな相同性解析によって，動物種を超えた遺伝子発現パターンの類似性もしくは相違が明確になってきている[22]．しかし，正常時ヒトミクログリアの多様性は全く明らかになっていなかった．われわれは，難治性てんかんの治療を目的とした手術時に切り出された病巣部以外の脳組織において，病理学的に健常と判断された部位から単離したミクログリアを使用し，scRNA-seq解析を行った[19]．その結果，マウスミクログリアと似た遺伝子発現パターンを有したミクログリアサブタイプ，および*CCL2*や*CCL4*といったケモカイン等を高発現したミクログリアの亜活性化サブタイプを同定することに成功し，マウスの脳内と同様に，ヒトミクログリアは比較的均一な細胞集団として存在していることが明らかになった．マウスにおける解析では見受けられなかった亜活性化サブタイプは，患者脳内環境の炎症性応答を反映しているのか，もしくはヒトミクログリア特異的な細胞状態をあらわしているのかもしれない．一方，ヒトミクログリアの空間的な多様性に関しては

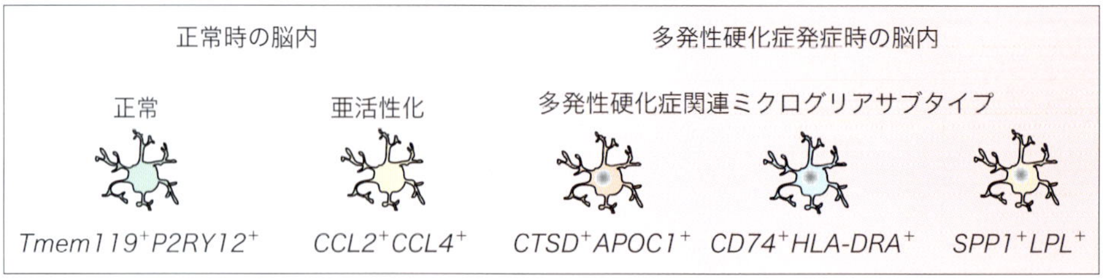

正常時の脳内　　　　　　　　　　多発性硬化症発症時の脳内

正常　　　　　亜活性化　　　　多発性硬化症関連ミクログリアサブタイプ

$Tmem119^+P2RY12^+$　　$CCL2^+CCL4^+$　　$CTSD^+APOC1^+$　　$CD74^+HLA\text{-}DRA^+$　　$SPP1^+LPL^+$

図4　正常ヒト脳内および多発性硬化症患者脳内に存在するミクログリアサブタイプ

今後さらなる検討が必要である.

4）多発性硬化症患者の脳内におけるミクログリアサブタイプの同定（図4）

　中枢神経系疾患を患った脳内においては，各疾患依存的な微小環境が形成されており，それらがミクログリアの遺伝子発現プロファイルを決定づけている[22]．そのため，それぞれの疾患時に出現するミクログリアのサブタイプの存在および遺伝子発現プロファイルを明確にすることは，疾患発症時における各種サブタイプの役割を明らかにするうえで重要なステップであり，さらには新規治療標的を確立するうえでは必要不可欠である．しかし，病態モデルマウスから得られた知見が多く存在する一方で，ヒトにおける知見はいまだほとんど存在しない．そこでわれわれは，難治性脱髄疾患として知られる多発性硬化症（MS）の患者脳内から単離したミクログリアを用いてscRNA-seq解析を行い，疾患関連ミクログリアサブタイプの同定を試みた[19]．その結果，正常組織内に存在するミクログリアに加え，アポリポプロテインEや転写因子MAFBを高発現したミクログリアサブタイプが観察された．そのなかには，カテプシンD（*CTSD*）やアポリポプロテインC1（*APOC1*）を高発現するサブタイプ，またMHCクラスⅡ関連遺伝子（*CD74*，*HLA-DRA*，*HLA-DRB1*）を高発現するサブタイプ，それに加えオステオポンチン（*SPP1*）やリポプロテインリパーゼ（*LPL*）を高発現するサブタイプが含まれていた（図4）．特筆すべきことに，canonical correlation解析法を用いた相同性解析の結果，多発性硬化症関連ミクログリアサブタイプの遺伝子発現プロファイルは，マウス脱髄モデルのミクログリアの遺伝子プロファイルと類似していることが明らかになり，疾患モデル動物を

使った研究の有用性が確認された[19]．今後，病態モデルマウスおよびヒトサンプルを用いて，それぞれのサブタイプの病態発症における役割を詳細に解析する必要がある．

おわりに

　単一細胞解析技術の進歩により，これまで全く明らかになっていなかったミクログリアの時空間的多様性解析および新規サブタイプの同定が可能になった．今後は，生命現象にとってきわめて重要でありながら，scRNA-seqやCyTOF解析では捉えられなかったエピジェネティクスやノンコーディングRNA等をターゲットにしたさまざまな単一細胞解析を組合わせて，より包括的なミクログリアの多様性解析を進めていく必要がある．

文献

1）Colonna M & Butovsky O：Annu Rev Immunol, 35：441-468, 2017
2）Masuda T & Prinz M：ACS Chem Neurosci, 7：428-434, 2016
3）Lawson LJ, et al：Neuroscience, 39：151-170, 1990
4）Schmid CD, et al：J Neurochem, 83：1309-1320, 2002
5）De Biase LM, et al：Neuron, 95：341-356.e6, 2017
6）Ginhoux F, et al：Science, 330：841-845, 2010
7）Tay TL, et al：Nat Neurosci, 20：793-803, 2017
8）Askew K, et al：Cell Rep, 18：391-405, 2017
9）Butovsky O & Weiner HL：Nat Rev Neurosci, 19：622-635, 2018
10）Fontainhas AM, et al：PLoS One, 6：e15973, 2011
11）Dissing-Olesen L, et al：J Neurosci, 34：10511-10527, 2014
12）Abiega O, et al：PLoS Biol, 14：e1002466, 2016
13）Rothhammer V, et al：Nature, 557：724-728, 2018
14）Sharma K, et al：Nat Neurosci, 18：1819-1831, 2015

15) Grabert K, et al：Nat Neurosci, 19：504–516, 2016
16) Mildner A, et al：Glia, 65：375–387, 2017
17) Doorn KJ, et al：Front Cell Neurosci, 9：84, 2015
18) Ayata P, et al：Nat Neurosci, 21：1049–1060, 2018
19) Masuda T, et al：Nature, 566：388–392, 2019
20) Li Q, et al：Neuron, 101：207–223.e10, 2019
21) Hammond TR, et al：Immunity, 50：253–271.e6, 2019
22) Gosselin D, et al：Science, 356：doi:10.1126/science. aal3222, 2017

＜著者プロフィール＞
増田隆博：2011年九州大学大学院薬学研究院にて学位取得〔博士（薬学）〕，'11年4月～'12年3月同大学薬学研究院学術研究員，'12年4月～'14年12月同大学薬学研究院薬理学分野特任助教，2015年1月～5月同大学薬学研究院ライフイノベーション分野助教，'15年6月～'17年5月University of Freiburg, Institute of Neuropathology, Visiting scientist（日本学術振興会海外特別研究員）を経て，'17年6月より現職University of Freiburg, Institute of Neuropathology, Post-Doc.

索 引

数 字

1分子FISH解析 …………………… 17
3次元超微形態学 ……………… 210

和 文

あ

アシドーシス ……………………… 141
アストロサイト… 41, 66, 83, 131,
　136, 144, 152, 182, 189, 204,
　211
アストロサイト仮説 …………… 41
アストロサイト合胞体 ………… 132
アストロサイト様グリア ………… 28
アデノシンA1受容体 ………… 126
アトピー性皮膚炎 ……………… 106
アミロイドカスケード仮説 …… 73
アミロイド斑 …………………… 68
アルツハイマー病 ………… 49, 73
アロディニア ………… 104, 158
アロネーシス …………………… 106
安静時機能結合 ………………… 202
安静時脳活動 …………………… 202

い・う

一次性ミクログリオパチー …… 119
一分子局在化観察法 …………… 195
イメージング質量分析 ………… 201
インターノード ……………… **172**
ヴァーチャルリアリティ ……… 186
うつ病 …………………………… 157
運動 ……………………………… 113
運動学習 ………………………… 177

お

オクルディン ……………………… 48
オプトジェネティクス …… 43, 136
オリゴデンドロサイト
　…………… 160, 169, 176, 215

オルガネラ ………………………… 213
温度感受性TRPチャネル …… **145**

か

開口放出 ………………………… 130
化学シナプス …………………… 130
拡散性伝達 ……………………… **184**
核磁気共鳴画像法 ……………… 97
獲得免疫反応 …………………… 60
可塑性 …………………………… 14
カリウムサイフォニング仮説…… 44
カルシウムイメージング ……… 132
感染症仮説 ………………… 73, 74
間葉系幹細胞 …………………… **47**
ガバペンチン …………………… 157
眼特異的分離 …………………… 66

こ

局所電場電位 …………………… 198
虚血 ……………………………… 80
虚血コア ………………………… 54
虚血後炎症 ……………………… 55
虚血耐性 ………………………… **81**
筋萎縮性側索硬化症 ……… 50, 59
逆行性シグナリング …………… 133

く

空間的多発 ……………………… 94
クリアランス活性 ……………… 220
クロス虚血耐性 ………………… 82
クローディン …………………… 48
グリア・免疫連関 ……………… 60
グリオトランスミッター… 132, 146
グリオーシス …………………… 94
グリシン受容体 ………………… 145
グリンファティック説 ………… 34

け・こ

血小板活性化因子 ……………… 105
血液脳関門……… 42, 46, 75, 127
ケトン食療法 …………………… **124**

原形質型アストロサイト………… 17
恒温動物 ………………………… 150
好中球 …………………………… 55
興奮性シナプス後電流 ………… 163
コロニー刺激因子 ……………… 104

さ

再髄鞘化 ………………………… 87
細胞体グリア …………………… 27
三者間シナプス ………………… 189
酸性化 …………………………… 139
酸素消費 ………………………… 200
サーカディアンリズム ………… 187

し

シェッファー側枝 ……………… **133**
視覚刺激 ………………………… 207
歯周病 …………………………… 73
歯周病菌 ………………………… 75
自然免疫反応 …………………… 62
疾患修飾薬 ……………………… 94
シナプス強度 …………………… 130
シナプス除去 …………………… 110
シナプス剪定 …………………… 218
シナプス貪食 ………… 68, 111
周膜下グリア …………………… 27
周膜グリア ……………………… 27
終末ボタン ……………………… 192
ショウジョウバエ ……………… 26
小胞型グルタミン酸トランスポー
　ター ………………………… 126
神経系前駆細胞 ………………… 14
神経新生 ………………………… 68
シータバースト刺激 …………… 165
時間的多発 ……………………… 94
軸索伝導 ………………………… 160
次世代シークエンサー ………… 23
実験的自己免疫性脳脊髄炎…… 213
実験的脳脊髄炎 ………………… 86
自閉症 …………………………… 111

※**太字**は本文中に『用語解説』があります

自閉スペクトラム症……………… 66
常在性マクロファージ…………… 217
常同行動………………………… **113**
ジンジバリス菌…………………… 75
ジンジパイン……………………… **76**

す
水平視機性眼球運動……………… 138
スカベンジャー受容体…………… **55**
スチリペントール………………… 128
スパイン…………………………… 191
髄鞘………………………… 176, 215

せ・そ
性差……………………………… 113
線維型アストロサイト……………… 17
線条体…………………………… 155
脆弱X症候群 …………………… 112
走化性…………………………… 183
走査型電子顕微鏡……………… 210
組織常在性マクロファージ…… 118
組織プラスミノーゲン活性化薬… 80

た
苔状線維シナプス……………… 113
タイトジャンクション…………… 47
多発性硬化症……… 50, 69, 86, 94
単一細胞RNAシークエンシング解
　析 ……………………………… **217**
大脳新皮質………………………… 14
大脳白質脳症…………………… 118
ダイレクトリプログラミング…… 20
脱髄………………………………… 87

ち
チャネルロドプシン……………… 137
中間型前駆細胞…………………… 16
中鎖脂肪酸トリグリセリド…… 128
超解像イメージング……………… 191
長期増強………………… 112, 163
長期抑圧………………………… 112
腸内細菌叢………………………… 75

て・と
てんかん………………………… 123
電位依存性Ca^{2+}チャネル …… 125
電気シナプス…………………… 130

電子顕微鏡ボリュームイメージング
………………………………… 210
透過型電子顕微鏡……………… 210
時計遺伝子……………………… **50**
ドラッグリポジショニング…… 157
貪食……………………………… 65

な・に
那須・ハコラ病………………… 119
ナンセンス介在mRNA分解 … **119**
乳酸脱水素酵素………………… 127
ニューロピルグリア……………… 28

の
脳炎症仮説……………………… 73
脳虚血…………………………… 141
脳血管障害……………………… 48
脳血流…………………………… 198
脳血流量………………………… 146
脳梗塞………………………… 53, 69
脳脊髄液循環説………………… 36
脳卒中…………………………… 80
脳内pH………………………… 143
脳内温度………………………… 145
脳内リモデリング……………… 66
脳リンパ機構…………………… 37
ノード…………………………… 194

は
白質……………………………… 176
白血病抑制因子………………… 171
発生時計………………………… 15
汎性投射系……………………… **184**
ハンチントン病………………… 50
反応性アストロサイト……… 23, 83
バイバレント状態……………… 23
パラノード……………………… **172**
パーキンソン病………………… 50

ひ
光遺伝学………………………… 136
非侵襲的虚血…………………… 81
ヒストン修飾…………………… 16
引っ掻き行動…………………… 106
被覆グリア……………………… 28
表層グリア……………………… 27
微細突起………………………… 190

ふ
ファール病……………………… 49
プルキンエ細胞………………… 139
プロテアーゼ活性化受容体…… **76**

へ・ほ
変異SOD1マウス……………… 59
ペアパルス比…………………… 163
ペナンブラ領域………………… **54**
ペリサイト……………………… 46
放射状グリア…………………… 14
包埋前免疫電顕法……………… **213**
母体免疫活性化………………… 113

ま
慢性掻痒………………………… 103
慢性疼痛………………………… 103

み
ミクログリア
　…54, 65, 76, 83, 110, 213, 217
ミクログリア様細胞…………… 106
ミトコンドリア………………… 148
ミノサイクリン………………… 114
ミュラーグリア………………… 148

め・も・ゆ
メルケル細胞…………………… 106
免疫特権………………………… 36
網膜剥離………………………… 148
モチーフ………………………… 203
有髄線維………………………… 161

ら・り・ろ
ランビエ絞輪…………………… 213
リモート虚血耐性……………… 82
老人斑…………………………… 73

欧　文

A
ABCA1…………………………… 70
ADHD …………………………… 152
ALS………………………………… 59
ALSP……………………………… 119
Ang ……………………………… 48
Apoe ……………………………… 220

索引

AQP4 ································ 35
aquaporin ······················ **173**
ATP 感受性 K⁺チャネル ······· 125
ATUM ···························· 210
Aβ ································· 73

B

BBB··································· 46
BDNF ·················· 83，116，171
block–face イメージング ······ **210**
Bmal1································ 50
BOLD 信号························ 196
bulk RNA–seq 解析 ············ 218

C

CA1 ···························· **133**
Ca²⁺イメージング
············ 183，189，**190**，203
CA3 ····························· **133**
CalEx ···························· 157
ChIP–seq ·························· 23
CNV 解析 ························ **173**
CRP······························· 112
CSF1R ··························· 119
Ctsb ······························ 220
CyTOF 解析 ····················· 219

D

DAMPs ···························· 54
DIS ································ 94
DIT ································ 94
DMD ······························ 94
Dravet 症候群 ··················· 128
DREADD ·············· 114，**155**

E

EAE································ 86，213
EDSS ··························· 95，122
EPO ······························· 83
EPSC ····························· 163
escalation therapy ··············· 96
ES 細胞 ··························· 15

F

FIB–SEM ························ 210
FLAIR······························ 97
fMRI ······················· 196，202

FRAP ····························· 192

G

GABA································ 183
GABA シグナル ················· 116
gcm································· 29
GECI································ 183
GFAP······························ 211
Gi–DREADD····················· 155
glymphatic system ·············· 55
GPCR ······················ 153，154
GRP ······························ 106
GWAS······························ 113
G タンパク質共役型受容体
······························ 153，**154**

H

hemodynamic delay ············ 203
heterogeneity ···················· 145
HIF ································ 83
HOKR····························· 138
HSP································· 83
HSV1 ····························· **74**

I

IFN ································ 83
IGF–1 ····························· 116
iMG 細胞 ························· 106
induction therapy ··············· 96
infolding/outfolding ············· 90
in situ ハイブリダイゼーション 200
iN 細胞 ····························· 20
iPS 細胞 ···························· 20

K・L

KENGE–tet ······················ 137
LCN2······························ 108
LFP ································ 198
LIF ································· 171
LPS ································ 75
LSFG ······························ 43
LTD································· 112
LTP ················· 112，163，192

M

McDonald 診断基準 ·············· 95
MCP–1 ···························· 149

MCT ······························ 126
MDM ······························ 213
MIA································· 113
MiDM ······························ 213
MOG ······························· 87
MRI ································ 97
MS ··························· 86，94
MSN ······························ 155
MyD88 ···························· 63

N

NEDA–3···························· 95
NETs ······························ 55
NHD ······························ 119
NMDA 受容体 ···················· 134
NMOSD ···························· 94
Notch ····························· 31
NPY ······························ 106
NVU ······························· 46

O

ODO–SEM ························· 88
oligodendrocyte bound axonal
bale ···························· 165
onion bulb ······················· 90
OPCs ····························· 176
Opto–XR ·························· **158**
ovoid ······························ 91

P

PAF································· 105
PAR2 ······························ 76
PC ································· 81
PDGFRβ ··························· 47
PLOSL ···························· 119
PLP1 ······························ 177

Q・R

qMM ······························· 97
QSI ································ 97
repo ······························· 28
Rett 症候群 ······················ 112
RNA–seq ·························· 23
ROS ······························ 213

S

SBEM ····························· 210

SBF-SEM	210
scRNA-seq	217
scRNA-seq プロトコール	**219**
scRNA-seq解析	219
SEM	210
SLE	68
SOD1	60
ssTEM	210
SUSHI	193

T

TEM	210
TGFβ	48
TLR	62
TLRs	83
Tmsb4x	220
TNF	83
Toll様受容体	**62**
tomacula	90

tPA	80
Treg	61
TRIF	63
tripartite シナプス	132
trogocytosis	213
TRPV4	145

U・V

upstate 興奮	155
VEGF	48, 83

索引

編者プロフィール

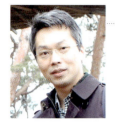

松井　広（まつい　こう）

1992年，東京大学理科II類入学，'96年，文学部心理学科卒業，2001年，博士号（心理学）取得（立花政夫研）．網膜視覚信号情報処理．'01〜'06年，米国ヴォラム研究所ポスドク（Craig Jahr研）．神経からグリアに向けた異所放出を発見．'06〜'12年，生理学研究所助教（重本隆一研），細胞微細構造−機能連関．'13〜'17年，東北大学医学系研究科准教授，'17年〜現在，生命科学研究科教授．光遺伝学によるグリア−神経間相互作用を研究．

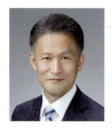

田中謙二（たなか　けんじ）

1997年慶應義塾大学医学部卒業．2年間の精神科初期研修，4年間の大学院博士課程を経て，2003年から生理学研究所ポスドク，'04年から助手，'06年から2年間，生理学研究所を休職してコロンビア大学へ留学．'08年から生理学研究所助教，'12年から慶應義塾大学医学部精神神経科特任准教授，'16年から准教授．現在にいたる．大学院博士課程から一貫してグリアの研究に従事し，ミクログリア（博士課程），アストロサイト（ポスドク），オリゴデンドロサイト（助教）の3種制覇．精神機能をグリアで理解したいが，その道は険しい．

実験医学　Vol.37　No.17（増刊）

脳の半分を占める　グリア細胞
脳と心と体をつなぐ "膠"

編集／松井　広，田中謙二

実験医学 増刊

Vol. 37　No. 17　2019〔通巻645号〕
2019年11月1日発行　第37巻　第17号
ISBN978-4-7581-0382-4
定価　本体5,400円＋税（送料実費別途）

年間購読料
　24,000円（通常号12冊，送料弊社負担）
　67,200円（通常号12冊，増刊8冊，送料弊社負担）
　※ 海外からのご購読は送料実費となります
　※ 価格は改定される場合があります

郵便振替　00130-3-38674

© YODOSHA CO., LTD. 2019
Printed in Japan

発行人　　一戸裕子
発行所　　株式会社　羊　土　社
　　　　　〒101-0052
　　　　　東京都千代田区神田小川町2-5-1
　　　　　TEL　03（5282）1211
　　　　　FAX　03（5282）1212
　　　　　E-mail　eigyo@yodosha.co.jp
　　　　　URL　　www.yodosha.co.jp/
印刷所　　株式会社　平河工業社
広告取扱　株式会社　エー・イー企画
　　　　　TEL　03（3230）2744㈹
　　　　　URL　　http://www.aeplan.co.jp/

本誌に掲載する著作物の複製権・上映権・譲渡権・公衆送信権（送信可能化権を含む）は（株）羊土社が保有します．
本誌を無断で複製する行為（コピー，スキャン，デジタルデータ化など）は，著作権法上での限られた例外（「私的使用のための複製」など）を除き禁じられています．研究活動，診療を含み業務上使用する目的で上記の行為を行うことは大学，病院，企業などにおける内部的な利用であっても，私的使用には該当せず，違法です．また私的使用のためであっても，代行業者等の第三者に依頼して上記の行為を行うことは違法となります．

JCOPY　<（社）出版者著作権管理機構　委託出版物>
本誌の無断複写は著作権法上での例外を除き禁じられています．複写される場合は，そのつど事前に，（社）出版者著作権管理機構（TEL 03-5244-5088，FAX 03-5244-5089，e-mail：info@jcopy.or.jp）の許諾を得てください．

上原国際シンポジウム 2020

Brain-periphery interactions in health and diseases

2020.6.8 (Mon.) ▼ 6.10 (Wed.)
ハイアット リージェンシー 東京

セッション
1. Brain-Periphery Communications in Metabolic Control
2. Brain-Periphery Communications in Aging
3. Brain-Periphery Communications in Sensory Input Integration
4. Immune Activation and Brain Dysfunction
5. Glia as Mediators for Brain-Periphery Communications
6. Brain-Periphery Communications in Neurodegeneration and Damages

参加申込
上原記念生命科学財団HPよりお申し込みください。
受付期間 2020年4月1日から5月31日
参加費 無料

招待講演者

Dongsheng Cai (Albert Einstein College of Medicine)
Irene Knuesel (Roche)
Jens C Brüning (Max Planck Institute)
Joel K Elmquist (UT Southwestern Medical Center)
Jonathan Kipnis (University of Virginia)
Jun R Huh (Harvard Medical School)
Marco Prinz (University Medical Centre Freiburg)
Michal Schwartz (Weizmann Institute of Science)
Sidonia Fagarasan (RIKEN)
Sunia Gupl (IBENS)
Tony Wyss-Coray (Stanford University)
Yvette Taché (UCLA)
飯島 則文 （医薬基盤・健康・栄養研究所、大阪大学）
井上 啓 （金沢大学）
加藤 総夫 （東京慈恵会医科大学）
倉田 祥一朗 （東北大学）
小早川 高 （関西医科大学）
西道 隆臣 （理化学研究所）

竹林 浩秀 （新潟大学）
中島 振一郎 （慶應義塾大学）
那波 宏之 （新潟大学）
眞鍋 一郎 （千葉大学）
村松 里衣子 （国立精神・神経医療研究センター）
本橋 ほづみ （東北大学）
山田 清文 （名古屋大学）
吉原 良浩 （理化学研究所）
吉村 昭彦 （慶應義塾大学）
和氣 弘明 （神戸大学）

組織委員長
成宮 周 （京都大学）

副委員長
古屋敷 智之 （神戸大学）

組織委員
今井 眞一郎 （先端医療研究センター、ワシントン大学（セントルイス））
片桐 秀樹 （東北大学）
後藤 由季子 （東京大学）

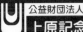
公益財団法人 上原記念生命科学財団 The Uehara Memorial Foundation

事務局：上原記念生命科学財団
TEL：03-3985-8400　FAX：03-3982-5613
URL：https://www.ueharazaidan.or.jp

羊土社のオススメ書籍

実験医学 Vol.37 No.13
最も修復しにくい臓器
中枢神経を再生せよ！
炎症・グリア・臓器の連環が織りなすメカニズムから機能回復に挑む

山下俊英／企画

脊髄損傷や脳卒中による中枢神経障害の治療法として，近年，細胞治療や抗体医薬の開発が進みつつあります．分子メカニズムの解明から治療法確立に挑む研究最前線．児島将康先生による科研費最新情報も必見．

- 定価（本体2,000円＋税）　■ B5判
- 145頁　■ ISBN 978-4-7581-2522-2

実験医学別冊 最強のステップUPシリーズ
発光イメージング実験ガイド
機能イメージングから細胞・組織・個体まで蛍光で観えないものを観る！

永井健治，小澤岳昌／編

より明るく，細胞レベルの観察も可能になった発光イメージング．励起光が必要ない発光を使いこなせば，生体深部まで，定量的なイメージングが実現！がん・幹細胞・神経科学分野はじめ，蛍光ユーザー必見の一冊です．

- 定価（本体5,800円＋税）　■ B5判
- 223頁　■ ISBN 978-4-7581-2240-5

決定版
阻害剤・活性化剤ハンドブック
作用点、生理機能を理解して目的の薬剤が選べる実践的データ集

秋山　徹，河府和義／編

ラボにあれば頼れる1冊！あらゆる実験の基本となる阻害剤・活性化剤を500＋種類，厳選して紹介．ウェブには無い，実際の使用経験豊富な達人たちのノウハウやTipsも散りばめられています．

- 定価（本体6,900円＋税）　■ A5判
- 648頁　■ ISBN 978-4-7581-2099-9

カラー図解
脳神経ペディア
「解剖」と「機能」が見える・つながる事典

渡辺雅彦／著

終脳や脊髄・神経の投射といった解剖と，視覚系・聴覚系・運動系などの働きを，相互に関連づけながら整理して解説．バラバラになりがちな構造と機能のピースがぴたりとはまる！全体像の理解に役立つMRI画像も収録

- 定価（本体6,800円＋税）　■ B5判
- 286頁　■ ISBN 978-4-7581-2082-1

発行　羊土社 YODOSHA
〒101-0052　東京都千代田区神田小川町2-5-1　TEL 03(5282)1211　FAX 03(5282)1212
E-mail：eigyo@yodosha.co.jp
URL：www.yodosha.co.jp/

ご注文は最寄りの書店，または小社営業部まで

羊土社のオススメ書籍

実験医学別冊
脂質解析ハンドブック
脂質分子の正しい理解と取扱い・データ取得の技術

新井洋由, 清水孝雄, 横山信治／編

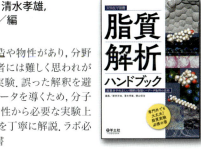

多様な構造や物性があり，分野外の研究者には難しく思われがちな脂質実験．誤った解釈を避け正しくデータを導くため，分子の構造・物性から必要な実験上のポイントを丁寧に解説．ラボ必携の実験書

- 定価（本体6,800円＋税） ■ B5判
- 310頁 ■ ISBN 978-4-7581-2241-2

がん生物学イラストレイテッド 第2版

渋谷正史, 湯浅保仁／編

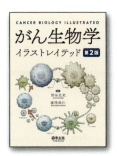

がん生物学の好評テキスト，「がんと免疫」「がんの診断と治療」を充実させてついに改訂！ めまぐるしく進展するがん研究の今・将来への展望がこの一冊に．がんの発生から治療まで豊富なイラストで徹底解説．

- 定価（本体6,800円＋税） ■ B5変型判
- 504頁 ■ ISBN 978-4-7581-2096-8

実験医学別冊
細胞・組織染色の達人
実験を正しく組む、行う、解釈する
免疫染色とISHの鉄板テクニック

高橋英機／監
大久保和央／著
ジェノスタッフ株式会社／執筆協力

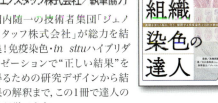

国内随一の技術者集団「ジェノスタッフ株式会社」が総力を結集！免疫染色・in situ ハイブリダイゼーションで"正しい結果"を得るための研究デザインから結果の解釈まで，この1冊で達人の技が学べます

- 定価（本体6,200円＋税） ■ AB判
- 186頁 ■ ISBN 978-4-7581-2237-5

Rをはじめよう
生命科学のためのRStudio入門

富永大介／翻訳, Andrew P. Beckerman, Dylan Z. Childs, Owen L. Petchey／原著

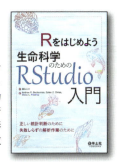

リンゴ収量やウシ生育状況，カサガイ産卵数…イメージしやすい8つのモデルデータを元に手を動かし，堅実な作業手順を身に着けよう．行儀の悪いデータの整形からsummaryの見方まで，手取り足取り教えます

- 定価（本体3,600円＋税） ■ B5判
- 254頁 ■ ISBN 978-4-7581-2095-1

発行 羊土社 YODOSHA
〒101-0052 東京都千代田区神田小川町2-5-1　TEL 03(5282)1211　FAX 03(5282)1212
E-mail：eigyo@yodosha.co.jp
URL：www.yodosha.co.jp/

ご注文は最寄りの書店，または小社営業部まで

羊土社のオススメ書籍

実験医学別冊
もっとよくわかる！腸内細菌叢
健康と疾患を司る"もう1つの臓器"

福田真嗣／編

茶色い宝石が世界を救う？　病気との関連，研究方法から将来の創薬まで，腸内細菌の基礎知識を気鋭の研究者が書き下ろし．医学，生命科学，食品，製薬など健康・疾患にかかわるあらゆる分野におすすめ

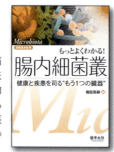

■ 定価（本体4,000円＋税）　■ B5判
■ 147頁　■ ISBN 978-4-7581-2206-1

科研費申請書の赤ペン添削ハンドブック 第2版

児島将康／著

「誰か添削して！」「他人の申請書を参考にしたい」という声に応えたベストセラーの姉妹書改訂版！理系文系を問わず，申請書の実例をもとに審査委員の受け取り方と改良の仕方を丁寧に解説．添削に役立つチェックリスト付き！

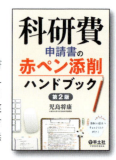

■ 定価（本体3,600円＋税）　■ A5判
■ 348頁　■ ISBN 978-4-7581-2097-5

実験医学別冊
もっとよくわかる！炎症と疾患
あらゆる疾患の基盤病態から治療薬までを理解する

松島綱治，上羽悟史，七野成之，中島拓弥／著

疾患を知るうえで避けては通れない【炎症】．関わる免疫細胞やサイトカインが多くて複雑ですが，「快刀乱麻を断つ」が如く炎症機序を整理しながら習得できます！疾患とのつながりについても知識を深められる一冊．

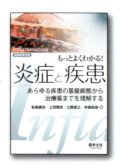

■ 定価（本体4,900円＋税）　■ B5判
■ 151頁　■ ISBN 978-4-7581-2205-4

短期集中！オオサンショウウオ先生の
糖尿病論文で学ぶ医療統計セミナー
疫学研究・臨床試験・費用効果分析

田中司朗，末海美穂，清水さやか／著

実論文4本を教材に，本物の統計力を磨く！疫学データによるモデル構築から費用効果分析まで，全26講＋演習問題で着実に学べる．1講1講が短いのでスキマ時間に受講可能．糖尿病にかかわるすべての診療科に！

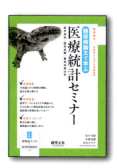

■ 定価（本体3,800円＋税）　■ B5判
■ 184頁　■ ISBN 978-4-7581-1855-2

発行　羊土社 YODOSHA　〒101-0052　東京都千代田区神田小川町2-5-1　TEL 03(5282)1211　FAX 03(5282)1212
E-mail：eigyo@yodosha.co.jp
URL：www.yodosha.co.jp/

ご注文は最寄りの書店，または小社営業部まで